麻醉与围术期医学丛书　Clinics Review Articles Anesthesiology Clinics

术前评估

主　编　[美] 德布拉·多米诺·普利
　　　　　　　Debra Domino Pulley

　　　　　[美] 德博拉·C. 里奇曼
　　　　　　　Deborah C. Richman

审　订　[美] 李·A. 弗莱舍
　　　　　　　Lee A. Fleisher

主　译　麻伟青　李　娜

Preoperative Evaluation

世界图书出版公司
上海·西安·北京·广州

图书在版编目(CIP)数据

术前评估 /（美）德布拉·多米诺·普利，（美）德博拉·C.里奇曼主编；麻伟青，李娜译. —上海：上海世界图书出版公司，2019.6
 ISBN 978-7-5192-6194-8

Ⅰ.①术… Ⅱ.①德… ②德… ③麻… ④李… Ⅲ.①外科手术－评估 Ⅳ.①R61

中国版本图书馆 CIP 数据核字(2019)第 086321 号

书　　名	术前评估 Shuqian Pinggu
主　　编	[美]德布拉·多米诺·普利　[美]德博拉·C.里奇曼
审　　订	[美]李·A.弗莱舍
主　　译	麻伟青　李　娜
责任编辑	胡　青
装帧设计	南京展望文化发展有限公司
出版发行	上海世界图书出版公司
地　　址	上海市广中路 88 号 9－10 楼
邮　　编	200083
网　　址	http://www.wpcsh.com
经　　销	新华书店
印　　刷	杭州恒力通印务有限公司
开　　本	797mm×1092mm　1/16
印　　张	16.75
字　　数	320 千字
印　　数	1－3000
版　　次	2019 年 6 月第 1 版　2019 年 6 月第 1 次印刷
版权登记	图字 09－2019－308 号
书　　号	ISBN 978-7-5192-6194-8/R·495
定　　价	150.00 元

版权所有　翻印必究
如发现印装质量问题，请与印刷厂联系
（质检科电话：0571－88914359）

ELSEVIER

Elsevier (Singapore) Pte Ltd.

3 Killiney Road

#08-01 Winsland House I

Singapore 239519

Tel: (65) 6349-0200

Fax: (65) 6733-1817

> *Preoperative Evaluation, An Issue of Anesthesiology Clinics*
> Copyright © 2016 Elsevier Inc. All rights reserved.
> ISBN: 9780323442299

This translation of Preoperative Evaluation, An Issue of Anesthesiology Clinics by Debra Domino Pulley & Deborah C. Richman was undertaken by World Publishing Shanghai Corporation Limited and is published by arrangement with Elsevier (Singapore) Pte Ltd.

Preoperative Evaluation, An Issue of Anesthesiology Clinics by Debra Domino Pulley & Deborah C. Richman 由世界图书出版上海有限公司进行翻译，并根据世界图书出版上海有限公司与爱思唯尔（新加坡）私人有限公司的协议约定出版。

《术前评估》（麻伟青　李　娜　主译）

ISBN: 978-7-5192-6194-8/R·0495

Copyright © 2019 by Elsevier (Singapore) Pte Ltd and World Publishing Shanghai Corporation Limited.

All rights reserved. No part of this publication may be reproduced or transmitted in any form or by any means, electronic or mechanical, including photocopying, recording, or any information storage and retrieval system, without permission in writing from Elsevier (Singapore) Pte Ltd. Details on how to seek permission, further information about Elsevier's permissions policies and arrangements with organizations such as the Copyright Clearance Center and the Copyright Licensing Agency, can be found at the website: www.elsevier.com/permissions.

This book and the individual contributions contained in it are protected under copyright by Elsevier (Singapore) Pte Ltd and World Publishing Shanghai Corporation Limited (other than as may be noted herein)

> 注　意
>
> 本译本由 Elsevier (Singapore) Pte Ltd. 和世界图书出版上海有限公司完成。相关从业及研究人员必须凭借其自身经验和知识对文中描述的信息数据、方法策略、搭配组合、实验操作进行评估和使用。由于医学科学发展迅速，临床诊断和给药剂量尤其需要经过独立验证。在法律允许的最大范围内，爱思唯尔、译文的原文作者、原文编辑及原文内容提供者均不对译文或因产品责任、疏忽或其他操作造成的人身及/或财产伤害及/或损失承担责任，亦不对由于使用文中提到的方法、产品、说明或思想而导致的人身及/或财产伤害及/或损失承担责任。

Printed in China by World Publishing Shanghai Corporation Limited under special arrangement with Elsevier (Singapore) Pte Ltd. This edition is authorized for sale in the People's Republic of China only, excluding Hong Kong SAR, Macau SAR and Taiwan. Unauthorized export of this edition is a violation of the contract.

主译简介

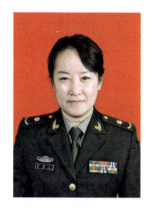

麻伟青 现任解放军联勤保障部队第 920 医院麻醉科主任，主任医师，教授，硕士研究生导师，云南省临床重点专科主任。云南省医学会麻醉分会第八届、第九届委员会主任委员，中国医师协会麻醉学医师分会第五届委员会常务委员，中华医学会麻醉分会第十二届委员会委员，全军医学科技第十届麻醉与复苏专业委员会常务委员，中华麻醉学杂志等多项专业杂志编委。获云南省科技进步二等奖、云南省科技进步三等奖、军队医疗成果三等奖共 8 项。总主编、副主编、主译、副主译、编委撰写专业书籍 6 部。获国家自然科学基金 1 项，成都军区"十二五"重点研究课题，资助研究课题共 4 项，云南省应用基础研究计划项目 5 项。

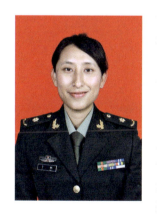

李娜 现就职于解放军联勤保障部队第 920 医院麻醉科，昆明医科大学硕士研究生导师。毕业于原第二军医大学麻醉学专业，获医学博士学位。2012 年和 2018 年获国家留学基金委全额资助赴美国哈佛大学医学院附属麻省总医院麻醉科进行研习，获博士后。现任中国医师协会麻醉学医师分会第二届青年委员会委员，云南省医学会麻醉学分会第九届委员会青年委员会副主任委员，解放军医学科技委员会第十届麻醉与复苏专业委员会青年委员。科研方向：神经病理性疼痛机制研究。主持 1 项国家自然科学基金，2 项省部级基金。共发表论文 20 篇，其中以第一作者或通讯作者身份发表 SCI 论著 6 篇，主译专著 1 部，参编参译书籍 5 部。

译者名单

主译

麻伟青（中国人民解放军联勤保障部队第 920 医院）
李　娜（中国人民解放军联勤保障部队第 920 医院）

副主译

徐昕明（中国人民解放军联勤保障部队第 920 医院）
王玲玲（中国人民解放军联勤保障部队第 920 医院）
魏辉明（中国人民解放军联勤保障部队第 920 医院）
张　萍（中国人民解放军联勤保障部队第 920 医院）

译者（按姓氏拼音字母排序）

蔡新新（中国人民解放军联勤保障部队第 920 医院）
陈　峰（上海交通大学附属上海市第一人民医院）
陈佳颖（中国人民解放军海军军医大学附属东方肝胆医院）
陈家瑜（中国人民解放军联勤保障部队第 920 医院）
邓城旗（中国人民解放军总医院第四医学中心）
何　亮（昆明医科大学附属昆明市延安医院）
纪羽佳（中国人民解放军联勤保障部队第 920 医院）
金　华（昆明理工大学附属云南省第一人民医院）
李红玉（中国人民解放军联勤保障部队第 920 医院）
李　俊（中国人民解放军联勤保障部队第 920 医院）
李萌萌（中国人民解放军总医院第四医学中心）
李　娜（中国人民解放军联勤保障部队第 920 医院）
李　棋（中国人民解放军联勤保障部队第 920 医院）
李庭燕（中国人民解放军联勤保障部队第 920 医院）
李文锋（中国人民解放军联勤保障部队第 920 医院）
李治贵（中国人民解放军联勤保障部队第 920 医院）
娄景盛（中国人民解放军总医院第一医学中心）
麻伟青（中国人民解放军联勤保障部队第 920 医院）

马剑波(中国人民解放军海军92730部队医院)
孟令超(中国人民解放军总医院第四医学中心)
彭丽佳(中国人民解放军联勤保障部队第920医院)
普俊杰(中国人民解放军联勤保障部队第920医院)
荣　易(中国人民解放军联勤保障部队第920医院)
孙　清(中国人民解放军联勤保障部队第920医院)
王玲玲(中国人民解放军联勤保障部队第920医院)
魏辉明(中国人民解放军联勤保障部队第920医院)
奚　曦(中国人民解放军联勤保障部队第920医院)
肖红玉(中国人民解放军联勤保障部队第920医院)
徐昕明(中国人民解放军联勤保障部队第920医院)
晏　毅(中国人民解放军联勤保障部队第920医院)
杨也天(昆明医科大学附属昆明市延安医院)
杨云磊(中国人民解放军联勤保障部队第920医院)
杨云丽(中国人民解放军联勤保障部队第920医院)
叶　博(中国人民解放军空军特色医学中心)
殷　琼(中国人民解放军联勤保障部队第920医院)
于雄伟(中国人民解放军联勤保障部队第980医院邯郸院区)
张富荣(昆明医科大学附属昆明市延安医院)
张　萍(中国人民解放军联勤保障部队第920医院)
张淑娟(中国人民解放军联勤保障部队第920医院)
赵　薇(中国人民解放军联勤保障部队第920医院)
周　翔(中国人民解放军中部战区总医院)
周　游(中国人民解放军联勤保障部队第920医院)

译者序

术前评估是麻醉医师最重要的工作之一。如果能在术前准确识别患者围术期并发症及死亡风险,将可以采取一系列干预措施显著降低该风险,改善患者预后。《术前评估》是美国临床麻醉系列丛书之一,这本书邀请了知名的内科医师和麻醉医师对最新的文献进行述评,是其充分讨论得出来的精华。上一版于2005年发表在《临床麻醉学》上,距离现在已有11年左右。国内迄今为止没有一本持续更新的指导术前评估的专业书籍,这也是我们翻译这套系列丛书的目的,希望能够将最新的循证医学证据带给国内的同道们。

本书共有4个部分,16个章节。概述部分重点介绍了术前门诊、术前会诊、围术期相关的伦理问题以及术前实验室检查等内容。这些内容在国内是相对缺乏统一规定及依据的,我们认为这部分内容会带给读者很大的帮助。主要器官系统的评估部分围绕心脏、肺脏、肾脏及凝血功能展开讨论,详细介绍了当今最新的循证医学证据,实际指导意义良好。对术前存在的贫血和术前患者营养状况进行评估与干预,术前制定及实施预康复训练可以改善患者预后吗?这些是国内麻醉医师非常容易忽视的问题,却又是ERAS的重要内容之一。本书介绍的这些内容弥补了我们在术前评估工作中容易疏忽的漏洞。本书中很大一部分章节介绍了特殊患者的术前评估,包括糖尿病患者、老年患者、体内有置入装置患者、药物滥用患者、妊娠患者及手术室外麻醉的注意事项等。基于循证医学证据的规范的评估方法,对这一类患者围术期风险评估十分有帮助,特别对基层围绕围术期工作者来说意义重大。

正如主编所说,这本书是真正的关注患者围术期预后的著作。它紧扣临床主题,应用最好的证据,临床协议并集合了所有围术期管理成员的知识与经验,旨在最小化围术期患者并发症发病率和死亡率。国外已经有很多医疗机构应用这些原则加速患者术后康复。希望这本译著也能帮助到国内围绕围术期工作的医生们,包括麻醉医师、外科医师及相关的内科医师等。这本书同样适用于临床教学,这将为所有已经或即将围绕围术期工作的医师们提供清晰的临床思路,帮助他们做出正确的决策,改善患者预后和加速患者术后康复。

麻伟青
2018年12月

编写者名单

主编

德布拉·多米诺·普利(Debra Domino Pulley),医学博士
美国密苏里州,圣路易斯市
圣路易斯华盛顿大学医学院
麻醉科副教授

德博拉·C.里奇曼(Deborah C. Richman),全科医学学士
美国纽约州,斯托尼布鲁克市
石溪大学医学中心
麻醉科术前评估部主任
临床副教授

审订

李·A.弗莱舍(Lee A. Fleisher),医学博士,美国心脏病学会和美国心脏协会成员
罗伯特·D.德里普斯终身教授
美国宾夕法尼亚州,费城
宾夕法尼亚大学佩雷尔曼医学院
麻醉与重症医学科主任
医学教授

编写者

马赛厄斯·博克(Matthias Bock),医学博士
意大利博尔扎诺市中心医院
麻醉和重症医学科
奥地利萨尔兹堡市帕拉塞尔苏斯医科大学
麻醉围术期医学与重症医学科

阿文德·钱德拉坎坦(Arvind Chandrakantan),医学博士,工商管理学硕士,美国儿科学会委员

2 术前评估

美国纽约州斯托尼布鲁克市
石溪大学医学中心
麻醉科临床助理教授

贝弗莉·张(Beverly Chang),医学博士
美国加利福尼亚州斯坦福市
斯坦福大学医院
围术期医学、麻醉与疼痛医学科

安娜·科斯塔(Ana Costa),医学博士
美国纽约州斯托尼布鲁克市
石溪大学医学中心
麻醉科临床助理教授

安杰拉·F.爱德华兹(Angela F. Edwards),医学博士
美国北卡罗来纳州温斯顿-塞勒姆市
威克森林大学医学院附属维克森林浸会保健中心
围术期医学部门负责人,副教授

李·A.弗莱舍(Lee A. Fleisher),医学博士,美国心脏病学会和美国心脏协会成员
罗伯特·D.德里普斯终身教授
美国宾夕法尼亚州费城
宾夕法尼亚大学
佩雷尔曼医学院
医学教授
麻醉与重症医学科主任

格哈德·弗里奇(Gerhard Fritsch),医学博士
奥地利萨尔兹堡市
帕拉塞尔苏斯医科大学
麻醉、围术期医学与重症医学科
奥地利维也纳市
洛伦兹·伯勒尔·库尔德斯坦大学
麻醉与重症医学科

唐·J.甘(Tong J. Gan),医学博士,健康科学硕士,英国皇家麻醉学院院士
美国纽约州斯托尼布鲁克市
石溪大学医学院
健康科学中心麻醉科主任、教授

卢彻·咖普塔(Ruchir Gupta),医学博士
美国纽约州斯托尼布鲁克市
石溪大学医学院
健康科学中心麻醉科助理教授

戴维·L.赫普纳(David L. Hepner),医学博士,公共卫生学硕士
美国马萨诸塞州波士顿市
哈佛医学院
布列根和妇女医院麻醉、围术期与疼痛医学科术前评估中心副主任
哈佛医学院
麻醉学副教授

理查德·许(Richard Huh),医学博士
美国伊利诺斯州
芝加哥拉什大学
医学中心内科

塞尔玛·伊斯哈格(Selma Ishag),全科医学学士,医学博士
美国密苏里州圣路易斯市
圣路易斯华盛顿大学
巴恩斯-犹太医院
麻醉科助理教授

阿米尔·K.贾弗(Amir K. Jaffer),医学博士,工商管理学硕士
美国伊利诺斯州
芝加哥拉什大学
医学中心内科

安吉特·J.坎萨格(Ankit J. Kansagra),医学博士
美国马萨诸塞州斯普林菲尔德市

塔夫茨大学
贝斯泰医学中心血液学和肿瘤学科
首席研究员

朴至秀·金(Jisu Kim),医学博士,理学硕士
美国伊利诺斯州
芝加哥拉什大学
医学中心内科

贾斯廷·G. 尼特尔(Justin G. Knittel),医学博士
美国密苏里州圣路易斯市
圣路易斯华盛顿大学
医学院麻醉系
讲师

阿南德·拉克希米纳拉辛哈查尔(Anand Lakshminarasimhachar),医学学士,英国皇家麻醉学院院士
美国密苏里州圣路易斯市
圣路易斯华盛顿大学医学院
巴恩斯-犹太医院
麻醉科心胸麻醉部门
助理教授

希瑟·麦肯齐(Heather McKenzie),医学博士
美国密苏里州圣路易斯市
圣路易斯华盛顿大学医学院
麻醉系讲师

乔舒亚·D. 米勒(Joshua D. Miller),医学博士,公共卫生硕士
美国纽约州斯托尼布鲁克市
石溪大学医学院医学部
内分泌科医学助理教授

德布拉·多米诺·普利(Debra Domino Pulley),医学博士
美国密苏里州圣路易斯市

圣路易斯华盛顿大学
医学院麻醉学系副教授

德博拉·C. 里奇曼(Deborah C. Richman)，医学学士
美国纽约州斯托尼布鲁克市
石溪大学医学中心
麻醉科术前评估部门主任，临床副教授

特蕾西·桑德斯(Tracie Saunders)，医学博士，神学硕士
美国纽约州斯托尼布鲁克市
石溪大学医学中心
麻醉科教授

芭芭拉·斯拉夫斯基(Barbara Slawski)，医学博士，理学硕士，美国内科医师协会委员，医院医学高级研究员
美国威斯康星州密尔沃基市
威斯康星医学院附属弗里德医院临床肿瘤中心
内科系围术期与咨询部门主任，医学副教授，骨科副教授

杰拉尔德·W. 斯梅塔纳(Gerald W. Smetana)，医学博士
美国马萨诸塞州波士顿市
哈佛医学院
贝斯以色列女执事医疗中心
全科医学和初级保健科医学教授

米艾拉·S. 斯蒂芬(Mihaela S. Stefan)，医学博士
美国马萨诸塞州斯普林菲尔德市
塔夫茨大学医学部全科医学中心
围术期门诊与医疗会诊部主任，临床研究员，学术委员

查鲁哈斯·V. 塔卡(Charuhas V. Thakar)，医学博士
美国俄亥俄州辛辛那提市
辛辛那提大学
肾内科，肾脏保健项目主任，教授
退伍军人医学中心肾脏病区主任

斯蒂芬·R. 席伦(Stephan R. Thilen)，医学博士，理学硕士
美国华盛顿州西雅图市
华盛顿大学
麻醉学与疼痛医学系助理教授

米里亚姆·M·特里格瑞(Miriam M. Treggiari)，医学博士，哲学博士，公共卫生学硕士
美国俄勒冈州波特兰市
俄勒冈健康科学大学
麻醉学与围术期医学科
公共卫生与预防医学系临床研究中心主任，教授

理查德·D. 乌尔曼(Richard D. Urman)，医学博士，工商管理学硕士
美国马萨诸塞州波士顿市
布列根和妇女医院
围术期医学，麻醉与疼痛医学科副教授

杜明达·N. 维基桑德拉(Duminda N. Wijeysundera)，医学博士，哲学博士
加拿大皇家内科医师学会会员
李嘉诚知识研究所
加拿大安大略省多伦多市
多伦多大学多伦多总医院
麻醉科副教授

特洛伊·S. 怀尔兹(Troy S. Wildes)，医学博士
美国密苏里州圣路易斯市
圣路易斯华盛顿大学
医学院麻醉科助理教授

序

术前评估——真的可以帮助我们让患者有不一样的预后吗？

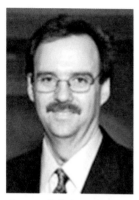

李·A. 弗莱舍，医学博士，美国心脏病学会和美国心脏协会成员

麻醉医师最重要的工作之一便是对手术患者进行术前评估，并使其处于最佳状态适应麻醉。最初，术前评估的关注重点在基于患者现存的临床因素基础上评估相关并发症和死亡率的风险程度，并确保患者在择期手术前处于稳定状态。近年来，专家一致致力于确定干预措施是否可以改善特殊并发症患者围术期预后。许多检验和检查在最开始是术前例行的。现在越来越清楚地认识到那些特殊的检验和检查只应该在那些检验检查结果可能会改变患者诊疗策略中进行。此外，越来越多的证据表明，术前"预适应"训练可以显著降低风险。现今，临床麻醉关注的重点已经集中到这些问题上来了。

围术期患者的管理需要一个多学科团队。围术期评估与质量改善协会（SPAQI）的成立旨在聚集多学科的专家相互协作，共同决策患者术后最佳预后的围术期管理方案。所以，协会的主席需要召集协会中该领域专家针对该主题撰写文章。德布拉·普利医学博士是SPAQI的主席，华盛顿大学医学院麻醉学副教授。她以前任巴恩斯犹太医院术前评估和规划中心主任。德博拉·里奇曼是SPAQI的副主席和石溪大学临床麻醉学副教授，同时也是石溪大学术前评估门诊的主任。本书凝集了术前评估最新进展和指南。

李·A. 弗莱舍，医学博士
美国心脏病学会和美国心脏协会成员
宾夕法尼亚大学佩雷尔曼医学院
费城云杉街3400号，杜勒斯680
美国宾夕法尼亚州费城
邮编：19104
E-mail：Lee.Fleisher@uphs.upenn.edu

前　言

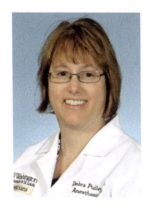
德布拉·多米诺·普利　医学博士

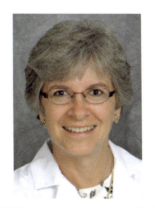
德博拉·C.里奇曼　全科医学学士

只有知识才能驱散无知的迷雾。

——威廉·奥斯勒爵士（1849—1919）

虽然威廉·奥斯勒爵士的这句名言被称为医学沙文主义，但还是被查尔斯·巴伯博士引用在了1958年的一期《麻醉学》杂志上，目的是为了描述术前评估对于一个安全的麻醉方案的重要性[1]。巴伯博士认为"术前准备不充分情况下行麻醉手术，极有可能发生不良反应"。即便过了50余年，这句话依然是真理。提高围术期患者预后的关键在于患者围术期综合管理，包括术前的风险分级和术前、术中、术后的干预措施。巴伯博士警告麻醉医师不要自吹自擂，同时，他还强调了未雨绸缪并满怀热情做事情的重要性。

《术前评估》是麻醉与围术期医学丛书之一，这本书邀请了知名的内科医师和麻醉医师对最新的文献进行述评，是其充分讨论得出来的精华。上一版于2005年发表在《临床麻醉学》上，距离现在已有11年左右。本书对美国心脏病学学会（ACC）/美国心脏协会（AHA）关于心血管评估的指南和美国内科医师协会（ACP）关于肺部评估的指南做了更新[2,3]。此外，这本书是真正的关注围术期患者预后的著作。它紧扣临床主题，应用最好的证据，临床协议并集合了所有围术期管理成员的知识与经验，旨在最小化围术期患者并发症发病率和死亡率。许多医疗机构正在应用这些原则来加速患者术后康复[4]。这本书有一篇文章集中讲述了术前门诊的内容,术前会诊的作用以及诸如决策的分享和停止抢救命令下达等诸多涉及伦理的问题。另一篇文章重点讨论实验室检查,不仅讲述了传统的术前实验室检查,而且还提到了一些新型的检测方法,如高敏肌钙蛋白和基因测试。书中也拿出部分篇幅来讨论重要脏器(如心血管、肺、肾、血液)的术前评估。

这本书有两篇专门讲述可以优化患者术前状态的潜在而有用的措施:一个是贫血的评估和干预,一个是营养的优化和预防。此外,还有几篇讲述了需要重点考虑的特殊患者群体,如糖尿病患者、老年患者、体内植入设备患者、药物滥用患者和孕妇。最后,此书还讨论了越来越盛行的非手术室内麻醉及这类患者的最佳术前评估。

我们衷心希望您能喜欢这本书,并希望能在书中找到对您临床工作有所帮助的内容。愿此书能为所有追求麻醉学及围术期医学真理的医师提供清晰的思路,从而改善患者预后。

德布拉·多米诺·普利,医学博士
圣路易斯华盛顿大学医学院麻醉科
南欧几里大道660号
8054邮箱
美国密苏里州圣路易斯市
邮编:63110
E-mail:pulleyd@wustl.edu

德博拉·C.里奇曼,全科医学学士
石溪大学医学中心麻醉科
美国纽约州斯托尼布鲁克市
邮编:11794-8480
E-mail:deborah.richman@stonybrookmedicine.edu

参考文献

[1] Barbour CM. Editorial: preoperative evaluation. Anesthesiology 1958;19:275-278.
[2] Fleisher LA, Fleischmann KE, Auerbach AD, et al. 2014 ACC/AHA guideline on perioperative cardiovascular evaluation and management of patients undergoing noncardiac surgery: a report of the American College of Cardiology/American Heart Association Task Force on Practice Guidelines. J Am Coll Cardiol 2014;64(22):e77-137.

[3] Qaseem A, Snow V, Fitterman N, et al. Risk assessment for and strategies to reduce perioperative pulmonary complications for patients undergoing noncardio-thoracic surgery: a guideline from the American College of Physicians. Ann Intern Med 2006; 144: 575-580.

[4] Mython MG. Spread and adoption of enhanced recovery from elective surgery in the English National Health Service. Can J Anesth 2015; 62(2): 105-109.

目 录

第一部分 概述

1. 术前门诊   3
安杰拉·F.爱德华兹　芭芭拉·斯拉夫斯基

　　术前门诊评估已被证明能够提高手术室利用效率,减少手术当天取消手术概率,降低住院费用以及提高患者医疗质量。虽然术前门诊的工作流程因为人员配备、结构框架、财政支持和每天手术的不同而有区别,但其目的是一致的,即降低围术期风险,使患者能够安全地度过围术期。有效的术前评估有赖于整个过程的标准化,以确保临床性、常规性,及可信度高的医疗准则的制订,从而保证诊疗方法最优化和患者满意度。虽然没有能够普遍接受的标准模式存在,但术前门诊确实是患者成功度过围术期的关键因素。

2. 术前会诊   18
斯蒂芬·R.席伦　杜明达·N.维基桑德拉　米里亚姆·M.特里格瑞

　　术前会诊是一项重要的围术期处置措施,更有益于伴有中-高危因素拟行高危手术患者。会诊率在增长,但其临床应用差异显著。若术前评估过程顺畅良好,术前会诊应该被执行。会诊意见应该适用于麻醉、手术团队及术后医护人员管理患者。术前会诊作为一种合理的医疗措施,应该演变为一种有价值的服务项目。新的医疗支付方式可能有助于这一重要卫生资源的合理应用。

3. 围术期的伦理问题   33
阿文德·钱德拉坎坦　特蕾西·桑德斯

　　在基于价值的卫生保健时代,共同决策这种患者参与的模式显得更加重要。基本原则包括患者参与临床决策,同时考虑影响临床医师和患者决策的多种因素。对两种截然相反的医疗观点的理解和协调是共同决策的重要原则。由于许多决策是在术前做出的,所以应用这些原则可能非常有用,尤其是针对高风险外科手术患者。许多有不复苏(DNR)医嘱的患者正接受改善生活质量的治疗。本章节探讨了共同决策和不复苏程序。

4. 术前实验室检查 42

马赛厄斯·博克　格哈德·弗里奇　戴维·L.赫普纳

常规术前检查,假阳性率高、成本效益比低,异常结果大多没什么临床意义,若进一步跟踪检查,徒增患者焦虑并致费用上升,且有可能使其陷入新的风险之中。异常结果除可增加门诊量及住院人数外,鲜有能改变手术或麻醉方案的,而且围术期并发症也多与此无关,为此,强调术前辅助检查,应依据患者病史、体格检查及手术类型有针对性地酌情选择。

第二部分　主要器官系统的评估

5. 心脏病患者行非心脏手术的术前评估 59

李·A.弗莱舍

ACC/AHA 发表了围术期评估指南。术前评估应重点识别有症状和无症状的冠心病患者。该指南提倡使用美国外科医生学会国家外科质量改进项目风险指数来评估围术期风险。诊断性检查应保留给那些运动能力差的高危人群。冠状动脉介入治疗的适应证在围术期与非手术组相同。对于术前行介入的患者,优化抗血小板治疗及择期非心脏手术的时机在不断改变。

6. 肺部风险的围术期评估 70

阿南德·拉克希米纳拉辛哈查尔　杰拉尔德·W.斯梅塔纳

术后肺部并发症(PPCs)是大手术后的常见并发症,其发病率及治疗费用均较高。很多危险因素都能较好地预测 PPCs。术前肺部评估的总体目标是鉴别这些潜在的、患者和手术相关的风险,并在手术前对患者的健康进行优化。适当的实验室检查所支持的临床系统检查将有助于指导临床医师提供最优化的围术期治疗。

7. 围术期急性肾损伤危险分层和风险控制 88

塞尔玛·伊斯哈格　查鲁哈斯·V.塔卡

围术期急性肾损伤(AKI)与发病率和死亡率增加有关。AKI 的发生率因术前危险因子和外科背景的不同而变化。术前危险分层是术前知情同意的重要内容,对围术期治疗方案的制订也有重要意义。围术期肾保护策略在预防急性肾损伤中具有潜在的重要作用。当前生物标记物研究方面的进展有可能使我们能早期诊断急性肾损伤并及早实施肾保护策略。为了手术患者更好地预后,需要所有围术期医师都增强意识并共同努力。

8. 围术期抗凝药物和凝血功能障碍的评估 99

朴至秀·金　理查德·许　阿米尔·K.贾弗

血液系统疾病患者、抗凝治疗患者或存在静脉血栓栓塞风险的患者行手术治疗,可能会使围术期的管理策略复杂化。本章节围绕出血、凝血问题以及特殊的血液系统疾病问题展开讨论。

第三部分　围术期新颖诊疗与准备计划

9. 术前贫血的评估和治疗 127

安吉特·J.坎萨格拉　米艾拉·S.斯蒂芬

外科手术患者的术前评估常常能发现既往未发现的贫血。尽管有研究表明围术期贫血与不良结局有关,并且是术后红细胞输注的强力预测因子,但是贫血仍然经常受到忽视。对可能发生大量失血的择期手术患者进行术前优化,并通过尽量减少术中失血的策略可显著减少术后输血并改善预后。大多数情况下,能够在择期手术和干预之前纠正贫血。下一步的研究应当评估术前贫血优化的时机和方法以及哪些患者的治疗效果最好。

10. 术前营养与预康复 142

卢彻·咖普塔　唐·J.甘

加速康复外科是曾名为"快速通道方案"的自然演变,旨在通过一系列干预措施,改善和加速重大外科手术后患者的康复。两个重要的术前干预措施是营养和预康复。识别营养不良的患者有利于术前采取措施优化其营养状况。通过心肺功能运动测试可以评估术前风险,制订后续训练计划,在训练项目结束后作为危险分层和衡量改善进度的指标,从而为每一位患者制订术前个体化训练方案。

第四部分　特殊患者的术前评估

11. 糖尿病患者的术前评估 155

乔舒亚·D.米勒　德博拉·C.里奇曼

美国有超过2 900万人患有糖尿病。估计到2050年,每3个人中就有1个人患有糖尿病。至少有50%的糖尿病患者有可能在他们的一生中接受外科手术。未控制的糖尿病引起的并发症会影响多器官系统,并且增加围术期风险。在这篇综述中,作者讨论了糖尿病管理的原则,这将有助于临床医师对糖尿病患者的围术期管理。

12. 老年患者的术前评估   170
贾斯廷·G.尼格尔　特洛伊·S.怀尔兹

    老年患者在住院、手术和围术期并发症的发生比例较高。由于老年患者可能并存多种疾病、器官功能损害和神经认知功能改变，此类患者需要在围术期特别评估。建议采取综合、全面的术前评估策略，以识别和解决这些问题。系统的多领域的评估，并积极处理术前并发症，预防和及时干预术后并发症，努力降低围术期不良事件的发生，从而改善老年患者预后。以功能恢复和健康长寿为奋斗目标为老年患者提供围术期安全保障是十分重要的。

13. 植入式装置患者的围术期评估与管理   183
安娜·科斯塔　德博拉·C.里奇曼

    技术进步是 21 世纪各领域的显著特征，包括医疗领域，几无没法刺激、电击或灌流的脏器。随着获准用于临床的植入式装置越来越多，麻醉医师常需直面携带这类装置的患者，了解这些设备及相关并发症与围术期的风险对于患者的安全管理至关重要。本节重点阐述了心脏装置，并扼要介绍了神经刺激器及其他植入设备。携带上述装置患者的评估和管理原则均大同小异。

14. 药物滥用患者的术前评估及围术期考虑   199
德布拉·多米诺·普利

    对新近的或以往的药物滥用史的患者围术期的充分诊疗具有挑战性。全面的术前评估是十分必要的。除了辨别药物滥用类型外，评估还应包括评估药物滥用的后果、相关疾病、终末器官的损伤，以及可能存在的围术期风险，以便制订适当的将风险降至最低。术中，麻醉管理需要适当改变。应在术后监测戒断症状和体征。围术期疼痛管理尤其具有挑战性。出院后，这类患者是虚弱的，需要密切随访，并在需要时尽早转诊给合适的专家诊治。

15. 妊娠患者的评估及围术期管理   211
希瑟·麦肯齐　德布拉·多米诺·普利

    需要进行诊断性的检查和手术的妊娠患者的机体可能发生一些病理变化。术前的评估和围术期的管理策略是有必要的。正常的生理变化包括心输出量增加和功能残气量减少。围术期管理应遵循美国妇产科医师协会指南。麻醉所关注的问题包括全麻诱导期间自主呼吸消失后血氧饱和度下降更快、反流误吸、气管插管困难、鼻腔组织易受损伤、肺泡最小有效浓度（MAC）的降低以及低血压和（或）子宫灌注减少。麻醉和药物必须个体化且需要时才给予。根据专业咨询和指南，限制妊娠患者接触多种药物以及监测胎儿健康和早产情况。

16. 手术室外麻醉：患者评估和准备原则 222
贝弗莉·张　理查德·D.乌尔曼

  大量的麻醉需要在手术室外进行。尽管医学界对麻醉的需求在增加，但是使患者在术前达到最优化状态而进行的必要的麻醉前评估的体系尚未统一发展。与在手术室内进行的麻醉相比，手术室外麻醉有着显著区别且面临着重大的挑战。麻醉医师所面临的患者，可能并存复杂的并发症以及需要进行复杂的介入手术治疗。通过对病情复杂的患者进行独特的术前评估、术中及术后的管理培训，能够让麻醉医师在手术室外的工作效率更高，患者更安全。

第一部分

概 述

1. 术前门诊

安杰拉·F. 爱德华兹[a,*]　芭芭拉·斯拉夫斯基[b]

关键词

术前评定・术前评估・术前门诊・围术期・麻醉・手术

关键点

- 术前计划旨在为手术患者提供一个全方位、安全可靠的最优医疗策略。
- 术前管理应在多学科医疗协作中心内实施。
- 贯穿在医疗服务中的交流与合作是医疗成功的关键。
- 尽管没有普遍公认的模式,但基于医疗机构认可的循证医学证据指导下的术前计划将为患者带来最好的结果。

引言

全球范围内每年超过 2 亿人接受手术,且患者病情的复杂性逐年增加[1]。在美国,约 26% 医保住院患者的不良事件与手术和有创诊疗的操作有关[2]。近年来,日间手术中心实施的手术量也远超住院患者手术量[3,4],在如此具有挑战性的环境下,约 44% 围术期不良事件是可以预防的。如能预防,将大大降低围术期并发症的发生风险。另外,患者信息的不完善也影响医疗保障系统对手术费用的支付,导致手术被推迟或取消[5]。因此,术前门诊是优化患者健康状况,确保围术期安全,并使医疗经济效益最大化的理想场所。

作者没有特殊情况需要声明

a 维克森林大学医学院附属维克森林浸会保健中心麻醉科。地址:美国北卡罗来纳州温斯顿-塞勒姆市医学中心大道 9 号,邮编:27157。

b 威斯康星医学院附属弗里德医院临床肿瘤中心内科系围术期与咨询部门。地址:美国威斯康星州密尔沃基市西威斯康星大道 9200 号 5400 单元,邮编:53226。

* 通信作者,邮箱:afedward@wakehealth.edu

历史与背景

多年来，术前评估流程已得到明显改善。由手术前一天入院评估转变为术前数周进行多学科、团队协作的健康优化管理。标准化的术前评估流程有助于获得患者的信赖，保障其医疗监管和医保报销等需求。通过预先筛选，仔细分诊有助于确定患者术前是电话访视、门诊就诊，还是需要进一步专科会诊等术前评估形式[6,7]。这些方法也被用于确定患者是否需要进一步检查或术前宣教等。迄今为止，术前门诊的组织结构较为多样。一些独特的门诊设计，合适的地理位置及理想的人员配置已得到较好描述[8]。门诊预约时间和分诊患者的比例取决于系统的运行方式和医疗机构的实践制度[9]。

艾尔弗雷德·李（Alfred Lee）医师[10]在1949年发表的文章中指出"麻醉医师经常面临着为不处于最佳状态下的患者麻醉"。他认为这些患者术前采用医疗手段优化其身体状况十分有必要，指出"麻醉医师在手术前一晚，甚至提前2~3天访视患者是不够的"。他还指出，术前门诊对于"身体条件较好或仅接受简单外科处理的患者"也非必须。基于李医师的临床观察、术前门诊的设想以及大量的临床数据的基础上，更多的方法得改进且应用于患者手术风险分级及术前分诊治疗[11]。第一个例子来自1977年蔡斯（Chase）的研究，基于计算机软件辅助进行术前分诊，筛查患者术后发生呼吸道并发症的风险。但单一系统评估方法并不完善，忽视了医疗优化的整体性，患者宣教及适当的术前检查等。

接下来的研究对3所医院4个病区的外科手术患者的术前检查结果进行了分析[12]，结果发现，患者术前检查很多是不必要的。马卡里奥（Macario）和他的同事发现[13]，临床医师注意到基于体格检查结果基础上，有26%的实验室检查是不合理的。进一步研究证实，正规术前门诊的医师对患者评估后所进行的术前检查项目具有更好的节约成本效益[14-18]。这些早期的观察结果为标准化术前门诊持续发展奠定了基础，也确保高风险患者减少很多不必要的检查[13-15]。

1990年，费舍尔（Fischer）[19]通过建立更全面的术前评估体系扩展了这些想法。他提出的术前门诊是以提高手术室效率、精简术前检查、协调专科会诊及检索病历为前提。该体系成功的减少了55%不必要的术前检查和专科会诊，并将日间手术取消率降低了88%，平均每位患者节省约112美元[19]。通过关注优化患者健康的直接因素，费舍尔创立了第一个高效的术前门诊[19]。

术前门诊的优化仍在进行，使用筛查问卷来确定患者的预约方式，电话访视或手术当天评估等[6,7,20-22]。巴德纳（Badner）和他的同事[20]提议，大部分身体健康的外科患者不需要到综合门诊进行术前评估。为缓解医疗资源紧张，建议采用集成方式。在安排患者就诊前，通过筛查问卷了解健康状况，然后分诊给专科医师或进行专科会诊。此类患者术前才安排预约临床医师，麻醉科医师和内科医师进行相应的检查或会诊，这样可以更高效、经济地利用有限的医疗人力资源。弗吉尼亚(Vaghadia)和福勒(Fowler)[6]应用基于护士筛选问卷作为术前评估工具的研究发现，与麻醉科医师建议相比，筛选问卷准确率达到81%，特异性为86%，阴性预测值为93%。随后，调查人员进一步量化问卷的有效性，发现由护士主导患者完成术前筛查问卷所需时间比医师多80%，但筛查分级结果是相似的[7]。这个研究证实，使用额外的医疗人员预先筛选患者可减少不必要的术前就诊，提高患者满意度[23]。

丹纳(Digner)[21]报道在安排患者术前门诊预约之前，通过电话筛查评估患者健康状况，可以"评估更多的有复杂医疗和社会问题的患者"。同样，随后的研究也证实，所有ASA Ⅰ级和Ⅱ级日间手术患者电话筛查可替代术前门诊评估[22]。这一方法"大大减少了因患者潜在的医疗、麻醉和社会问题而造成的手术推迟或取消的概率[21]"。由此可见，使用问卷初筛和电话筛查可提高评估效率和患者满意度，并扩大术前服务选择[24]。

上述工具提高了早期术前门诊的效率，并与信息技术和临床决策支持系统达到同一水平，进而促进医疗文书，执行标准及围术期的交流[25]。将电子健康记录整合到术前评估系统促进医疗标准化，消除重复不必要的内容，更为医学研究提供有益的数据库[20,25,26]。其中一个例子由英国国家医疗保障体系(NHS)大格拉斯哥健康委员会提供，"目前已实现在卫生局网内所有医院，均可共享患者电子术前护理路径(电子表单，e‐Form)，获取患者健康诊疗记录"[27]。患者医疗记录以前是碎片化的，非标准化的术前流程被规划为整体健康改善计划的一部分。随着电子表单的发展和使用，促进临床文书和"多学科团队共享信息"[27]，提高术前评估的成本效益。到2013年底，所有NHS大格拉斯哥医院通过医院临床系统进入术前e‐Form。该表单提供患者术前情况，促进医患及多科间沟通，减少日间手术的推迟或取消，明显降低医疗成本。弗拉姆(Flamm)和他的同事[27]意识到，术前评估使用电子决策支持系统带来更多获益，如"减少不必要检查、提高医疗指南依从性，降低患者医疗开支"[26]。从而证实基于网络的电子健康档案与临床决策支持系统可提高术前临床决策，准确识别需要全面评估的患者。

新技术的实用性继续促进术前评估的优化过程。患者主导基于网络的应用程序允许上传患者临床数据并回答问题，将明显提高临床效率，降低医疗开支。新设计的应用程序允许患者上传个人数据到临床评估系统，应用决策支持软件为患者术前评估提供下一步合理建议。该系统将各医疗机构范围内的数据与患者医疗信息及ASA分级相结合，为进一步诊疗提供指导。总而言之，这项技术将持续发展，并通过允许远程访问术前临床医师来改善患者的术前体验[28]。

获益和结果

对具有复杂的医学和社会问题的高危外科患者进行术前识别,对提高患者手术安全和满意度至关重要[23,24],同时也提高了手术室资源使用效率。术前门诊就诊能减少患者不必要的检查,专科会诊及住院时间[19,24,30]。更进一步讲,有效的术前干预减少术后并发症,降低医疗开支[31]。通过获取外院病例,完善病史和检查集中化及规范化的术前过程;完成手术,麻醉及护理评估,提高手术室利用率,降低开支,这方面已得到很好证明。术前优化患者身体状况,明显减少手术推迟和取消,减低因手术室空置对财务带来的负面影响[30-32]。据估计,非预期的日间手术推迟或取消,将导致每小时 1 500 美元损失[31]。因此,临时手术计划的改变对财务影响巨大[30,33,34]。通过减少术前评估冗余、避免手术推迟或取消;确保完善医疗文书及医保费用支付,均直接或间接节省大量医疗开支[8,35]。

总之,建立一个高效的术前门诊优势如下:

- 减少非医疗因素所引起的手术推迟或取消
- 降低围术期发病率和死亡率
- 减少过度和不必要的术前检查
- 减少专科会诊
- 提高患者和外科医师满意度
- 提高医疗规章依从性和手术室利用率
- 促进患者医疗信息共享;完善医疗文书(如手术/麻醉同意书、患者病史和各项检查)
- 提升患者满意度
- 提高患者术前医嘱依从性
- 实现多学科协作医疗

完善术前门诊能够协调大多数医疗服务,但不是全部。术前优化医疗提供给患者的信息,不只限于术前医疗优化,医疗文书的完善,诊疗意见的分享,还包括患者术后及出院后的医疗护理等。这些都是术前门诊的附加值,保证以患者为中心,是围术期外科之家发展临床诊疗路径的起点。

术前计划的发展

术前计划或术前门诊的发展看起来像不可逾越的任务。其成功实施的关键是明确的,制度上支持的计划。术前诊疗的连续性很宽泛,所以区分术前诊疗和术前门诊非常重要。术前流程不仅包括在诊室对患者病情直接评估,还包括标准化的术前诊疗和患者管理及宣教。为患者提供优质医疗要付出更多努力,超过传统的术前筛选分级,是关注围术期的医疗服务。包括标准化围术期管理,精简流程医疗文书的签字(如手术/麻醉同意书、手术安排、患者委托书),财务授权,药物治疗,病例管理,质量控制及协调外科手术。理想情况下,在既定卫生保健系统中,术前门诊应设置标准医疗服务和术前患者交付过程模型。

愿景和目标

开展新的术前计划或扩大现有计划的第一步是确定愿景和医疗目标。术前计划首要目标是以普遍、精简、全面的方式为术前患者提供安全、持续而可靠的术前诊疗。因为术前门诊的目的是提高医疗质量和服务,患者满意度和财政责任。因此,术前计划应与临床医疗机构战略目标相一致。广阔愿景的实现和企业获益分享给管理者以获得医疗机构系统性支持[34,36]。项目初步成功的重要方面是确定那些将提供预算支持,且关键利益相关者和临床领导。当为这一方案做商业企划案和申请资源时,这些管理者的支持是无价的。关于计划初步发展阶段具体模式的调整,在此期间是具有挑战性的。然而,出色领导的成功例子在文献中已提及[8,19,37-39]。尽管有确定的模式能降低医疗支出,缓解患者焦虑水平,提高患者区域麻醉接受度,但由健康保健系统所选择的具体实施方案,更多取决于手术患者的需求。

目前可以确定的是,一位经验丰富的围术期临床管理者是围术期医疗服务建立和运作不可缺少的。强调合作、承诺和团队建设是成功实施的必要组成。术前门诊必须与手术科室、麻醉科、药理科、护理部和行政机构发展成为伙伴关系。

在建立共同愿景后,术前计划的具体目标需要制订出来。目标可能来自需要解决具体问题的汇总。除了一些直接问题,还应考虑适用于大多数围术期的计划,并确定计划是否在范围内。在规划术前流程时,围术期外科之家模式包括那些可能有用的目标[44]。框1-1列举了相关目标。

框1-1 术前计划目标:直接相关患者诊疗

提供全面术前评估
- 确认,交流,患者手术及麻醉风险的最小化
- 贯彻实行循证医学,标准化,持续,个体化的术前诊断性检查
- 应用目标导向性患者医疗优化系统,减少手术推迟和取消
  ○ 制订和实施个人术前诊疗计划
- 详细询问患者病史,给予耐心友好的术前说明
  ○ 包括术前用药和患者慢性病药物,镇痛药等

启动过渡性护理计划
- 制订合适的术后护理级别
- 提供手术管理服务,规划患者出院后护理指导

提供患者的宣教和咨询
- 减少焦虑,提高参与度,加快术后恢复

同意书
- 手术前确认签署手术同意书

与术前个体化评估相关的目标相比,许多术前方案中有与患者医疗护理无直接关系的目标。这些目标总结于框1-2。

框1-2　术前计划目标:间接相关患者诊疗和非临床目标

术前计划模式的改进
- 制定标准化流程,促进患者预后,减少不必要的术前检查
- 为所有围术期患者提供标准化分类医疗流程

集中医疗信息和协同围术期诊疗
- 指定管理者全程负责,贯穿于围术期医疗服务及专科间协助
- 管理患者围术期诊疗相关事务
  - 协调医疗表格,医疗信息系统及其他相关文书的完善
- 遵守医院各项医疗制度

促进围术期医疗效率和医疗支付等财务相关问题
- 提高围术期资源利用率,并促进手术量增长

医学研究的实施
- 围术期医疗数据的收集和整理,并发表相关研究结果

医学教育及培训
- 培训围术期医学实践中的相关人员

框1-1和框1-2中列出术前流程的愿景可能不是具体任务导向或与明确结果相关。为功能性手术方案制订实施计划,应确定计划目标如何定义,完成和评价是必要的。例如,减少手术和麻醉患者特异性风险的安全目标,更精确地定义为降低术后死亡率和心肌梗死。决定术前计划如何满足和评估,这些测评是有挑战性的。实践标准化和疾病特异性治疗有助于达成目标。

范围

一旦确定围术期计划目标,术前流程范围也就确定了。如上所述,术前计划的范围是广泛的,设计流程也经过深思熟虑并包含所有组件。当要进行外科手

术干预的决定做出时,术前诊疗就开始了,并延伸至入院手术。

术前诊疗的潜在利益相关者包括:
- 患者
- 医生:外科医师、麻醉科医师和内科医师
- 手术室,日间手术中心和诊疗区域
- 住院病房
- 门诊

当考虑到专业性,工作能力和目前可用于执行潜在任务的其他资源,及患者和机构的需要时,潜在服务的范围面临巨大挑战。另外,对术前诊疗服务数量和形式的需求,随时间和手术增长而增多,所以,规划时应该考虑到哪些方案是在现在和未来可实现范围内。

策略和手术计划

手术计划是专业行为计划,目标是与术前医疗计划相一致的。框1-1和框1-2所提到的目标,将作为决定术前流程的依据。确定哪些服务将被提供,哪些保持现状或纳入未来计划。此外,术前门诊的设计和发展也是以达到优质医疗服务为目的,其发展及门诊结构的注意事项如下。

术前门诊应提供以下服务[45]:
- 通过回顾医疗记录,病史,身体检查及相关辅助检验进行术前医疗优化和麻醉前评估,随后进行适当干预和会诊,将手术风险降到最低。
- 探讨麻醉方式选择和疼痛管理策略的利弊。
- 安排独立诊室为患者提供医疗协作管理,并制订术后护理计划。
- 诊疗协作和社会工作评估。
- 通过医学咨询和宣教,缓解患者焦虑情绪。
- 获得医疗相关知情同意书。
- 手术当天患者及家属的宣教要点:术前禁食情况,手术当天的药物治疗,特殊护理要求,预期住院时间,术后转运问题和应变计划。
- 进一步确认医疗诊治同意书及文件的有效性(如果有的话)。
- 减少日间手术推迟的不显性风险,或通过术前一天电话确认降低取消手术的风险。

门诊空间设计和诊室安排,应以患者就诊医疗流程的顺畅为核心:
- 理想的术前门诊应接近医院正门,在外科门诊或手术室附近。
- 应该在心电图室、检验科和放射科附近。
- 挂号、接诊、药物治疗和费用结清,最好均在诊所内进行。

- 在单独诊室接诊患者,检查及进行医学宣教。
- 诊室设计应为行动受限和使用辅助性设备的患者提供方便。
- 独立诊室也应安装医疗记录及病例系统。

具体服务实施

分诊

确定哪些患者需要亲自到术前门诊就诊是很重要的。术前门诊的管理者应制订分诊系统,协助医师选择合适的患者就诊。这些分诊系统可以是纸质或电子表格,应用国家卫生保健系统的资源进行术前分诊。以往,分诊倾向于使用临床并存疾病,和(或)ASA分级评估身体状况和风险[46]。使用这些工具,ASA Ⅰ级和Ⅱ级患者可能是分诊到电话访视,而ASA Ⅲ级和Ⅳ级患者则需要到术前门诊就诊。

- 在这些患者中,根据术前分诊级别、手术类型及患者身体状况,有些患者也可避免亲自就诊。
- 进一步的分诊是基于对并发症管理的要求,由医院适当的工作人员或专科医师实施。
- 训练有素的护理人员常负责此项工作。

术前分诊系统的发展应满足患者使用方便,提高医师工作效率的要求,所以分诊工具的设计是以预期用户为中心。如果分诊工具的预期用户是患者,则应以患者易懂的语言来写。而在外科医师办公室使用的分诊工具可能是医师使用,也可能由医疗知识有限的辅助人员使用。了解最终用户关系到分诊系统的成功,为了使分诊系统充分发挥作用,外科医师不仅需要熟知分诊系统的内容,还应了解在评估和优化患者时的额外价值。

开发分诊系统时,应与外科医师充分沟通以下内容。

- 恰当使用分诊系统。
- 对于并发症患者转诊及医疗信息传输流程的开发,需要各专科积极参与。
- 确定外科医师将保留哪些方面的术前评估。
- 指定能够确保医疗信息传递顺畅的流程。
- 开发外部反馈系统,来评估分诊系统使用情况。
- 简化护理工作,并寻找跨专业合作机会。
- 鼓励所有参与者的创新。

电话访视

不需要到术前门诊就诊的患者将在电话评估中获益。这种方法具有成本效益和时间效益,并使得术前门诊可以评估更多患者。逻辑上讲,很多患者很难做到电话访视。病情复杂患者的详细信息的收集,可能更加困难,但仍需在手术前30天内进行体检,了解术前身体情况。

术前门诊就诊

为患者就诊期间提供的服务包括:术前护士的评估,门诊医师(医师或高年资医师)病史的询问和身体评估,药剂师访视,诊断性检查,宣教和知情同意书的签署。

诊疗规范

一个术前计划的发展,也是患者标准化诊疗流程的开始和逐步进行的关键。患者的整个诊疗过程不仅在术前门诊,是贯穿在整个医疗保健系统中的。某些情况下,有国家性的临床指南用于术前评估[48];然而,在更多的临床情况下,围术期专家根据最新文献,制订地方性诊疗规范。对于规范的共识及被广泛采纳和应用,可能为术前评估带来挑战。另外,术前评估和患者进入手术室后的医疗判断可能不一致[46],也是手术推迟或取消的潜在风险,因此,综合多方面情况,在制订术前评估流程时,尽可能防止这些差异的出现。

沟通

术前会诊,手术室工作人员、转诊外科医师、全科医师和专科医师之间的相互协作是以患者为中心的术前诊疗不可或缺的。

确认资源

员工队伍

由于术前计划在全国各地开展,所以实施者在术前保护伞下提供的服务已经扩大。麻醉科医师、内科医师、住院医师和分诊护士使用术前评估的方法,依赖于医疗保健体系中的患者可用资源和疾病的复杂程度。每个医务人员都拥有独特的技能、优势和专业知识。招聘和保留具有专业知识和专注于围术期医疗有活力的员工队伍是有挑战的。这一困难在高收入专家中更明显,因为在术前门诊之外的医疗门诊服务回报更高,尤其在社区医疗服务中更普遍[49]。

另一个问题是,当所有全科医师的患者都求助于大医院中心化的术前门诊时,医师将失去收入或为患者继续诊疗的机会。尽管全科医师和其他医师有能力提供患者术前病史和身体检查,或为患者进行术前评估,但由于医疗资源有限,难以提供如术前门诊为患者进行的全面健康评估。确定基本的医疗人员模式后,员工人数基于预计患者数量和门诊所需人员来确定。

术前门诊工作人员通常包括以下内容：
门诊管理者在建立术前门诊流程方面发挥主要作用
- 作为门诊与所有从事服务人员之间的纽带
- 提供临床问责制
- 成为与临床工作人员协作的医师
- 坚持和更新基于术前循证医学依据的流程

临床医务人员(确定最适合诊所设置的小团体)
- 麻醉科医师
- 内科医师、院派医师
- 护士、助理医师
- 挂号护士(电话访视、分诊、患者宣教)
- 药技人员(药物调整)
- 住院医师和办公室人员(麻醉前评估、医疗优化)

行政领导
- 所有医疗服务之间的行政联络
- 预算监督,人员配置和招聘
- 门诊的长期发展
- 负责所有非临床患者相关问题
- 确定门诊就诊各方面必要的准备
- 为医务人员建立继续教育构架
- 制定内部反馈系统,来衡量医疗流程的实施效果
- 负责医疗流程和医疗文书的质量
- 推进多学科医疗路径的实施,确保高效可靠
- 财务绩效：检查各个方面的成本结构
- 如前所述优化劳动力,减少重新评估,提供自由资金

就诊数量和就诊空间

预测现在和未来术前门诊的患者就诊人数,依赖于诊疗模式的选择。如前面提到的,术前门诊就诊量是患者就诊次数和虚拟访视次数(电子筛查和电话访视)。对于那些要求就诊的患者,术前诊疗系统也提供多种选择。可选择的方法与每个门诊医生接待患者的数量,基于每个 ASA 分级手术量的百分比。表 1-1 是一个术前门诊的例子,多个医师接待患者就诊和虚拟访问预计的就诊数量。总就诊量是指手术量、手术室外操作和 ASA 分级。

表1-1 术前门诊预计就诊数量

	虚拟术前评估	麻醉科	内科	高年资医师	汇总
手术室患者					
ASA 1	1 000	—	—	—	1 000
ASA 2	2 000	—	—	—	2 000
ASA 3	—	3 500	2 100	1 400	7 000
ASA 4	—	800	200	—	1 000
小计	3 000	4 300	2 300	1 400	11 000
需要麻醉手术患者	500	500	—	—	1 000
手术中心					
ASA 1	5 000	—	—	—	5 000
ASA 2	3 000	—	—	—	3 000
ASA 3	—	—	—	—	—
ASA 4	—	—	—	—	—
小计	8 000	—	—	—	8 000
总计	11 000	4 800	2 300	1 400	20 000

该示例假设所有术前患者均在术前门诊评估。在大多数健康保健体系中是不切实际的,基于需求量的百分比尚需考虑。预测未来术前门诊就诊量,应基于医疗机构手术量的增长及术前评估计划的增长目标而定。如果未来手术增长不确定,应使用国家统计,并考虑以医院为基础的外科操作增长缓慢,而日间手术不断增加[3,4]。表1-1和表1-2中的模式假设这种手术增长类型是缓慢的扩张。

作为运营计划的一部分,术前门诊服务空间是多样性的。可能会选择在大型、中心化的门诊,也可能会以外科医师办公室为中心的多卫星门诊点。每种术前门诊的空间设置均有其优缺点。

表1-2 预测未来术前门诊就诊数量

	2016	2017	2018	2019
虚拟评估	11 500	11 845	12 200	12 566
麻醉学	4 800	4 837	4 874	4 911
内科	2 300	2 312	2 323	2 335
高年资医师	1 400	1 407	1 414	1 421
总计	20 000	20 400	20 811	21 233

计算估计日间手术量增长3%,住院患者手术量增加0.5%。

经济资源

开展和进一步发展术前评估要依赖经济资源,以确保人员、空间和资本需求。在术前门诊规划过程中,与经济学家合作制定商业企划案很重要。基金来源因机构不同而异,特别是在社区和学术机构。为术前计划项目做财务预算具有挑战性,部分原因是术前评估的资金储备,不是通常的主要收入,所以其价值和投资回报难以平衡。在术前门诊合理使用资源时,强调在患者围术期优化医疗系统中,术前评估的意义重大。通常术前评估是以零碎和低效的方式进行,而术前门诊的开展不是将使用的医疗资源简单转移。术前计划的优点在于医疗资源由专家集中管理,提高围术期诊疗的整体效率。将术前诊疗部署到中心化门诊可促进外科门诊的资源利用,提高手术团队在手术室中的财务利润率。

绩效管理/质量改进

成功的术前计划包括一个质量不断改进的流程,标准化的患者诊疗及开发纠错体系。追踪指标是指对术前计划确定具体的监测目标。当创建一个金融模型时,这些指标通常被精确到具体项目。概念上讲,围术期医疗指标可能很多;但实际医疗质量的指标很难自动追踪。对于目标和指标创新性的方法有助于显示计划的价值,这是因为数据难以产生和测量。例如,术后住院时间和死亡率等指标可能很容易获得,但很难直接归因于术前门诊的作用。手术推迟率和取消率可能更易受术前评估的影响,但同样难以追踪[46]。特定方案所监测的特定指标可能是有用的(如,相对于术前贫血的血液使用,外科手术开始时间和因各种原因延迟的接台手术时间,手术室人员加班时间,外科医师的效率)。术前计划开展的常用的监测指标包括[9,43,50]:

- 手术推迟和取消
- 非预期的诊断性检查
- 术后住院时间
- 术后并发症发生率和死亡率
- 成本节约
- 患者满意度
- 术前准备时间

小结

术前门诊的独特定位是患者接受外科连续性诊疗的初始点。作为围术期的把关人,术前门诊识别和管理未确诊或控制不良的并发症,以优化每个患者的医疗状况。有效的术前门诊明显降低围术期并发症，降低发病率和死亡风险，缩短住院时间。术前门诊医师应知识渊博，擅长处理和评估有多种并发症的患者；熟悉慢性和急性病对患者麻醉和手术可能带来的潜在风险，且了解多学科临床医疗指南，医疗法规要求及有效的管理方法。尽管术前计划仍在改革中，但术前门诊评估的不变宗旨是指导围术期医疗管理，降低围术期发病率，改善患者预后。

（孟令超　翻译，李萌萌　审校）

参考文献

［1］ Weiser TG, Regenbogen SE, Thompson KD, et al. An estimation of the global volumeof surgery: a modeling strategy based on available data. Lancet 2008; 372(9633): 139 - 144.

［2］ Levinson DR. Department of Health and Human Services, Office of the Inspector General. Adverse events in hospitals: national incidence among Medicare beneficiaries. 2010. OEI - 06 - 09 - 00090. Available at: https://oig.hhs.gov/oei/reports/oei - 06 - 09 - 00090.pdf. Accessed August 12, 2015.

［3］ Cullen KA, Hall MJ, Golosinskiy A. Ambulatory surgery in the United States 2006. National Health Statistics Reports; 2009. Available at: http://www.cdc.gov/nchs/data/nhsr/nhsr011.pdf. Accessed August 12, 2015.

［4］ DeFrances C, Lucas CA, Buie VC, et al. 2006 national discharge summary. National Health Statistics Reports; 2008. Available at: http://www.cdc.gov/nchs/data/nhsr/nhsr005.pdf. Accessed August 12, 2015.

［5］ Hobson and Co. The case for a perioperative-focused anesthesia solution: multiple benefits from a single solution. An ROI white paper. 2008. Available at: http://www.sisfirst.com/pdf/articles/100220.pdf. Accessed August 12, 2015.

［6］ Vaghadia H, Fowler C. Can nurses screen all outpatients? Performance of a nurse based model. Can J Anaesth 1999; 46: 1117 - 1121.

［7］ van Klei WA, Hennis PJ, Moen J, et al. The accuracy of trained nurses in preoperative health assessment: results of the OPEN study. Anaesthesia 2004; 59: 971 - 978.

［8］ Bader A, Sweitzer B, Kumar A. Nuts and Bolts of preoperative clinics: the view from three institutions. Cleve Clin J Med 2009; 76(Suppl 4): S104 - 111.

［9］ Yen C, Tsai M, Macario A. Preoperative evaluation clinics. Curr Opin Anaesthesiol 2010; 23: 167 - 172.

［10］ Lee JA. The anesthetic out-patient clinic. Anaesthesia 1949; 4: 169 - 174.

［11］ Chase CR, Merz BA, Mazuzan JE. Computer assisted patient evaluation (CAPE): a multipurpose computer system for an anesthesia service. Anesth Analg 1983; 62: 198 - 206.

［12］ Edward GM, Biervliet JD, Hollmann MW, et al. Comparing the organizational structure of the preoperative assessment clinic at eight university hospitals. Act Anaesthesiol Belg 2008; 59: 33 - 37.

［13］ Macario A, Roizen MF, Thisted RA, et al. Reassessment of preoperative laboratory testing has changed the test-ordering patterns of physicians. Surg Gynecol Obstet 1992; 175: 539 - 547.

［14］ Yuan H, Chung F, Wong D, et al. Current preoperative testing practices in ambulatory surgery are widely disparate: a survey of CAS members. Can J Anesth 2005; 52: 675 - 679.

[15] Chung F, Yuan H, Yin L, et al. Elimination of preoperative testing in ambulatory surgery. Anesth Analg 2009; 108: 467-475.
[16] Kaplan EB, Sheiner LB, Boeckmann AJ, et al. The usefulness of preoperative laboratory screening. JAMA 1985; 253: 3576-3581.
[17] Roizen MF, Kaplan EB, Schreider BD, et al. The relative roles of the history and physical examination and laboratory testing in preoperative evaluation for outpatient surgery: the 'Starling' curve for preoperative laboratory testing. Anesthesiol Clin North America 1987; 5: 5-34.
[18] Roizen MF. More preoperative assessment by physicians and less by lab tests.N Engl J Med 2000; 342: 204-205.
[19] Fischer SP. Development and effectiveness of an anesthesia preoperative evaluation clinic in a teaching hospital. Anesthesiology 1996; 85: 196-206.
[20] Badner NH, Craen RA, Paul TL, et al. Anesthesia preadmission: a new approach through use of a screening questionnaire. Can J Anaesth 1998; 45: 87-92.
[21] Digner M. At your convenience: preoperative assessment by telephone. J Perioper Pract 2007; 17: 294-301.
[22] Law TT, Suen DT, Tam YF, et al. Telephone preanesthesia assessment for ambulatory breast surgery. Hong Kong Med J 2009; 15: 179-182.
[23] Harnett MJ, Correll DJ, Hurwitz S, et al. Improving efficiency and patient satisfaction in a tertiary teaching hospital preoperative clinic. Anesthesiology 2010; 112: 66-72.
[24] Hepner DL, Bader AM, Hurwitz S, et al. Patient satisfaction with preoperative assessment in a preoperative assessment testing clinic. Anesth Analg 2004; 98: 1099-1105.
[25] Bouamrane MM, Mair FS. Implementation of an integrated preoperative care pathway and regional electronic clinical portal for preoperative assessment.BMC Med Inform Decis Mak 2014; 14: 93.
[26] Bouamrane MM, Mair FS. A study of clinical and information management processes in the surgical pre-assessment clinic. BMC Med Inform Decis Mak 2014; 14: 22.
[27] Flamm M, Fritsch G, Hysek M, et al. Quality improvement in preoperative assessment by implementation of an electronic decision support tool. J Am Med Inform Assoc 2013; 20: e91-96.
[28] Wong DT, Kamming D, Salenieks ME, et al. Preadmission anesthesia consultation using telemedicine technology: a pilot study. Anesthesiology 2004; 100: 1605-1607.
[29] Tsen LC, Segal S, Pothier M, et al. The effect of alterations in a preoperative assessment clinic on reducing the number and improving the yield of cardiology consultations. AnesthAnalg 2002; 95: 1563-1568.
[30] Halaszynski TM, Juda R, Silverman DG. Optimizing postoperative outcomes with efficient preoperative assessment and management. Crit Care Med 2004; 32: S76-86.
[31] Davenport DL, Henderson WG, Khuri SF, et al. Preoperative risk factors and surgical complexity are more predictive of costs than postoperative complications: acase study using the National Surgical Quality Improvement Program (NSQIP)database. Ann Surg 2005; 242: 463-471.
[32] Ferschl MB, Tung A, Sweitzer B, et al. Preoperative clinic visits reduce operating room cancellations and delays. Anesthesiology 2005; 103: 855-859.
[33] Dexter F, Marcon E, Epstein RH, et al. Validation of statistical methods to compare cancellation rates on the day of surgery. Anesth Analg 2005; 101: 465-473.
[34] Strum DP, Vargas LG, May JH. Surgical subspecialty block utilization and capacity planning: a minimal cost analysis model. Anesthesiology 1999; 90: 1176-1185.

[35] Correll D, Bader AM, Tsen LC. Value of preoperative clinic visits in identifying issues with potential impact on operating room efficiency. Anesthesiology 2006; 105: 1254-1259.
[36] Gibby GL. How preoperative assessment programs can be justified financially to hospital administrators. IntAnesthesiolClin 2002; 40: 17-30.
[37] Issa MRN, Isoni NFC, Soares AM, et al. Preanesthesia evaluation and reduction of preoperative care costs. Rev Bras Anestesiol 2011; 61: 60-71.
[38] Power LM, Thackray NM. Reduction of preoperative investigations with the introduction of an anaesthetist-led preoperative assessment clinic.Anaesth Intensive Care 1999; 27: 481-488.
[39] Starsnic MA, Guarnieri DM, Norris MC. Efficacy and financial benefit of an anesthesiologist-directed university preadmission evaluation center. J ClinAnesth 1997; 9: 299-305.
[40] Klopfenstein CE, Forster A, Van Gessel E. Anesthetic assessment in an outpatient consultation clinic reduces preoperative anxiety. Can J Anaesth 2000; 47: 511-515.
[41] van Klei WA, Moons KG, Rutten CL, et al. The effect of outpatient preoperative evaluation of hospital inpatients on cancellation of surgery and length of hospitalstay. Anesth Analg 2002; 94: 644-649.
[42] Wijeysundera DN, Austin PC, Beattie WS, et al. A population-based study of anesthesia consultation before major non-cardiac surgery. Arch Intern Med 2009; 169: 595-602.
[43] Vazirani S, Lankarani-Fard A, Liang LJ, et al. Perioperative processes and outcomes after implementation of a hospitalist-run perioperative clinic. J Hosp Med 2012; 7(9): 697-701.
[44] Vetter TR, Goeddel LA, Boudreaux AM, et al. The perioperative surgical home: how can it make the case so everyone wins? BMC Anesthesiol2013; 13: 6.
[45] Gupta SK, Kant S, Chanderashekar R. Modern trends in planning and designing hospitals. In: Principles and practice. 1st edition. Delhi (India): Jaypee; 2007. 18-25.
[46] Bader A, Hepner DL. The role of the preoperative clinic in perioperative risk reduction. Int Anesthesiol Clin 2009; 47: 151-160.
[47] Joint Commission medical record documentation requirements. 2011. Availableat: http://www.srhcc.org/workfiles/Joint%20Commission%20Medical%20Record%20Documentation%20Requirements%202011.pdf. Accessed August 12,2015.
[48] Fleischer LA, Fleischmann KE, Auerbach AD, et al. 2014 ACC/AHA guidelines on perioperative cardiovascular evaluation and management of patients undergoing noncardiac surgery: a report of the American College of Cardiology/American Heart Association Task Force on Practice Guidelines. J Am Coll Cardiol 2014; 64(22): e77-137.
[49] Gupta A, Gupta N. Setting up and functioning of a preoperative clinic. Indian J Anaesth 2010; 54(6): 504-507.
[50] Varughese AM, Byczkowski TL, Wittkugel EP, et al. Impact of a nurse practitioner-assisted preoperative assessment program on quality. PaediatrAnaesth 2006; 16: 723-733.

2. 术前会诊

斯蒂芬·R. 席伦[a,*]　杜明达·N. 维基桑德拉[b,c]
米里亚姆·M. 特里格瑞[d,e]

关键词

术前处理 • 术前 • 围术期处理 • 围术期 • 转诊与会诊 • 提供健康服务 • 医师实践模式 • 组织与管理

关键点

- 日渐增多的术前会诊，不同于由麻醉医师和手术医师进行的常规麻醉前评估，是要另计费的。
- 是否进行术前会诊一般与患者病情或手术危险因素关系不大，却与地域因素有关。
- 术前会诊的应用率专科间差异明显。
- 术前会诊适应证及其对患者转归的确切影响尚未见报道。
- 新的支付方式有助于改善会诊与其他术前处理措施间的协调性。

简介

手术患者虽经麻醉医师和外科医师常规术前评估，但其中不少患者仍需进一步会诊，这种会诊不同于普通术前访视，是要另计费的。会诊多由内科医师、心内专家及家庭医生完成，少数也由别的专科医师进行。本文鉴于近年术前会

---

a 美国华盛顿州西雅图市第九大街 325 号 359724 信箱, 麻醉与疼痛医学科, 邮编: 98104;
b 加拿大安大略省多伦多市邦德街 30 号圣米迦勒医院李嘉诚知识研究所, 邮编: M5B 1W8;
c 加拿大安大略省多伦多市伊丽莎白大道 200 号伊顿翼 3-450 多伦多大学多伦多总医院麻醉科, 邮编 M5G 2C4;
d 美国俄勒冈州波特兰市西南山姆杰克逊公园路 3181 号俄勒冈健康科学大学麻醉与围术期医学科, 邮编: 97239 UHM-2;
e 美国俄勒冈州波特兰市西南山姆杰克逊公园路 3181 号俄勒冈健康科学大学公共卫生与预防医学系, 邮编: 97239 UHM-2
* 通信作者, 邮箱: sthilen@yahoo.com

诊日渐增多[1],并因此消耗了不少卫生资源的现状,综述了术前会诊作用与实践模式,并就其合理应用方面提出框架性建议。

术前会诊的目的

术前会诊最终目的在于改善基于价值、以患者为中心的手术转归。除了良好的手术效果外,尚有很多重要且与患者息息相关的转归形式。比如,在好的方面包括焦虑缓解、镇痛满意、快速康复、回归生活与工作常态等,但首要目标还是避免并发症。框 2-1 罗列的是美国外科质量改进计划报告的围术期常见并发症。

框 2-1　外科质量改进计划报告 2005~2013 年围术期并发症	
常见并发症	发生率(%)
输血超过 4 个单位的明显出血	5.0
切口浅表感染	2.2
术后 30 天内出现脓毒血症	1.7
尿道感染	1.6
术后肺炎	1.4
手术部位脏器/腔隙感染	1.2
急救插管	1.2
术后呼吸机依赖超过 48 个小时	1.2
术后 30 天内感染性休克	0.9
切口深部感染	0.7
深静脉血栓形成/血栓性静脉炎	0.7
切口裂开	0.5
需透析的急性肾功能衰退	0.4
心脏骤停	0.4
术后 30 天内伴 Q 波改变的心肌梗死	0.3
肺栓塞	0.3

预防围术期并发症是外科医师和麻醉医师培训与实践的重点,并发症发生与否与患者本身、医护人员或系统性因素均有关,但常被认为是外科或内科问题。术前会诊如何影响列于框 2-1 及未列出的并发症尚未见有报道,但可以肯定的是,对非手术(即内科)并发症有积极意义。举个例子,若在深静脉血栓的处理上请内科专家会诊,那其转归可能向好的方面发展。框 2-2 列出的是会诊专家可提供的常见服务。

框 2-2　术前会诊专家提供的最常见服务
- 完善病史与查体
- 风险评估/分层
- 加做辅助检查
- 优化并发症
- 商榷围术期处理措施
- 延迟或取消手术
- 安排协同处理方面事宜

既往研究表明，申请会诊的手术医师大多并没有针对具体的问题。有项回顾性分析纳入了 202 例次心脏会诊，结果显示：108 例次要求评估、79 例次为获得手术可考虑（clearance）的会诊意见、9 例次无具体要求[2]。最常见的会诊申请事由是异常心电图，另有研究表明转科（诊）制度也是申请会诊的一个原因[3]。

对于术前心脏会诊，卡茨（Katz）及其同事[4]调查了外科医师、麻醉医师和心内专家对会诊申请事由的把握，以及会诊意见的执行情况。研究囊括了 55 例心脏会诊，发现申请事由在各专科间差别很大，最常见且确切的事由是获得手术可考虑的会诊意见，但调查显示，对此术语含义的理解，外科医师、麻醉医师和心内专家并非完全一致，多数会诊并未明确表达申请事由；各科虽一致认为，术前将心脏功能状态调整至最佳十分重要，但实际上仅有 11%（6/55）的患者因发现了新的心脏问题才得于术前治疗。

加拿大有项以外科医师为对象的调查，加索尔·正森（Paus Jenssen）与同伴[5]发现其中有近半数调查对象均述及术前会诊的原因在于获得手术可考虑的意见，但也有 33% 的医师不同意这种说法。另一常见原因是要求对心脏风险进行分层，但外科医师或会诊专家是否应与患者共同讨论手术风险，对此外科医师尚无共识。

即便申请会诊的患者没什么具体问题，通过会诊也常发现新的情况或治疗不足情形[6-8]。血压控制不良与空腹血糖受损在拟行择期眼科手术患者中常见[9]。有人认为该情形提示术前会诊很有价值，可让会诊患者术前得于全面检查。问题是，规范、协调的常规术前评估过程可发现诸如血压控制不良等一般情形，并有选择性地酌情申请会诊[10]。但一般性的全面检查在正常情形下无助于降低发病率或死亡率，没有证据表明在围术期情形下就可以[11]。

术前会诊的应用现状

过去 20 多年来，术前会诊日渐增多。席伦（Thilen）与其同事[1]通过医保患者探讨了术前会诊率与门诊评估率的变化及其发展趋势,1995~2006 年的 12 年间,术前接受会诊的手术患者眼科增长最快,2006 年较 1995 年上升了 66%;骨科紧随其后,增长了 56%(图 2-1)。

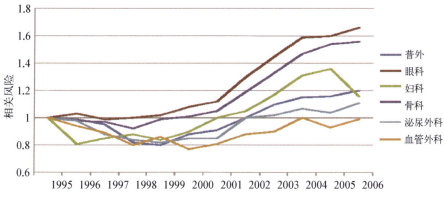

图 2-1 各专科术前会诊相对频率

资料源自医保数据库中 6 个专科接受 20 种常见术式患者。过去 12 年间,除了血管外科,其余各科术前会诊率明显增长,增长最快的是眼科,与 1995 年相比,2006 年接受术前会诊的手术患者上升了 66%,校正后的相对频率为 1.66,95% 的可信区间(CI) 为 1.59~1.72;骨科紧随其后,2006 年较 1995 年上升了 56%。

在美国,术前会诊大多于术日前数周内进行[12-13]。分析一体化卫生系统（即卫生管理机构）资料,术日前 42 天内会诊频次分布如图 2-2 所示,峰值分别出现于术前 7 天和前 14 天,约 75% 的会诊均在术前 14 天内完成[12];从医保数据库得出的分析结果也大体相似[13]。加拿大的术前会诊会提前些,甚至早至术前 90 天[14],美国和加拿大两国差别的部分原因在于择期手术前等待时间不同。

不少研究发现术前会诊的实际临床应用率差别很大。通过分析加拿大安大略省 79 所急救医院接受大手术患者的围术期资料表明,患者因素与手术因素对术前会诊的预测力均不强,但医院却是关键性的决定因素[15],院间差异很大（波动于每千例手术 10 897 例次间),如图 2-3 所示,院间差异反映了术前会诊应用的不确定性。

有关美国术前会诊临床应用率,以拟行白内障手术的医保患者为对象的研究表明,除了与年龄有关外,与非医疗因素等也有关:非黑人种族、城镇居民、手术场所的便利性（门诊患者相对于门诊手术中心）以及麻醉医师（相对于麻醉护士）的参与。此外,还有一个重要因素是美国地域上的差异,不同地区的医院,白内障手术的术前会诊率波动于 0~692 例次/每千例手术。图 2-3 数据源于加拿大住院大手术患者。

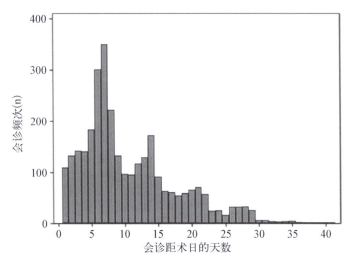

图 2-2　术前 42 天内会诊频次分布

频次呈双峰态分布,峰值分别出现于术前 7 天和前 14 天。(经许可,引自 Thilen SR, Bryson CL, Reid RJ, et al. Patterns of preoperative consultation and surgical specialty in an integrated healthcare system. Anesthesiology 2013;118: 1032.)

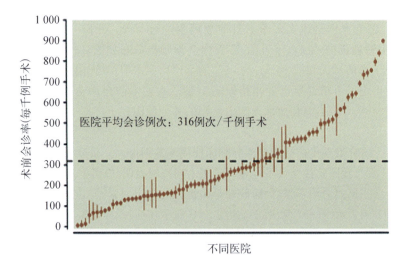

图 2-3　各医院择期非心脏大手术术前会诊率

资料源自 2004 年 4 月 1 日至 2009 年 2 月 28 日间安大略省 79 所急救医院行择期非心脏大手术的术前会诊(每千例手术)。圆点表示均值;短竖线表示确切的双峰内 95% CI;水平虚线表示医院平均会诊率。(经许可,引自 Wijeysundera DN, Austin PC, Beattie WS, et al. Variation in the practice of preoperative medical consultation for major elective noncardiac surgery: a populationbased study. Anesthesiology 2012;116: 30.)

术前会诊的临床应用情况也取决于申请会诊的具体专科。通过分析一个卫生管理机构登记在册的13 673例患者表明,眼科、骨科和泌尿外科患者术前以会诊形式进行评估的概率较普通外科患者高2~4倍。尽管医学教育认证委员会要求所有外科医师,不论什么专科,均应掌握一般的术前评估技能,但各专科会诊应用率差别很大[16],可能与两个因素有关:① 各专科术前处置方法不同;② 与会诊专家的合作程度不同。

很多研究表明低危患者术前会诊率反而较高[2,3,12,13,17]。依据一体化卫生系统数据显示,席伦与其同事[12]也证实了低危患者术前申请会诊的概率最高。作者通过改良心脏危险指数评分进行分组,低分患者与高分患者的术前会诊率如图2-4所示。

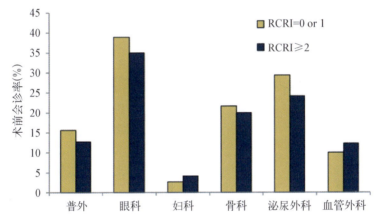

图2-4 依据专科及心脏风险分组患者的术前会诊率

眼科、骨科或泌尿外科患者术前会诊的概率高于普外科患者;相对于改良心脏危险指数评分≥2分患者,0分或1分患者更有可能接受术前会诊。RCRI:改良心脏危险指数。

术前会诊的应用现状可能同时存在滥用和惜用两种倾向。低危患者的会诊现状无疑属于前者[18],虽然通过会诊也找出了不少状态调整欠佳、拟行手术患者,但提示有必要改进现有的下述评估方法:如何识别最有可能从会诊中获益的患者。

术前会诊的费用

对于拟行中-低危手术的低危患者,会诊费将高于检查费。近期有两项有关拟行白内障手术医保患者的术前会诊费用分析,结果表明均超过了术前辅助检查总费用。依据2006年的医保数据,席伦与其同事[19]分析了术前42天内各项常规处理的相对费用,包括一般性辅助检查(即胸片、心电图和常规实

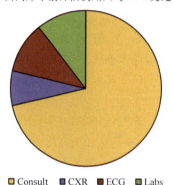

图 2-5 首次拟行白内障手术且改良心脏危险指数评分 0 分或 1 分患者,术前评估平均费用构成饼图

分析依据 2006 年医保数据。术前会诊与常规辅助检查人均总费用为 58.19 美元,其中会诊(Consult)、胸片(CXR)、心电图(ECG)以及实验室检查(Labs)费用分别为 41.54 美元、4.20 美元、6.16 美元以及 6.29 美元。上图示会诊与辅助检查的相对费用。

室检查)和由家庭医生、内科医师、肺科医师、心内专家和内分泌专家完成的术前会诊,其中会诊含由上述专家进行的门诊评估(费用远高于平时类似形式的评估),分析对象仅纳入改良心脏危险指数评分 0 分或 1 分的低危患者,结果术前评估各项人均费用如图 2-5 所示。

陈(Chen)及其同伴[20]据 2011 年行白内障手术的医保患者数据,有关术前费用的分析结果与席伦等报道一致。

研究表明,术前会诊与检查费用上升有关[21],而且这种相关性在膝关节镜及白内障手术医保患者的亚组分析中也得到了证实,两者均为低危手术,一般在门诊进行[20,22]。

鉴于财政压力及医保核销模式的转变,如手术各环节费用包干的捆绑性支付方式,有可能引起术者和麻醉医师进行的术前评估发生重组[18]。既往有学者在一所大型教学医院根据新的支付方式,探讨了手术患者常规术前及术后评估的成本/获益比[3],结果低危患者术前会诊获益有限,且年费用约需 10 亿美元。这样的研究结果,加之财政措施的革新,很可能导致将来低危患者的术前评估仅凭归纳的流程图进行筛查,而不是会诊,若病情稳定,仅要求从主治医师处获得扼要病史及用药清单即可。

围术期处理的协调性

美国卫生体制具有分散和费钱两个特点,估计有 20%~34% 的医疗费用浪费在各种无谓的处置上,为此,如何辨别并减少这些费用当前备受关注[23-25]。围术期处理也在处置分散、协调性欠佳之列,协调性欠佳的原因之一在于术前会诊流程的固有缺陷,涉及会诊患者术前处理的人员至少有三方:会诊专家、外科医师与麻醉医师,但在定义上仅及两方:会诊专家与申请医师。术前管理团队的医师作用部分重叠,如图 2-6 所示。

作者还深入探讨了协调性欠佳的可能原因。麻醉医师实际是会诊意见的主要执行者,但会诊意见的撰写口吻肯定是针对申请者,通常是手术医师。如前所述,手术医师与麻醉医师在对术前会诊的认知程度上差距是明显的。术前会诊多由心内专家、内科医师及家庭医生进行,但这些专家在麻醉学上的培训有限,对麻醉医师的培养、资质及其作用了解不多,这也就是在很多有关术前会诊的文献中,未述及麻醉医师在围术期处理中的作用,甚至只字未提麻醉、麻醉医师或麻醉学的原因[3,7,8,27-33]。很多研究都提到凭借会诊报告单难于确定申请缘由,推测原因为已进行了口头交接而未在申请单上明确表述出来。随着各类电子病历系统(EMRs)的广泛应用,围术期管理团队的医师查阅到会诊报告单的可能性大大提高了,但距彻底解决尚有时日。下面情形并不少见:门诊手术中心外或院外的

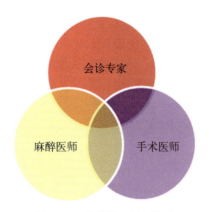

图 2-6 术前管理医师团队

术前管理涉及外科医师和会诊专家及麻醉医师、作用相互重叠的领域。本维恩图示会诊专家的特定作用,即黄圈与蓝圈之外的红色区域。

会诊专家直接将报告单递交给手术医师,他们并非总能很及时地登录外科 EMRs。

法律方面的问题

在法律层面上,其对术前会诊的决策有多大影响尚不清楚。加拿大有项针对外科医师的调查表明,69%的调查对象均反对会诊成为法定理由[5]。术前申请会诊能否降低法律风险尚不明了,但会诊意见表述欠佳有可能成为不利的陈堂证据,会诊意见忌讳说得太满、绝对,因为手术医师和/或麻醉医师也许有充分的理由不遵循会诊建议,这就要求意见要中肯、合理,不必建议诸如麻醉方法与药物的选择、术中管理措施如监测种类等,因为这些是麻醉医师经验丰富的核心领域,理论上来说,这类建议如被医疗事故律师提交法庭,可增大医疗方责任。另外,大家知道术前认为没什么临床意义的常规检查结果会不利于医方,对于会诊意见来说,法律上也是这样。有鉴于此,及时向包括手术医师和麻醉医师在内的整个围术期团队,提供完整、中肯的会诊报告就显得至关重要,比如,表述有心肌缺血关键信息的会诊报告,如应激试验心率超过阈值或心电图上多个导联有缺血改变,若未及时呈交麻醉医师,在法律上可能成为不利因素。

非心脏手术术前心血管评估当前指南不推荐对已确诊冠心病或伴有危险因素患者术前常规心脏会诊。具体而言,除非会诊或检查结果有可能改变围术期管理方案,否则不建议稳定型冠心病患者进一步检查[34],相对于无冠心病或不伴有高危因素患者,稳定型冠心病患者属于围术期心肌梗死与主要心脏不良事件风险升高的一类患者,但该风险不会因术前额外检查或冠脉重建而降低[35]。

与患者本人及家属充分沟通遵循并依据当前指南不做检查的必要性,在法律保护上,较申请做无甚适应证的额外检查要好。

建议今后的研究深入探讨如何借助定性方法更好地判断申请会诊的动机在法律上的意义。

转归与术前会诊

有关术前会诊多数研究报道均未涵盖手术患者的转归,如住院时间,切口感染,尿路感染,脓毒症,切口裂开,急性肾衰竭,深静脉血栓形成,主要心脏不良事件(如心肌梗死、心搏骤停),院内卒中,死亡率和患者满意度等,部分研究涉及转归,但内容多粗浅、意义不大,如会诊原因、质量、意见、执行程度及对治疗过程的影响等[3,5,7,29-31,33,36],这些研究病例数少(60~530例)且均为单中心、无对照组的临床观察,常见报道以下结果:10%~15%的会诊患者发现有新的或治疗不足情形;10%~25%患者因会诊而变更围术期管理方案。

患者术前会诊与否对围术期转归的影响尚未见有随机对照研究报道,仅有4项非随机的回顾性队列研究,其中3项采用历史对照。维杰斯纳塔(Wijeysundera)及其同事[21]借助加拿大安大略省人口管理数据库,将过去10年接受大手术的患者作为分析对象,采用倾向得分匹配法设置对照,按1:1的对照匹配比进行队列研究,主要研究终点为30天内死亡率,结果虽经调整,但明确了术前会诊与死亡率轻微上升有关。作者推测死亡率略升可能与患者接受会诊后普遍开始使用β受体阻滞剂、导致卒中等发生率稍升有关;同时还明确了接受会诊患者住院时间会延长,作者在该数据库中虽未能准确匹配病情的严重程度或肥胖与吸烟等对照数据,但通过对近期急救患者的倾向得分法的敏感性分析表明,上述瑕疵并不影响主要结论的成立。

法贾诺(Faggiano)与其同事[37]为探讨术前心脏会诊对转归的影响,回顾分析了序贯行开放性腹主动脉瘤切除术患者的622份病历,作者将2000~2002年的患者作为历史对照,而与较近的2003~2008年的患者进行比较,术前伴有任何心脏疾患危险因素的患者都进行心脏会诊,也就是说,2003~2008年较近队列的绝大多数患者均接受了心脏会诊,分析的主要转归是院内死亡率。结果较近队列患者围术期主要心脏并发症发生例数有所下降,院内死亡率为0.9%,而历史对照则为3.4%;较近队列患者的长期死亡率也明显低于历史对照患者。该研究因采用历史对照而有个明显缺陷,两组可比性较低,较近队列中遵循指南进行药物治疗患者比例较高,包括β受体阻滞剂、他汀类药物及抗血小板药。

为评估门诊更换坐诊医师对患者转归的影响,瓦齐拉尼(Vazirani)与同伴[38]在荣军事务部(VA)医疗中心术前门诊进行了一项单中心回顾性研究,具体是将本应由麻醉医师坐诊的术前门诊换为医院医师,更换后负责所有评估工作,包括心脏检查开单等。结果术后住院时间有所缩短;研究的次要终点是院内死亡率,也有所改善。该研究与法贾诺报道相似,也有历史对照的固有局限性,本与医院医师无关的某些术前评估,随着更换过程的发生而可能变得有关,例如,控制不良的糖尿病患者[糖化血红蛋白(A1C)＞9%]在医院医师评估前,已经麻醉医师初步治疗。

奥兰德(Ohrlander)及其同伴[39]回顾分析了术前会诊对手术患者转归的影响,作者选了两组序贯行择期腔内修补术的肾下型腹主动脉瘤患者,作为历史对照的一组是1998～2006年间病例,另一组相对近,是2007～2011年的,较近组术前均经专科为血管病变的内科专家会诊,而且,较近组遵循指南进行药物治疗患者比例较高,这对结果是个重要而潜在的干扰因素,两组30天内死亡率相似。

奥尔巴赫(Auerbach)与同事[40]就围术期会诊开展了一项单中心、前瞻性队列研究,作者将围术期会诊定义为术前或术后1天内进行的任何会诊,研究共纳入了接受手术的1 282例住院患者,其中接受会诊者117例,这些患者年龄、性别与种族相当,但ASA 4级或以上,合并糖尿病、血管病变及慢性肾功衰患者较多,结果会诊患者的治疗过程无明显改观,即便是病情的严重程度经标化后,也是如此,接受会诊患者不太可能存在以下干扰结果情形:血糖低于11.2 mmol/L,围术期使用β受体阻滞剂(研究其时受广泛推荐),或采用预防静脉血栓措施等;结果还表明会诊与住院时间延长、住院费用增加有关,这些结果与上面采用历史对照的回顾分析最大区别在于会诊的定义,将其限定在一个狭窄的围术期窗口,因时间过于紧迫而可能降低术前与围术期处理的优化程度。

不难看出,在术前会诊与手术患者转归的相关性方面,具有参考意义的资料非常有限。在当前会诊制度下,对转归没有积极影响也不足为奇,正如维杰斯纳塔等[21]在其大型队列研究中指出的那样:阴性结果"不应成为弃用术前会诊的依据,而应将其视为一种激励,激励对其展开更深入的研究,激励对围术期处理展开更高质的探索,以明确那些措施利大于弊"。不过,术前会诊的现有资料尚不足以发布包括适应证与适用性在内的综合指南。

建议

美国外科医师协会(ACS)以及作者所知的其他全国性专业社团均未发布术前会诊指南或指导意见,即便是美国麻醉医师协会(ASA)也仅提出了原则性建议:"要求患者所做的任何评估、检查与会诊都应有个理性预期,即潜在获益超过不良效应,其中,获益指可导致麻醉管理或围术期资源利用方案的改变,包括内容或时机上的变化,而且要求这种变化有助于改善麻醉处理的安全性和有效性;

不良效应则指可致损伤、不适、不便及延误治疗的各种干预措施,或与预期获益不甚相称的开支。"[41]

有关术前会诊的申请规范尚需深入研究,即便是提出个适应证方面的指导意见,现有资料也是不够的,但有理由认为通过这些资料有助于不断改进并取得更大的成就。

- 术前会诊与否应依据病情决策。
- 拟行低危手术的低危患者不太可能从术前会诊中获益,不建议申请。
- 在设有术前门诊(PAC)的医院或门诊手术中心,术前申请会诊、辅助检查或其他处理措施均应将 PAC 的评估报告作为结合节点统筹协调进行。术前会诊与否取决于 PAC 水平,举个例子,若能熟练解读心电图可免除很多会诊申请;PAC 应具备评估一般风险的能力,如基于改良心脏危险指数的评估,在此评估基础上的会诊申请,应利于改善术前处理的协调性,并缩小专科间及手术医师间在会诊应用率上的差距,还有助于确保会诊针对特定问题。
- 会诊申请应登记在案,并清楚注明申请原因(即需会诊解决的问题),模棱两可的术语"手术可考虑否"不宜再用。
- 会诊专家应熟知并遵循当前各类指南,如 ACC/AHA 发布的非心脏手术患者围术期心血管评估与管理指南。
- 记录有患者诊断、当前用药等的病情小结和会诊、评估的费用应很方便地从主治医师处获得;同理,冠脉支架及心血管植入性电子装置的基本信息也可从心内医师处获知。
- 新支付方式(如捆绑性支付方式)带来的财政激励效果应仔细考量,以免因进行了必要的会诊而变得没有激励意义。

PAC 的优势如前所述(请参阅本期 Edwards A,Slawski B:Preoperative Clinics),它的开设可视为在提供优质术前处理路上迈出的第一步。患者在 PAC 评估前多数情况下已经过外科医师评估,但所有手术患者均须由麻醉医师(或注册认证的麻醉护士)进行麻醉前评估,如在 PAC 中完成该过程,倒不失为其另一优势,这样,除了外科医师与麻醉医师外,其时尚可决策是否需请其他专家会诊,对此作者建议若 PAC 可及时进行麻醉前评估,宜尽量早些抉择。ASA 在《麻醉前评估临床指导意见》中述及,对于伴有严重疾患及拟行高危手术的患者,术前应会诊评估。最理想的是,PAC 医师熟知当前各类指南,如 ACC/AHA 非心脏手术患者围术期心血管评估与管理指南[34],如若不然,申请会诊的次数就多了,比如,合并心脏疾患的患者常需请熟悉该指南的专家会诊,不过,请心内或其他专家的实际收效甚微,因为他们并不熟。

费希尔(Fischer)报道[42],若教学医院开设麻醉医师为主导的 PAC,可使术前会诊量减少73%,只是当前尚不清楚在术前处理方面是否需开设一个专业,主导诸如术前会诊申请等工作。含术前处理在内的围术期医学是麻醉医师培训与实践的一块重要领地[43],对此美国麻醉医师协会近期还提出了围术期外科之家的理念。于2002年发表的一篇调查明确表明,在为住院医师提供术前评估相关培训资源时,很多教学医院麻醉科的态度都很勉强[44]。自那时起,他们的培训要求增加了适中的术前评估方面的内容。

业已述及,VA医疗中心术前门诊改由医院医师坐诊后,手术患者转归有所改善。对此观点,内科医师尤其医院医师十分乐见,并对此领域表现出了浓厚兴趣。医院医师的队伍正在壮大,介入围术期处理的力度也正稳步增长,内科培训要求现已增加了围术期处理内容,医院医师在这方面发表了很多重要文献,美国围术期医学顶级会议如围术期医学峰会与围术期医学概要等,在很大程度上已为医院医师所主导。近期有项研究比较了资格认证委员会对麻醉学、内科学、家庭医学和外科学的要求,结果发现内科学的要求与术前处理的核心内容匹配度最高[45]。麻醉医师,很多研究表明对术前辅助检查的适应证把握较精准,且对围术期医学理论基础较熟悉,但上述研究均未与其他学科进行横向比较,也没有针对性地研究术前会诊[46,47]。

小结

在卫生资源的应用日益理性和财政控制力度持续攀升的大环境下,围术期医学也将迎来重大变革。作为卫生资源的术前会诊,理应成为一种合理、科学、有效的处置措施,一种基于价值的服务项目。

术前会诊是一项重要的围术期处理方法,只是现在的使用方式不够理性,呈现出无甚缘由的明显差异。若术前评估过程组织良好而协调,会诊在其中的作用是肯定的,最有可能从中获益是拟行高危手术及伴有高危因素接受中-高危手术患者,重要的是,于术前数天至数周确认上述患者,才有时间在术前处理会诊的具体问题并将状态调整至最佳。申请单应将申请事由表述清楚并附上足够的临床资料。会诊意见等要确保麻醉、手术团队及术后处理人员方便获取。随着财政激励政策的变化,新的支付方式可能有助于这一重要卫生资源的理性应用。

(娄景盛 翻译,魏辉明 审校)

参考文献

[1] Thilen SR, Treggiari MM, Weaver EM. Trends of preoperative consultations in the

Medicare population 1995-2006. Abstract presented at the Annual Meeting of the American society of Anesthesiologists. Chicago, October 16, 2011.

[2] Kleinman B, Czinn E, Shah K, et al. The value to the anesthesia-surgical careteam of the preoperative cardiac consultation. J Cardiothorac Anesth 1989; 3: 682-687.

[3] Gluck R, Muñoz E, Wise L. Preoperative and postoperative medical evaluation ofsurgical patients. Am J Surg 1988; 155: 730-734.

[4] Katz R, Barnhart J, Ho G, et al. A survey on the intended purposes and perceivedutility of preoperative cardiology consultations. Anesth Analg 1998; 87: 830-836.

[5] PausJenssen L, Ward H, Card S. An internist's role in perioperative medicine: asurvey of surgeons' opinions. BMC Fam Pract 2008; 9: 4.

[6] Levinson W. Preoperative evaluations by an internist - are they worthwhile? West J Med 1984; 141: 395-398.

[7] Ferguson RP, Rubinstien E. Preoperative medical consultations in a communityhospital. J Gen Intern Med 1987; 2: 89-92.

[8] Clelland C, Worland RL, JessupDE, et al. Preoperative medical evaluationin patientshaving joint replacement surgery: added benefits. South Med J 1996; 89: 958-961.

[9] Phillips MB, Bendel RE, Crook JE, et al. Global health implications of preanesthesia medical examination for ophthalmic surgery. Anesthesiology 2013; 118(5): 1038-1045.

[10] Schonberger RB, Burg MM, Holt N, et al. The relationship between preoperativeand primary care blood pressure among veterans presenting from home for surgery: is there evidence for anesthesiologist-initiated blood pressure referral? Anesth Analg 2012; 114: 205-214.

[11] Krogsboll LT, Jørgensen KJ, Grønhøj Larsen C, et al. General health checks inadults for reducing morbidity and mortality from disease: Cochrane systematicreview and meta-analysis. BMJ 2012; 345: e7191.

[12] Thilen SR, Bryson CL, Reid RJ, et al. Patterns of preoperative consultation andsurgical specialty in an integrated healthcare system. Anesthesiology 2013; 118(5): 1028-1037.

[13] Thilen SR, Treggiari MM, Lange JM, et al. Preoperative consultations for Medicarepatients undergoing cataract surgery. JAMA Intern Med 2014; 174: 380-388.

[14] Wijeysundera D, Austin P, Hux J, et al. Development of an algorithm to identifypreoperative medical consultations using administrative data. Med Care 2009; 47: 1258-1264.

[15] Wijeysundera DN, Austin PC, Beattie WS, et al. Variation in the practice of preoperative medical consultation for major elective noncardiac surgery: a populationbased study. Anesthesiology 2012; 116: 25-34.

[16] Available at: www.acgme.org. Accessed July 30, 2015.

[17] Devereaux PJ, Ghali WA, Gibson NE, et al. Physician estimates of perioperativecardiac risk in patients undergoing noncardiac surgery. Arch Intern Med 1999; 159: 713-717.

[18] Fleisher LA. Preoperative consultation before cataract surgery: are we choosingwisely or is this simply low-value care? JAMA Intern Med 2014; 174: 389-390.

[19] Thilen SR, Treggiari MM, Weaver EM. The Cost of Preoperative Consultations and Testing in Low Risk Medicare Surgical Patients. Abstract presented at the 7th annual meeting of the Society for Perioperative Assessment and Quality Improvement. Miami Beach (FL), March 8, 2013.

[20] Chen CL, Lin GA, Bardach NS, et al. Preoperative medical testing in Medicarepatients undergoing cataract surgery. N Engl J Med 2015; 372: 1530-1538.

[21] Wijeysundera DN, Austin PC, Beattie WS, et al. Outcomes and processes of carerelated to preoperative medical consultation. Arch Intern Med 2010; 170: 1365-1374.

[22] Cornea AM, Thilen SR, Weaver EM, et al. Preoperative consultation and use of testing for orthopedic surgery patients covered under a commercial insuranceplan. Abstract presented at the 9th Annual Perioperative Medicine Summit.Scottsdale, February 21, 2014.
[23] Berwick DM, Hackbarth AD. Eliminating waste in US health care. JAMA 2012; 307: 1513-1516.
[24] Kuehn BM. Movement to promote good stewardship of medical resources gainsmomentum. JAMA 2012; 307(895): 902-903.
[25] Qaseem A, Alguire P, Dallas P, et al. Appropriate use of screening and diagnostictests to foster high-value, cost-conscious care. Ann Intern Med 2012; 156: 147-149.
[26] Lubarsky D, Candiotti K. Giving anesthesiologists what they want: how to write auseful preoperative consult. Cleve Clin J Med 2009; 76(Suppl 4): S32-36.
[27] Mackenzie TB, Popkin MK, Callies AL, et al. The effectiveness of cardiologyconsultation. Concordance with diagnostic and drug recommendations. Chest 1981; 79: 16-22.
[28] Klein L, Levine D, Moore R, et al. The preoperative consultation. Response to internists' recommendations. Arch Intern Med 1983; 143: 743-744.
[29] Pupa LE, Coventry JA, Hanley JF, et al. Factors affecting compliance for generalmedicine consultations to non-internists. Am J Med 1986; 81: 508-514.
[30] Ballard WP, Gold JP, Charlson ME. Compliance with the recommendations of medical consultants. J Gen Intern Med 1986; 1: 220-224.
[31] Golden WE, Lavender RC. Preoperative cardiac consultations in a teaching hospital. South Med J 1989; 82: 292-295.
[32] Macpherson DS, Lofgren RP. Outpatient internal medicine preoperative evaluation: a randomized clinical trial. Med Care 1994; 32: 498-507.
[33] Mollema R, Berger P, Girbes AR. The value of peri-operative consultation on ageneral surgical ward by the internist. Neth J Med 2000; 56: 7-11.
[34] Fleisher LA, Fleischmann KE, Auerbach AD, et al, American College of Cardiology, American Heart Association. 2014 ACC/AHA guideline on perioperative cardiovascular evaluation and management of patients undergoing noncardiacsurgery: a report of the American College of Cardiology/American Heart Association Task Force on practice guidelines. J Am Coll Cardiol 2014; 64: e77-137.
[35] McFalls EO, Ward HB, Moritz TE, et al. Coronary-artery revascularization beforeelective major vascular surgery. N Engl J Med 2004; 351: 2795-2804.
[36] Dudley JC, Brandenburg JA, Hartley LH, et al. Last-minute preoperative cardiology consultations: epidemiology and impact. Am Heart J 1996; 131: 245-249.
[37] Faggiano P, Bonardelli S, De Feo S, et al. Preoperative cardiac evaluation andperioperative cardiac therapy in patients undergoing open surgery for abdominalaortic aneurysms: Effects on cardiovascular outcome. Annals of Vascular Surgery 2012; 26: 156-165.
[38] Vazirani S, Lankarani-Fard A, Liang LJ, et al. Perioperative processes and outcomes after implementation of a hospitalist-run preoperative clinic. J HospMed 2012; 7: 697-701.
[39] Ohrlander T, Nessvi S, Gottsater A, et al. Influence of preoperative medicalassessment prior to elective endovascular aneurysm repair for abdominal aorticaneurysm. Int Angiol 2012; 31: 368-375.
[40] Auerbach AD, Rasic MA, Sehgal N, et al. Opportunity missed: medical consultation, resource use, and quality of care of patients undergoing major surgery. ArchIntern Med 2007; 167: 2338-2344.
[41] Committee on Standards and Practice Parameters, Apfelbaum JL, Connis RT,et al. Practice advisory for preanesthesia evaluation: an updated report by theAmerican Society of

Anesthesiologists Task Force on Preanesthesia Evaluation. Anesthesiology 2012; 116: 522 - 538.
[42] Fischer SP. Development and effectiveness of an anesthesia preoperative evaluation clinic in a teaching hospital. Anesthesiology 1996; 85: 196 - 206.
[43] Grocott MP, Pearse RM. Perioperative medicine: the future of anaesthesia? Br J Anaesth 2012; 108: 723 - 726.
[44] Tsen LC, Segal S, Pothier M, et al. Survey of residency training in preoperative evaluation. Anesthesiology 2000; 93: 1134 - 1137.
[45] Cline KM, Roopani R, Kash BA, et al. Residency board certification requirements and preoperative surgical home activities in the United States: comparing anesthesiology, family medicine, internal medicine, and surgery. Anesth Analg 2015; 120: 1420 - 1425.
[46] Katz RI, Dexter F, Rosenfeld K, et al. Survey study of anesthesiologists' and surgeons' ordering of unnecessary preoperative laboratory tests. Anesth Analg 2011; 112: 207 - 212.
[47] Adesanya A, Joshi G. Comparison of knowledge of perioperative care in primary care residents versus anesthesiology residents. Proc (Bayl Univ Med Cent) 2006; 19: 216 - 220.

3. 围术期的伦理问题

阿文德·钱德拉坎坦* 特蕾西·桑德斯

关键词

共同决策•不复苏•医学伦理学•平价医疗法案•手术室

关键点

- 共同决策（SDM）是一种重要的临床医学新兴模式。
- 医师必须尊重患者自主权的基本原则，并在不考虑激励措施的情况下，为患者提供医疗服务。
- SDM 能够在高手术风险患者的术前评估中发挥作用。
- 不复苏（DNR）指令应该根据具体情况进行评估。手术室不应该有统一暂停指令。
- 术前有关 DNR 的讨论应该尽早启动。

共同决策

引言

SDM 是医学伦理学的一个新兴模式。它涉及双方（作为医学专家的医师和患者）各自价值观和对当前及后续医疗意见的调和。尽管 SDM 逐渐广为人接受，但它绝不是新生事物。包括印度和日本在内的一些有过古代文明的国家都曾接纳并实践过 SDM[1,2]。美国在 1998 年医疗保健行业消费者质量的总统咨询中引入了 SDM 的概念。尽管定义有一些变化，但查尔斯等[3]认为 SDM 的关键特征应该包含以下内容：① 至少要有患者和医师参与；② 医患双方信息共享；③ 双方设法就优先治疗建立共识；④ 在治疗实施方面达成协议。

---

2 位作者都没有任何利益冲突或信息泄露。
美国纽约州石溪市 HSC4 楼 060 室，石溪大学医学中心伦理委员会，麻醉科，邮编：11794
* 通信作者
邮箱：Arvind.Chandrakantan@stonybrookmedicine.edu

对于是否"可以达成一项不同意的协议"还存在分歧[4]。然而,同样的调查人员也注意到咨询时间的缩短和外部压力可能降低了患者在 SDM 中的参与度。最近一项科克伦(Cochrane)研究试图阐明 SDM 在临床环境中的价值,但是还缺乏高等级的证据[5]。

伦理问题

如上所述,SDM 试图协调医患双方或截然相反或两厢一致的观点。医师(及默认所有的卫生保健专业人员)有责任提供利于患者的治疗措施,即有利原则。医师同样有责任不提供可能对患者造成伤害的治疗措施,或者说如果有替代治疗方案,不得选用任何可能对患者造成伤害的治疗措施,即不伤害原则。在这两个同义的伦理学指导原则下,医师凭借"最佳判断"或"最佳经验"为患者提供最优的治疗措施。然而患者可能对所提供的治疗有不同看法。患者的看法受多种因素的影响,包括社会、语言、文化和宗教实践[6]。患者享有不受医护人员过多影响或强迫的、对自身卫生保健的决策权,即患者自主权。SDM 的伦理学核心在于,模糊或减少患者参与都会损害患者自主权。

患者自主权的不确定性促使法律界要求获得知情同意。关于知情同意的详细讨论不在本文范畴,不过大多数州参照以下 3 项标准之一制定知情同意:① 合理的医师标准;② 合理的患者标准;③ 主观标准。前两个标准更直观,即在相似的情况下,医师或患者想要知道些什么。主观标准复杂得多,因为它要求医师为患者量身定做同意书[7]。一些作者试图通过建立风险和确定性的界线来阐释这一标准[8]。风险越高,不确定性越大,同意书就越详尽。反之亦然,风险越低,且只有唯一可行的选择时,知情同意的过程越简单。

经常受到忽视的不是患者的利益问题,而是医师的激励问题。全国各地在程序补偿上差异巨大,大量数据显示,医师的建议至少在一定程度上跟这种激励相关[9]。虽然还没有政府机构详察单纯伦理之外的上述问题,但是美国医疗保险和医疗补助服务中心(CMS)最近公布了一份获得最高补偿的医师名单。所有数据均在 CMS 网站上对公众开放[7]。CMS 希望,这种公开透明的策略能够促使医师更好地为患者利益服务,而不必受到不良激励的裹挟。

平价医疗法案

平价医疗法案第 3506 条,授权美国卫生和公共服务部成立一个独立的部门来制定和实施教育工具标准以满足"优先敏感"患者的护理需求。实质上,这项条款要求州长供资实体协助并资助决策制定工具,以帮助患者在有关成本和证据基础上理解医疗干预措施[10]。迄今为止,该项目已有拨款,但还没有得到资助。尽管如此,法案的实施代表医疗更多地转向消费者导向的定价模式,这可能是未来的发展方向[11]。

术前共同决策的证据

SDM的证据在某些领域非常可靠,在有些领域则不太确定。2011年,一篇系统性科克伦综述分析了31项研究中SDM的作用。决策辅助工具显著影响患者的参与,并提高患者的认识和对效果的实际感知度,在降低了随意手术发生率的同时,并未明显增加不良医疗结局[12]。但这能否提高患者依从性,尤其低社会经济阶层和非英语群体的依从性,还有待阐明。

多项研究证明SDM是有价值的。例如,骨科和成人心脏外科的老年患者体质虚弱,有多种合并病,手术风险更高,此时SDM的真正价值显而易见[13]。基于价值的采购和强调基于成本的结果,更需要让患者参与制定正确决策。1%~2%的按病种收费系统(DRG)支付将被扣留,并按照患者治疗结果对医院进行支付[14]。尽管如此,在该领域发表的文献结论存在很大差异,而且仍然有待开发可能对SDM造成广泛影响的标准化方法[15]。这种巨大的差异性是由于医疗服务的连续性、患者个体的期望值以及就医过程的过度简化造成的[16]。此外,还需要识别所谓的弱势群体,这类人群因语言、文化或其他方面的障碍可能对围术期流程的认知不完整[17]。

障碍和激励因素

2008年的一篇系统回顾分析了38项研究,这些研究确定了SDM的各种影响因素。最常见的障碍包括时间限制、患者特征导致的适用性缺乏和临床情况。SDM最确定的推动因素包括医疗提供者的积极性、对临床过程的正面影响和患者结局[18]。

共同决策的障碍

时间是SDM模式最常见的限制因素。许多作者形象地将SDM描述为一个实践改进的过程。因此,恰当地利用SDM,为患者担负起更多的责任,可能反而会解决一些时间冲突问题[10]。临床场景中缺乏SDM适用性的情况比较复杂也更难以描述,这就需要为特定患者提供个性化治疗,而不是固定的治疗模式[5,19]。慢性病可以更好地应用SDM,因为长期的治疗过程需要患者更多地参与和更好的依从性。治疗路径的多样性为更好的医患互动提供了可能[20]。

共同决策的激励因素

虽然医疗服务人员教育可能是采纳SDM最重要的单一决定因素,但该领域的研究仍然比较匮乏。最近一项科克伦评论认为,经济收益必须大于培训相关的支出。同时,它也认为有培训总比没有培训强,而且所有利益相关者都应当参与培训[5]。虽然SDM在改善医疗保健结局方面的价值的数据还在积累,仍然有一些研究展示了SDM的正面效果[21]。目前需要更多的大样本研究来展示SDM的深远影响。

概要

SDM是促进良好医患互动的很有价值的工具。平价医疗法案的通过,使得人们在当前的医疗环境下更有实施SDM的动力。尽管还需要更多的研究,但是已经有数据支持SDM在涉及患者满意度、临床结局和更好地医患互动等临床环境中的应用。

手术室里的不复苏

引言

对于麻醉医师来说,在为患者准备实施麻醉时很难掌控不复苏(DNR)的尺度。根据定义,麻醉医师的职责就是复苏,无论是在手术前、手术中和手术后。事实上,没有复苏的麻醉会导致患者死亡,因而"帮助患者安全完成手术"成为围术期医学的基本前提。与此同时,有望从麻醉和外科手术获益的危重症患者越来越多,但是他们往往不希望接受心肺复苏术(CPR)或者不愿意依赖气管插管和呼吸机延长生命。

怎样使医患双方达成一致?

据报道,15%的围术期患者有DNR医嘱,同时他们也需要接受麻醉和手术以改善生活质量[22]。急诊手术患者的DNR医嘱是手术预后不良和术后死亡的独立风险因子[23,24]。而且,与其他时间段相比,围术期实施CPR最能成功地将患者的功能状态恢复到先前的水平[25]。

患者有权拒绝复苏。当麻醉医师认为不安全并可能造成包括患者死亡在内的伤害时,有权拒绝提供麻醉。双方的观点都应当得到承认和尊重,困难在于对具体个案进行沟通。

在当前——21世纪有多种沟通方式。讨论临终事宜的最理想沟通方式,仍然是一线医护人员与患者和(或)患者家属及其法定代理人进行面对面的交谈。电子病历(EMR)是记录这些沟通过程非常好的方式,但是要依靠它来制订日常临床决策却不太合适。脱离对特定患者当前临床状况的评估,仅凭阅读EMR制订临床决策往往可能导致危险的医疗差错和误解。

虽然有慢性疾病的困扰,但是现代人的寿命更长,生存状况更好,而且未来前景更加光明。鉴于此,直到生命最后一刻才谈论死亡的医疗界文化实在让人难以接受。
- 生命之末所做的决定,似乎不如在生命之初所做的决定那样受重视。当然这一看法是错误的。
- DNR 没有年龄限制。不论患者年龄大小,应由临床诊断和预后来决定是否讨论 DNR 事宜。
- 理应在疾病早期讨论 DNR。
- 必须开发和实施旨在提高临床医师预定临终照护会谈知识和技能的资源和培训。
- 将范式转换为关注治疗目标的理念更可取,例如疼痛管理,恶心、呕吐和腹泻的防治,居家治疗等。
- 麻醉医师可能需要在重症患者择期手术的术前评估期间提出讨论预设医疗指示的意见[26]。

生物医学伦理原则和不复苏

传统上,卫生保健伦理学通常围绕着自主权、有利、不伤害和公正/公平的道义原则进行组织和讨论。

自主权 DNR 医嘱的最基本生物医学伦理学原则是患者自主权。尊重患者自主权至关重要,在整个围术期必须尽可能尊重患者自主权。自主权要求患者必须被告知其疾病状况以及可供选择的治疗方案。教育患者使他们了解解决某个临床问题相关的医疗和手术方案是相当复杂的过程。患者教育工作不论对患者还是医疗团队都相当困难。常常没有足够的时间用于患者教育。有些患者可能对手术和麻醉缺乏基本的了解。患者的医学知识水平参差不齐,急性或慢性疾病状态也可能干扰患者的理解能力。同时还需要考虑到患者的文化、宗教和精神背景的影响。外科医师哪有时间传递所有这些信息呢?在向脆弱的患者提供医疗信息时,医护人员必须警惕自身的偏见。

有利原则 有利原则是另一个协助指导制定医疗决策(包括 DNR 医嘱)的伦理学原则。患者自主权始终是指导医疗决策的首要伦理学原则,有利原则同样非常重要。有利原则的核点是为善,医疗措施必须对患者有利。该原则必须基于实际而非空想。如果已经没有机会延长生命或减轻痛苦,外科医师不能因为可以做某个手术或有手术指征而为濒死患者实施手术。通常濒死患者并不能从外科手术中获益。

不伤害原则 外伤患者在急救期间死在手术室是一回事,疾病终末期患者死在手术室则是另一回事。麻醉是否加速了患者的死亡?麻醉医师的治疗是否使濒死患者承受了更多的痛苦和折磨?临床医师的治疗措施必须遵循不伤害原则。不作为总比造成患者痛苦和折磨好。

公正/公平 遗憾的是,卫生保健资源非常有限,人们每天都必须做出选择：谁能从某项治疗、某种药物、某个手术、某位医师和某家医院中获益。同样令人遗憾的是，医院在日常医疗运营中并不会特别考虑到公正。"减少周转时间"的倡议早已耳熟能详，但从来没有提出过要"增加公正"。

医疗不公正是所有不平等中最令人震惊和最不人道的。马丁·路德·金在1965年人权医疗委员会的黑人和白人医师参加的塞尔玛-蒙哥马利游行结束时发表演讲时说[27]。

通常健康结局是由获得卫生保健及其相关费用来决定的，这在多数情况下可以解释全球不同肤色人群之间卫生保健的差异。执行DNR医嘱有望节约资金，还可以将宝贵的资源留给更需要的临床场景，但是由谁来做出不复苏的决定呢？医师根据患者支付能力做临床治疗决策的做法符合伦理吗？

1990年，美国通过了患者自主决定权法案，以应对变化无常的DNR医嘱模式以及对临终关怀伦理原则的漠视[28]。

通过以下4个主题可以更直接地系统梳理临床数据、患者特征和价值观：
1. 医学指征
2. 患者偏好
3. 生活质量
4. 处境特质

围术期4个主题表格为临床病例（尤其围术期病例）谨慎的伦理学分析提供了一个基本框架。

围术期医患谈话指南：
1. 以书面形式提供医疗信息、可供选择的方案、数据和病情预测。
2. 当提供重要相关信息时，确保患者有代理人陪同。因为患者可能并未听清谈话内容，更不用说理解了。
3. 给患者足够的时间接受诊断结果。
4. 随时准备提供有不同治疗意见的医师名单。
5. 择期手术前必须签署医疗代理文件。
6. 遇紧急情况，必须全力找到患者的医疗代理人。
7. 围术期不能自动终止DNR医嘱。
8. 术前评估阶段必须讨论预设医疗指示，并且术前再次跟麻醉小组确认。因为麻醉小组成员可能不愿意为预设DNR医嘱的患者提供麻醉。

伦理上绝不允许因为外科手术而自动中止DNR医嘱。让患者自主选择手术期间是否暂停DNR医嘱，保留了患者依据其价值观和医疗目标做决定的权利。

围术期由谁负责讨论和确认不复苏医嘱？

根据美国外科医生协会2014年关于《患者的预设医疗指令：手术室"不复

苏(DNR)"》的声明,人们普遍期望由外科医师为患者提供具体某项手术的风险、获益和替代方案方面的建议。这项政策主要针对那些接受外科医生建议准备手术的患者和已经制定了预设医疗指令尤其"不复苏(DNR)"医嘱的患者。这些患者最好能对现有的DNR医嘱进行"必要的重新考虑"。"必要的重新考虑"意味着患者或指定代理人和责任临床医师,如果可能的话,应当在符合患者价值观和偏好的基础上,讨论外科手术中及围术期新出现的风险、患者的治疗目标以及处理潜在生命威胁状况的治疗手段[29]。

怎样在术前评估时和麻醉医师一起跟患者及其家属谈论DNR问题?
1. 征得允许
2. 从已知入手
3. 言简意赅
4. 允许沉默
5. 预知情感波动
6. 做好后续准备

(改编自墨里森·WE《告诉他》麻醉学杂志2015;123:226-228.)

小结

围术期患者有权为自己的外科手术和麻醉做决策,包括有权拒绝治疗或有权签署DNR医嘱作为预设医疗指令的一部分。医疗卫生工作者必须遵从患者的意愿提供治疗和护理。假如麻醉医师不愿意为设立了DNR医嘱的患者提供麻醉,必须提交外科医师/患者讨论并进行调解。对术中患者自动终止或继续DNR医嘱都是不合理的。围术期小组成员应与患者协商,并在必要时邀请伦理学专家或伦理委员会参与,确定围术期DNR医嘱是否继续执行或者完全或部分终止。

(张萍 翻译,李治贵 审校)

参考文献

[1] Sharma A. A guide to Hindu spirituality. Bloomington (IL): World Wisdom; 2006.
[2] Asai A, Aizawa K. Death with dignity is impossible in contemporary Japan: considering patient peace of mind in end-of-life care. Eubios J Asian Int Bioeth 2012; 22(2): 49-53.
[3] Charles C, Gafni A, Whelan T. Shared decision-making in the medical encounter: what does it mean? (or it takes at least two to tango). Soc Sci Med 1997; 44(5): 681-692.
[4] Elwyn G, Edwards A, Kinnersley P. Shared decision-making in primary care: the neglected

second half of the consultation. Br J Gen Pract 1999; 49(443): 477-482.
[5] Legare F, Stacey D, Turcotte S, et al. Interventions for improving the adoption of shared decision making by healthcare professionals. Cochrane Database Syst Rev 2014; (9): CD006732.
[6] Gravel K, Legare F, Graham ID. Barriers and facilitators to implementing shared decision-making in clinical practice: a systematic review of health professionals' perceptions. Implementation Sci 2006; 1: 16.
[7] Available at: https://depts.washington.edu/bioethx/topics/consent.html.
[8] Whitney SN, McGuire AL, McCullough LB. A typology of shared decision making, informed consent, and simple consent. Ann Intern Med 2004; 140(1): 54-59.
[9] Sada MJ, French WJ, Carlisle DM, et al. Influence of payor on use of invasive cardiac procedures and patient outcome after myocardial infarction in the United States. J Am Coll Cardiol 1998; 31(7): 1474-1480.
[10] Fowler FJ, Levin CA, Sepucha KR. Informing and involving patients to improve the quality of medical decisions. Health Aff 2011; 30(4): 699-706.
[11] Lee EO, Emanuel EJ. Shared decision making to improve care and reduce costs. N Engl J Med 2013; 368(1): 6-8.
[12] Stacey D, Legare F, Col NF, et al. Decision aids for people facing health treatment or screening decisions. Cochrane Database Syst Rev 2014; (1): CD001431.
[13] Gainer R, Buth K, Legare J, et al. The changing face of cardiac surgery: frailty, age, and adverse outcomes create a mandate for shared decision making. Can J Cardiol 2013; 29(10).
[14] Youm J, Chenok K, Belkora J, et al. The emerging case for shared decision making in orthopaedics. J Bone Joint Surg Am 2012; 94A(20): 1907-1912.
[15] Slover J, Shue J, Koenig K. Shared decision-making in orthopaedic surgery. Clin Orthop Relat Res 2012; 470(4): 1046-1053.
[16] Katz SJ, Hawley S. The value of sharing treatment decision making with patients expecting too much? JAMA 2013; 310(15): 1559-1560.
[17] Ankuda CK, Block SD, Cooper Z, et al. Measuring critical deficits in shared decision making before elective surgery. Patient Educ Couns 2014; 94(3): 328-333.
[18] Legare F, Ratte S, Gravel K, et al. Barriers and facilitators to implementing shared decision-making in clinical practice: update of a systematic review of health pro-fessionals' perceptions. Patient Educ Couns 2008; 73(3): 526-535.
[19] Col N, Bozzuto L, Kirkegaard P, et al. Interprofessional education about shared decision making for patients in primary care settings. J Interprof Care 2011; 25(6): 409-415.
[20] Montori VM, Gafni A, Charles C. A shared treatment decision-making approach between patients with chronic conditions and their clinicians: the case of diabetes. Health Expect 2006; 9(1): 25-36.
[21] Wilson SR, Strub P, Buist AS, et al. Shared treatment decision making improves adherence and outcomes in poorly controlled asthma. Am J Respir Crit Care Med 2010; 181(6): 566-577.
[22] Lapuma J, Silverstein MD, Stocking CB, et al. Life-sustaining treatment. A prospective-study of patients with DNR orders in a teaching hospital. Arch Intern Med 1988; 148(10): 2193-2198.
[23] Kazaure H, Roman S, Sosa JA. High mortality in surgical patients with do-not-resuscitate orders analysis of 8256 patients. Arch Surg 2011; 146(8): 922-928.
[24] Speicher PJ, Lagoo-Deenadayalan SA, Galanos AN, et al. Expectations and outcomes in geriatric patients with do-not-resuscitate orders undergoing emergency surgical management

of bowel obstruction. JAMA Surg 2013; 148(1): 23-28.
[25] Peatfield RC, Taylor D, Sillett RW, et al. Survival after cardiac arrest in hospital. Lancet 1977; 1(8024): 1223-1225.
[26] Sanderson A, Zurakowski D, Wolfe J. Clinician perspectives regarding the do-not-resuscitate order. JAMA Pediatr 2013; 167(10): 954-958.
[27] Washington HA. 'Medical apartheid' (Harriet A. Washington). New York Times Book Review 2007; 6.
[28] Koch K. Patient self-determination act. J Fla Med Assoc 1992; 79(4): 240-243.
[29] Available at: https://www.facs.Org/about-acs/statements/19 - advance-directives#.

4. 术前实验室检查

马赛厄斯·博克[a,b]　格哈德·弗里奇[b,c]　戴维·L.赫普纳[d,*]

关键词

术前检查 • 操作前试验 • 明智选择 • 心电图 • 妊娠检查 • 凝血检查 • 患者安全 • 并发症

关键点

- 术前辅助检查应依据患者病史、既往资料、体格检查和手术类型有针对性地酌情选择。
- 平素健康及接受微创手术患者可免做术前检查；若病情无明显变化也不必复查。
- 不论年龄大小，对于接受低危手术且无症状患者术前均无须检查心电图（ECG）；对于合并冠心病、严重心律失常、周围动脉疾患、脑血管病变或其他严重器质性心脏病患者术前可考虑查 ECG。
- 术前不要求常规孕检的医院，应要求明确月经史，否则需要检测；要求育龄妇女术前常规孕检是合理的。
- 凝血检查可反映离体条件下凝血因子的缺失情况，对出血没有预测作用，术前不建议常规检测。

术前评估与检查门诊整合了术前准备、麻醉评估、护理和实验室工作[1]，既要复习既往病史资料、检查结果与会诊意见，又要采集现病史及体格检查，必要时尚需进行实验室与心电图（ECG）等辅助检查。

---

a 意大利博尔扎诺市维亚·洛伦兹·博勒街 5 号中央医院麻醉与重症医学科，邮编：39100；
b 奥地利萨尔兹堡市米勒主街 48 号帕拉塞尔苏斯医科大学麻醉、围术期医学与重症医学科，邮编：5020；
c 奥地利维也纳市唐纳欧什尔街 3 号洛伦兹·伯勒尔·库尔德斯坦大学麻醉与重症医学科，邮编：1220；
d 美国马萨诸塞州波士顿市弗朗西斯街 75 号哈佛医学院布列根和妇女医院麻醉、围术期与疼痛医学科，邮编：02459
* 通信作者
邮箱：dhepner@partners.org

4. 术前实验室检查

数十年前,随着多相电池技术的应用和治疗疾患前驱症状成本效益比最佳的构想提出,辅助检查量猛增[2]。检查量越大,回报异常结果的次数无疑越多,这将带来很多无谓的工作,不仅可致费用增加,医源性并发症率也随之上升,尚有可能造成必要的操作、手术意外取消或推迟,徒增患者焦虑、不安,而且还有法律风险,若做了某项检查却未针对异常结果跟踪处理,法律上的风险将高于依据病史不做该项检查的风险,有鉴于此,术前辅助检查应强调,根据患者病史、查体、并发症及手术种类有针对性地酌情选择,若病情无明显变化就没必要复查;平素健康的患者接受微创手术不必强调辅助检查。常规检查既无助于改善安全性,也不影响取消手术的概率,即便是对于拟行白内障这样小手术、又伴有多种并发症的老年患者,也是如此[3]。目标导向的术前检查应优先综合考虑术式、病史及体格检查(图4-1)。

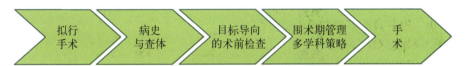

图4-1 目标导向的术前多学科处理流程

美国内科基金委员会于2012年发起了明智选择运动,旨在推动就如何规避不必要的检查、处理与操作进行全国性对话与交流[4]。作为该运动的一员,美国麻醉医师协会(ASA)鼓励患者与麻醉医师充分交流,以避免无为的检查和操作[5],麻醉界最终推出了"5项"意义不大的检查项目,既有基础性的实验室检查,也有诊断性的心脏试验。包括全血细胞计数、基础代谢或综合代谢及凝血功能在内的基础性实验室检查,就无明显系统性疾患、预计术中失血不多患者来说,术前没必要查;诸如经胸或经食道超声心动图及心脏应激试验等一般性的诊断性心脏试验,对于无症状稳定的心脏疾患、仅接受中-低危非心脏手术患者,术前不需要查[6]。推出上述"5项"的依据有3:检查频度(非常频繁)、成本效益比(几无收益而且昂贵)和推荐的证据水平(弱)[6]。有意思的是,ECG与胸部射线照相(chest X-ray,CXR)等常规项目却不在此列,而且,对育龄女性常规进行的孕检也不在上述"5项"中。

有关低危手术患者的术前检查,加拿大柯卡姆(Kirkham)与其同事[7]近期报道了一项大宗病例回顾性队列研究,发现约1/3的患者术前查了ECG,10.8%的患者查了CXR,但比例上有很明显的地域和医院差异,院间相差甚至高达30倍之多;年龄、术式、术前用药及麻醉考虑与查不查ECG有关;心脏病的并发症(如冠心病、房颤)则与查不查ECG、CXR有关,只是在影响的程度上不如前者;作者还注意到2010年以后检查有所缩减,这与医保不再支付白内障手术术前常规的CXR和ECG费用在时间上是相吻合的[7]。

柯克汉姆(Kirkham)等学者又在另一项临床研究中报道了低危手术患者术前

血液检查情况[8]，发现近1/3患者术前常规查血，检查与否和伴有的并发症（如房颤、静脉血栓、充血性心力衰竭、肝病），心脏危险因素（如糖尿病、高血压），高龄及术前有过咨询经历有关，院间差别同样也很大，值得一提的是，剔除麻醉咨询后的术前咨询经历才与血常规检查增量有关；相对于并发症来说，患者独立预测因素如手术部位对检查与否的影响更大，现已成为术前检查最强的预测因子之一[8]。陈与同事[9]最近也证实，相对于病情特征而言，白内障手术患者术前查不查血与医师的工作方式（如眼科医师/术前咨询访视）关系更为密切。术前无须常规查血的证据虽已累计达指南推荐水准[3,10]，但仍有53%的患者接受了该项检查[11]。

源自白内障手术的上述研究结果十分重要[12]，相对于普通手术患者来说，白内障手术患者年龄大、并发症多[10]，一直是过去十多年术前最有可能前往咨询的患者群[13]。但因术后并发症罕见，术前检查几无获益，术前麻醉医师多考虑的是成本效益比，当然是在不增加围术期风险的前提下。对于白内障这类低危手术，不少医学社团都发布了不主张术前检查的指南或专家共识[11]。遗憾的是，在过去14年间，术前检查CXR、血细胞比容、尿液分析或心脏应激试验等的局面并无明显改观[14]，原因可能与同期术前咨询同步上升有关；在此期间术前ECG检查倒有所缩减，推测可能与两个方面有关：ACC/AHA围术期指南推荐，所有接受低危手术患者术前免查ECG，该指南首版发布于1996年，现广为接受[15,16,17]；美国医疗保险与救助服务中心不再支付术前常规ECG或仅据年龄而选做的相关检查费用[18]。

常规检查

与ASA[19]及欧洲麻醉协会[20]推荐相左的是，很多患者术前依然在做常规检查。有大型随机对照试验（RCT）与科克伦荟萃分析表明，白内障手术术前常规检查意义不大[3,10]。最近有个关于玻璃体视网膜术后事件的分析报道，在反对眼科手术术前行常规检查方面提供了很多新佐证[21]，证实术后不良事件的风险取决于并发症与麻醉方式，而非术前检查[21]。

欧洲有项前瞻性非心脏手术患者队列研究显示，病史与年龄对术后并发症具有预测价值，术前实验室检查却没有[22]。加拿大有个RCT也表明，术前做不做常规检查不影响门诊手术预后[23]；更有甚者，发现常规检查及非目标导向检查的异常结果与术后并发症无关。很多高水准证据表明术前常规检查不影响低危手术转归[24]，是否影响高危手术预后，当前资料尚不足以回答。

年龄

年龄能否作为术前检查的衡量指标，尚存争议。占基奇（Dzankic）与其同事[25]报道,老年患者血肌酐、血红蛋白与血糖异常的发生率虽有所升高,但仅 ASA 分级和手术类型对术后并发症有预测作用。不同的是,欧洲有研究认为年龄是有预测作用的[22]。

心电图

ECG 对转归的预测价值尚不肯定,但很多医院都参照年龄于术前进行 ECG 筛查,理由是心脏疾患的发病率随年龄增大而升高,例如到了 60 岁,约 25%的老年人 ECG 都有异常[26]。ECG 的预后价值非常有限,术前何时或哪个时段适合检查当前也不明了,而且在那些异常情况下,麻醉医师应进一步考虑跟踪检查,尚无共识。ECG 的预后意义虽不显,但很多手术医师和麻醉医师都会在未复习既往病历情况下,要求老年患者查 ECG,即便手术很小,他们认为作为术后异常与否的基础对照,术前 ECG 还是有价值的。但关键是,术前 ECG 会不会影响到术后管理,却待证实。有研究表明 ECG 对低危手术转归没有预测作用[27],为此有理由建议,低危手术患者术前不必常规行 ECG 筛查,除非有明确的心血管疾患;筛查的主要患者群还是高危手术患者。

ASA 于 2012 年 3 月发布了更新的《麻醉前评估实用指南》,梳理了当时有关术前检查方面的资料并提出了专家意见。由 ASA 成员及受邀专家组成的编写组一致认为:术前行 ECG 检查应筛选病例,而不是所有患者都需要[19];仅年龄一个因素虽不太可能成为术前检查 ECG 的指征,但老年患者及伴有多个心脏危险因素患者 ECG 异常率较高,检查与否应着重考量心脏、呼吸疾患和手术创伤程度 3 个方面。年龄能否作为一个检查指征,当前资料难于回答,在无相关并发症及手术创伤较轻等情形,年龄的影响有限。有个临床观察表明,接受冠脉搭桥术的老年患者,术前 ECG 示心肌局限性缺血与围术期心肌梗死(MI)有关[28]。总的来说,对于不伴有心血管危险因素患者,术前查不查 ECG 的最低年龄,编写专家组尚无统一意见;对于伴有危险因素,或在术前评估中有新确认的危险因素患者,术前应查 ECG。

以上罗列的是建议术前应查 ECG 的情形,但麻醉医师如何处理异常 ECG 却非千篇一律,理由是被认为异常的原因有很多,有些是生理性的、不需进一步处理或会诊,这也是术前难以准确定义该不该查 ECG 的部分原因。跟踪任何异常 ECG 的进一步检查都要仔细权衡风险/收益比,着手前必须回答一个问题:进一步检查是不是真的有可能改变围术期管理方案。明确哪种异常 ECG 与潜在的严重心脏疾患密切相关,系缩减冗余术前检查及会诊量的关键所在。

科雷尔(Correll)及其同事[29]探讨了依据患者有无特定危险因素来判断术前是否需查 ECG 的可行性。作者假设也许能找出一组与异常 ECG 高度相关的特定危险因素，而异常 ECG 指的是麻醉医师与心内科医师一旦见到均会做出需进一步评估决策的情形。假设若成立，这组危险因素无疑将有助于减少对围术期管理无甚帮助、多余的术前 ECG 检查量。他们首先请在术前评估方面经验丰富的麻醉专家与心内科专家，一起定义了多种应在术前进一步跟踪检查、评估的异常 ECG 情形：深 Q 波、ST 段明显压低、T 波明显异常、ST 段抬高、莫氏 Ⅱ 型或 Ⅲ° 房室传导阻滞、左束支传导阻滞和房颤，专家一致认为不论手术与否，上述情形均应进一步评估；其后明确进一步评估方法包括：比对既往 ECG、获取已有心脏试验结果、进行新的应激试验或请心内会诊。作者分析了多种疑似危险因素对术前已有的严重异常 ECG 的影响，结果有 6 个凸显出来：年龄大于 65 岁、心力衰竭史、高胆固醇血症、心绞痛、MI 或严重瓣膜病。有意思的是，在不伴有其他危险因素情况下，仅年龄大于 65 岁这一个因素居然与严重异常 ECG 高度相关，显然，年龄大于 65 岁接受高危手术患者，术前检查 ECG 是合理的。值得提醒的是，本研究终点是术前进一步评估，而不是术后转归。

1996 年发布的首版《非心脏手术患者围术期心血管评估指南》指出[17]，低危手术一般无须术前检查；其中指出，即便检查，在注重成本的当下要强调合理，应依据病史由医患双方共同做出最终决策。《指南》分别于 2002 年、2007 年进行了更新[30]，当前最新版本于 2014 年发布[16]。对于接受低危手术无症状患者，不论年龄如何，新指南都不建议术前检查 ECG[16]，老年患者异常 ECG 虽常见[31]，但 ECG 对围术期并发症的预测作用尚有争议[22,27]，因此，要求超过 50～60 岁的老年患者术前常规查 ECG，就预测价值来说，意义不大，除非合并有心脏危险因素；对于伴有冠心病、严重心律失常、周围动脉疾患、脑血管病变或其他严重器质性心脏病患者，新指南推荐术前查 12 导联静息 ECG。此外，对于接受中-高危手术无症状患者，术前也可考虑 12 导联静息 ECG[16]。

高敏肌钙蛋白

很多临床特征及镇痛治疗均可干扰围术期心肌缺血和 MI 的诊断[16,32]。欧美心脏协会建议，术前以 Lee 氏[33]改良心脏危险指数（RCRI）对心脏风险进行分层，其由 6 个预测因素组成：缺血性心脏病史、充血性心力衰竭史、脑血管病史、需胰岛素治疗的糖尿病、高危手术及术前血肌酐高于 176.8 $\mu mol/L$。本节拟讨论：心肌损伤的特异性标志物是否有利于提高术前风险评估的准确性、是否有助于及时发现无症状性心脏并发症的危险因素，如隐匿性心肌缺血。

血清肌钙蛋白浓度升高可反映心肌损伤，并因可为临床评分方法提供额外依据，而有助于提高后者对心脏不良事件的预测力[34]。研究表明，术前高敏肌钙蛋白（hs-TnT；>14 ng/L）升高，择期高危手术患者院内死亡率（6.9%）明显高于

对照组(1.2%)[35],但 hs‑TnT 特异性低,能否用于术前风险分层尚有疑虑。[34,36]

最近有个前瞻性临床观察,共纳入了 455 例择期行开放性血管手术患者,表明在无任何心脏疾患的临床征象下,有 38.0% 的患者术前 hs‑TnT 高于健康人群(14 ng/L)[37],作者注意到术前 hs‑TnT 值≥17.8 ng/L、术后 24 h 内绝对值波动幅度≥6.3 ng/L 与术后主要心脏不良事件的发生与否有关,RCRI 若结合 hs‑TnT 术前值或围术期波动幅度,利于提高 RCRI 的预测准确性。问题是,腹部手术患者术前与术后 hs‑TnT 也常见升高[38],但在相似条件下,却未观察到峰值浓度与 30 天内主要心脏不良事件的总体发生率或 180 天内死亡率有关。

ACC/AHA 和欧洲心脏协会/欧洲麻醉协会都不建议术前常规查心肌肌钙蛋白[16,32]。对于伴有严重冠心病等的心肌损伤高危患者,欧洲心脏协会/欧洲麻醉协会认为术前可考虑[32];而 ACC/AHA 则推荐有心肌缺血或 MI 征象时才考虑。

利钠肽

室壁张力升高可促使心肌释放具有扩张血管、利钠及利尿作用的 B 型利钠肽(BNP)[39],BNP 与无活性的 BNP 原 N 端碎片(NT‑proBNP)是从同一前体以 1∶1 的比例裂解而来的,两者都是心肌损伤的非特异性标志物,因半衰期不同而可分别检测出,血浆浓度升高见于源自心肌缺血、房颤、肺疾患、肺栓塞或高动力所致心功不全的各个阶段,此外,也见于肾功衰与老年患者[39]。术前 BNP 高低取决于患者的一般情况及手术种类,后者特指心脏不良事件较常见的一类手术,这也就是血管手术患者多见 BNP 与 NT‑proBNP 升高的缘故[36]。

利钠肽(NP)升高至具有病理意义的浓度范围尚未完全清楚[39]。贾努齐(Januzzi)与同事[40]建议,可将 NT‑proBNP 300 pg/mL 作为急诊条件下查找呼吸困难原因时,排除心衰的阈值;另有报道,接受非心脏急诊手术患者,在术后 3 年内出现非致死性 MI、急性心力衰竭或心源性死亡总体风险的术前 NT‑proBNP 阈值为≥725 pg/mL[41]。

有关 NP 对术前风险评估的影响,最近有个综述述及:对术后 30 天内死亡率与非致死性 MI 总体风险具有预测意义的术前 BNP 阈值,因手术种类不同而不同,[36] 分别以接受择期血管手术和大中型非心脏手术患者作为荟萃分析对象[42,43],都肯定了检测 NP 有助于提高术前风险分层水平;对象为非心脏手术患者的荟萃分析,采用了不同的分析方法,应该说这对明确标志物的预后意义十分重要,但其没有区分 NP 类型。相对于整篇分析采用统一的诊断阈值,采用各研究定义的阈值往往高估标志物的预测力[44]。可反映心肌损伤程度的 NP 浓度是动态波动的,术后浓度相对于只有一个术前浓度来说,两者联合意义更大,可明显提高对心脏总体转归的预测力[43]。

术前 BNP 与 NT-proBNP 浓度,可为高危血管手术患者术后心脏并发症和死亡率提供额外的预测依据,但适用于风险评估的阈浓度和临界值尚不清楚。欧洲心脏协会/欧洲麻醉协会建议[32],拟行大手术的高危患者术前可考虑检测 BNP 及 NT-proBNP;ACC/AHA 认为测定 NPs 有助于心力衰竭患者的病情评估及心力衰竭易感患者术后心力衰竭的确诊[16]。

肾功能检查

肾生理功能有多种,除了调节水电解质平衡及排出代谢产物,尚有促红细胞生成、调节激素与酸碱平衡、稳定循环及心功能等。糖尿病、动脉硬化、慢性心力衰竭和冠心病是肾功能受损常见病因,肾功能不良无疑会影响手术转归。

术前肾功能血清标志物的实验室检测应用广泛,最常用的指标是血清肌酐、血尿素氮、估算的肾小球滤过率(eGFR)及肌酐清除率[24,45,46];除了这些传统指标,还有半胱氨酸蛋白酶抑制剂 C 和嗜中性粒细胞胶原酶相关脂质运载蛋白(NGAL)等新指标,前者是肾功能受损的生物学标志物,后者则与肾小管受损相关,当前资料尚不能确切定义其意义,为此还处在向临床过渡阶段[47]。

很多围术期风险评分体系都纳入了肾功能指标,各种术前评估指南与实用建议也多有述及[16,19,33,48,49],因为肾功能指标在很多异常条件下确可预测手术的不良转归。在一项大型流行病学研究中,毕晓普(Bishop)与其同事[49]证实,肌酐升高与围术期意外死亡相关,与肌酐正常患者相比,肌酐升高患者意外死亡的比值比波动于 1.2~8.1[50,51],该值的波动范围主要与手术创伤程度有关。不过,接受低危及门诊手术患者的肾功能指标与术后并发症无关,为此不建议这类手术患者术前常规检查肾功能[23,24]。肌酐是一种代谢产物,其血清水平直接受肌肉质量、性别和年龄影响,而难于准确反映肾脏功能,显然需要一个可排除上述干扰因素的指标,在此情形下 eGFR 顺势而出[52,53]。术前 eGFR 低下<60 mL/(min·1.73 m^2),行血管与心脏手术患者术后 30 天内死亡率将升高 3 倍[54],eGFR 越低死亡率越高。对于拟行大血管或心脏手术患者,测定 eGFR 是合理的,可及时发现处于亚临床状态的肾功能衰竭[55]。

术前尿液分析

对于无症状患者,没有证据表明术前需常规分析尿液。近期在美国荣军管理局医学中心骨科、心胸外科和血管外科开展的一项研究显示,术前行尿培养患者占 25%,其中 11% 有无症状性菌尿,术后这些患者尿道感染率虽高于无菌尿者,但手术部位的感染率两组相似,再者,菌尿一般不需处理,即使处理也多无获益,据此,作者认为,骨科、心胸外科和血管外科患者术前无须分析尿液和处理无症状性菌尿。[56]

ASA 专家委员会不建议麻醉前常规分析尿液,除非手术及病情特殊,如假体植入术、泌尿外科手术或尿道有症状时[19],显然,尿液分析与否应根据患者的具体情况及手术相关因素酌情选择。

术前妊娠检查

接受非产科手术妇女若发现妊娠,很可能会变更诊疗方式:患者自行取消手术;手术医师变更手术性质;麻醉医师修改麻醉方案或取消手术。ASA 专家委员会指出现有资料尚不足以回答患者或手术医师提出的:在早孕阶段麻醉有害否?ASA 建议:若诊疗方式会随发现妊娠而改变,那育龄妇女术前应考虑孕检[19]。

术前做不做孕检各医院惯例不同。有些医院鉴于育龄妇女月经史的不可靠性,术前常规做;而不作为常规项目的医院认为,若月经史准确,孕检可酌情选择。对以下患者宜放宽孕检适应证:已来月经的懵懂少女,病史不明确、经期不规律的妇女,或正积极备孕的妇女。

孕检的灵敏度和特异性取决于检测方法与采集标本时刻在经期中所处的时点。送检标本中人绒毛膜促性腺激素(hCG)浓度超过正常上限,孕检即为阳性,血清与尿的正常范围分别在 1~5、20~50 mU/mL 范围内,显然在受精卵着床的早期,因浓度低尿检仍为阴性时,血清妊娠试验可能已为阳性。Hcg 的检测方法非常灵敏,可测到低至 0.5 mU/mL 的浓度,着床当天即有可能为阳性。麻醉医师要明了所在医院具体运用的检测方法,因为临床应用的标准尿检方法多不灵敏,需停经 1~2 周后才示阳性[57]。

血糖及糖化血红蛋白的检查

糖尿病是术后长期转归重要的风险预警因素,伴有糖尿病与非糖尿病患者术后院内死亡率分别为 3.5%、0[58],但平素健康患者术前是否需常规检测血糖等指标,当前缺乏高质量的研究支撑,而对于经筛选的特殊患者术前是否需常规监测,关键看其对术后不良转归有无预测作用。

术前常规检测血糖或糖化血红蛋白(HbA1c)对围手术期管理和术后转归的影响,当前仅有一些低水平的佐证资料,高质量的 RCT 或缺。此领域有两个系统评价阐述了术前检测的影响,一个系基于 1966~2002 年由英国国家卫生与医疗质量标准署(NICE)综述的文献[59]。另一个较新,系基于2001～2013年3月间研究分析的文献[60],两者均不建议平素健康患者术前常规检测血糖或HbA1c,但纳入分析的研究均未区分患者术前是否合并有糖尿病。

如怀疑患者有糖代谢异常,术前应测定血糖,因为术前血糖升高与术后血糖异常、不良转归有关[61],为此,对于接受血管、矫形和脊柱手术的高危患者,术前常规查血糖是合理的。术前血糖升高与择期行脊柱、膝关节或髋关节置换及矫形手术患者感染性并发症的风险增加有关[62-64];可使血管手术患者心肌缺血、MI、脑血管缺血事件的风险上升,心肌损伤标志物释放增多;系非心脏及非血管手术患者术后30天内死亡率增加的危险因素,也是血管手术患者长期死亡率升高的危险因素[65,67]。很多血管手术患者术前合并有未确诊的糖尿病,原因是糖尿病病史、症状或体征均不典型,术前仅以糖耐量受损或以糖耐量受损为特征的糖尿病形式呈现,需通过口服糖耐量等试验才能明确,合并这种潜在性糖尿病患者占血管手术患者1/3以上[68],这类血管手术患者术后2天心肌缺血发生率与术前血糖水平密切相关,术前血糖显然对这类风险具有预示意义[68];另外,长期随访结果表明这类患者的心血管事件发生率和死亡率都较高[69]。近期有个回顾性分析显示,术前血糖水平是非心脏手术患者1年内死亡率的危险因素,但不是术后院内并发症的危险因素[70]。有趣的是,糖尿病不成立、仅有高血糖的患者术后1年死亡率及不良转归的总体发生率均高于伴有糖尿病患者。

HbA1c可反映3个月内血糖控制程度,在拟行择期手术的糖尿病患者术前准备中具有重要作用。术前HbA1c高于53 mmol/L,是接受择期非心脏手术的糖尿病患者术后出现高血糖的预警阈值[72]。业已述及的两个系统评价[59,60],均未发现行择期手术、未经筛选患者术前HbA1c升高对术后转归有何影响,但在术式水平上发现,术前HbA1c升高可预测:择期结直肠手术患者恢复期延长、术后高血糖、感染性并发症的风险增加[73];关节置换者术后并发感染风险上升;血管手术患者术后心脏并发症增加[62],而对于接受择期或急诊血管手术又伴有糖尿病前驱症状患者,HbA1c即使轻微上升(43～53 mmol/L),心脏并发症发病率也会增加[74]。HbA1c升高并不能预测接受择期心脏等大手术患者术后30天内死亡率变化[75],但它是血管手术患者长期死亡率升高的危险因素[76],显然,HbA1c对术后死亡率的影响尚待进一步研究。

血细胞比容

术前检测血细胞比容与否应依据目标导向的病史及查体结果来权衡,不必常规进行[59],创伤重、出血可能多的手术术前应查血细胞比容[60]。麻醉专家委员会建议,术前是否检测血细胞比容应综合考虑手术类型、创伤程度、年龄以及肝病、贫血、出血和其他血液障碍病史等。

凝血检查

在行凝血检查前,应强调要充分掌握患者的出血病史,因为意外的凝血障碍毕竟少见,相关系统评价也不推荐通过术前常规凝血筛查来推测围术期出血风险[77]。病史对异常出血的预测具有重要意义,包括凝血障碍家族史、既往手术异常出血史及抗凝剂的使用情形,还应注意是否存在可恶化出血的临床情况,如肝、肾功能障碍。有临床研究表明,在预测患者出血风险上,病史较术前凝血筛查更敏感、有效[78]。

部分凝血活酶时间(PTT)和凝血酶原时间(PT)可反映离体条件下凝血因子的缺失情况,对出血并没有预测作用[79],两者意义须结合患者现状、既往出血史及其家族史综合考虑。需警惕的是,狼疮抗凝物质会延长 PTT,这种情形下对出血没有预警作用[77];有学者证实凝血指标偶尔升高或延长与术后出血也无关[80]。

基因检测

患者对各种药物的反应,尤其对阿片类药,明显存在个体与种族差异,以致阿片类药的最低有效血浆浓度波动范围很宽[82],难于确切反映或预测镇痛水平[81]。越来越多的证据表明,基因变异对华法林、非甾体抗炎药、苯二氮䓬类药物、止吐药和质子泵抑制剂的药代学和药效学具有很大影响。

细胞色素(CYP)450 是微粒体的一种超家族酶系统,作用涉及大多数药的生物转化,如镇痛药、抗生素、抗心律失常药、抗血小板药和精神类药物,该酶系统具有很多基因变异态,CYP 家族中的 CYP3A4 及 CYP2D6 酶有高度的基因变异性[83],既可使药物代谢亢进也可使其延缓,导致镇痛药或其他药物中毒或效能低下。很少有医务人员注意到美国食药局已于 2006 年批准可行 CYP2D6 基因检测[84],若患者病史或家族史中存在 CYP 基因变异提示性线索时,可予以考虑,检测需 1 周时间,可能仅适用于拟行择期大手术患者。

小结

综上,术前评估有赖于病史、体格检查以及诸如 ECG 等辅助检查多方资料与结果,而风险评估则主要依据前两者,辅助检查及会诊宜酌情选择,若检查结果异常会影响到患者诊疗方案或转归,就应该进行。

此外,术前检查与否还应综合衡量并发症、临床危险因素、手术种类及其创伤程度和患者体能状态。对于异常结果的进一步跟踪检查、评估与会诊，唯有在可能改变围术期管理方案时，才予考虑。

常规检查，结果异常大多没什么临床意义，尚可引起无甚帮助的进一步跟踪检查，徒增患者焦虑并致费用上升，且有可能使患者面临不必要的处置，如推迟手术或操作，为此，术前无须常规进行。

（彭丽佳　殷琼　翻译，杨云丽　审校）

参考文献

［1］ Correll DJ，Bader AM，Hull MW，et al. The value of preoperative clinic visits in identifying issues with potential impact on operating room efficiency. Anesthesiology 2006；105（6）：1254‐1259.

［2］ Roizen MF. More preoperative assessment by physicians and less by laboratory tests （editorial）. N Engl J Med 2000；342：204‐205.

［3］ Schein OD，Katz J，Bass EB，et al. The value of routine preoperative medical testing before cataract surgery. N Engl J Med 2000；342：168‐175.

［4］ Cassel CK，Guest JA. Choosing wisely：helping physicians and patients make smart decisions about their care. JAMA 2012；307：1801‐1802.

［5］ Available at：http：//www. choosingwisely. org/societies/american-society-ofanesthesiologists. Accessed November 6，2015.

［6］ Onuoha OC，Arkoosh VA，Fleisher LA. Choosing wisely in anesthesiology：the gap between evidence and practice. JAMA Intern Med 2014；174：1391‐1395.

［7］ Kirkham KR，Wijeysundera DN，Pendrith C，et al. Preoperative testing before lowrisk surgical procedures. CMAJ 2015；187（11）：E349‐358.

［8］ Kirkham KR，Wijeysundera DN，Pendrith C，et al. Preoperative laboratory investigations：rates and variability prior to low-risk surgical procedures. Anesthesiology，in press.

［9］ Chen CL，Lin GA，Bardach NS，et al. Preoperative medical testing in Medicare patients undergoing cataract surgery. N Engl J Med 2015；372：1530‐1538.

［10］ Keay L，Lindsley K，Tielsch J，et al. Routine preoperative medical testing for cataract surgery. Cochrane Database Syst Rev 2012；3：CD007293.

［11］ American Academy of Ophthalmology. Routine pre-operative laboratory testing for patients scheduled for cataract surgery：clinical statement. 2014. Available at：http：//www.aao.org/clinical-statement/routine-preoperative-laboratory-testingpatients-s. Accessed November 6，2015.

［12］ Thilen SR，Treggiari MM，Lange JM，et al. Preoperative consultations for Medicare patients undergoing cataract surgery. JAMA Intern Med 2014；174：380‐388.

［13］ Thilen SR，Bryson CL，Reid RJ，et al. Patterns of preoperative consultation and surgical specialty in an integrated healthcare system. Anesthesiology 2013；118：1028‐1037.

［14］ Sigmund AE，Stevens ER，Blitz JD，et al. Use of preoperative testing and physicians' response to professional society guidance. JAMA Intern Med 2015；175：1352‐1359.

［15］ Fleisher LA，Beckman JA，Brown KA，et al. ACC/AHA 2007 Guidelines on perioperative cardiovascular evaluation and care for noncardiac surgery：executive summary：a report of the American College of Cardiology/American Heart Association Task Force on Practice

Guidelines (Writing Committee to Revise the 2002 Guidelines on Perioperative Cardiovascular Evaluation for Noncardiac Surgery).Circulation 2007; 116: 1971 - 1996.

[16] Fleisher LA, Fleischmann KE, Auerbach AD, et al. 2014 ACC/AHA guideline on perioperative cardiovascular evaluation and management of patients undergoing noncardiac surgery: executive summary: a report of the American College of Cardiology/American Heart Association Task Force on Practice Guidelines. J Am Coll Cardiol 2014; 64: 2373 - 2405.

[17] Eagle KA, Brundage BH, Chaitman BR, et al. Guidelines for perioperative cardiovascular evaluation for noncardiac surgery: report of the American College of Cardiology/American Heart Association Task Force on Practice Guidelines (Committee on Perioperative Cardiovascular Evaluation for Noncardiac Surgery). Circulation 1996; 93: 1278 - 1317.

[18] Hepner DL. The role of testing in the preoperative evaluation. Cleve Clin J Med 2009; 76 (Suppl 4): S22 - 27.

[19] Pasternak LR, Arens JF, Caplan RA, et al. Practice advisory for preanesthesia evaluation. An updated report by the American Society of Anesthesiologists Task Force on Preanesthesia Evaluation. Anesthesiology 2012; 116: 522 - 538.

[20] De Hert S, Imberger G, Carlisle J, et al. Task Force on Preoperative Evaluation of the Adult Noncardiac Surgery Patient of the European Society of Anaesthesiology. Preoperative evaluation of the adult patient undergoing non-cardiac surgery: guidelines from the European Society of Anaesthesiology. Eur J Anaesthesiol 2011; 28: 684 - 722.

[21] Shalwala A, Hwang RY, Tabing A, et al. The value of preoperative medical testing for vitreoretinal surgery. Retina 2015; 35: 319 - 325.

[22] Fritsch G, Flamm M, Hepner DL, et al. Abnormal pre-operative tests, pathologic findings of medical history, and their predictive value for perioperative complications. Acta Anaesthesiol Scand 2012; 56: 339 - 3550.

[23] Chung F, Yuan H, Yin L, et al. Elimination of preoperative testing in ambulatory surgery. Anesth Analg 2009; 108: 467 - 475.

[24] Johansson T, Fritsch G, Flamm M, et al. Effectiveness of non-cardiac preoperative testing in non-cardiac elective surgery: a systematic review. Br J Anaesth 2013; 110: 926 - 939.

[25] Dzankic S, Pastor D, Gonzalez C, et al. The prevalence and predictive value of abnormal laboratory tests in elderly surgical patients. Anesth Analg 2001; 93: 301 - 308.

[26] Goldberger AL, O'Konski M. Utility of the routine electrocardiogram before surgery and on general hospital admission. Ann Intern Med 1986; 105: 552 - 557.

[27] Noordzij PG, Boersma E, Bax JJ, et al. Prognostic value of routine preoperative electrocardiography in patients undergoing noncardiac surgery. Am J Cardiol 2006; 97: 1103 - 1106.

[28] Knight AA, Hollenberg M, London MJ, et al. Perioperative myocardial ischemia: importance of the preoperative ischemic pattern. Anesthesiology 1988; 68: 681 - 688.

[29] Correll DJ, Hepner DL, Chang C, et al. Preoperative electrocardiograms: patient factors predictive of abnormalities. Anesthesiology 2009; 110: 1217 - 1222.

[30] Eagle KA, Berger PB, Calkins H, et al. ACC/AHA guideline update for perioperative cardiovascular evaluation for noncardiac surgery: executive summary: a report of the American College of Cardiology/American Heart Association Task Force on Practice Guidelines (Committee to Update the 1996 Guidelines on Perioperative Cardiovascular Evaluation for Noncardiac Surgery). J Am Coll Cardiol 2002; 39: 542 - 553.

[31] Liu LL, Dzankic S, Leung JM. Preoperative electrocardiogram abnormalities do not predict postoperative cardiac complications in geriatric surgical patients.J Am Geriatr Soc 2002; 50: 1186 - 1191.

[32] Kristensen SD, Knuuti J, Saraste A, et al. The Joint Task Force on non-cardiac surgery:

cardiovascular assessment and management of the European Society of Cardiology (ESC) and the European Society of Anaesthiology (ESA). 2014 ESC/ESA Guidelines on non-cardiac surgery: cardiovascular assessment andmanagement. Eur Heart J 2014; 35: 2383–2431.

[33] Lee TH, Marcantonio ER, Mangione CM, et al. Derivation and prospective validation of a simple index for prediction of cardiac risk of major noncardiac surgery. Circulation 1999; 100: 1043–1049.

[34] Biccard BM, Naidoo P, de Vasconcellos K. What is the best pre-operative risk stratification tool for major adverse cardiac events following elective vascular surgery? A prospective observational cohort study evaluating pre-operative myocardial ischaemia monitoring and biomarker analysis. Anaesthesia 2012; 67: 389–395.

[35] Weber M, Luchner A, Seeberger M, et al. Incremental value of high-sensitive troponin T in addition to the revised cardiac index for peri-operative risk stratification in non-cardiac surgery. Eur Heart J 2013; 34: 853–862.

[36] Biccard BM, Devereaux PJ, Rodseth RN. Cardiac biomarkers in the prediction of risk in the non-cardiac surgery setting. Anaesthesia 2014; 69: 484–493.

[37] Gillmann H-J, Meinders A, Groshennig A, et al. Perioperative levels and changes of high-sensitivity troponin T are associated with cardiovascular events in vascular surgery patients. Crit Care Med 2014; 42: 1498–1506.

[38] Gillies MA, Shah ASV, Mullenheim J, et al. Perioperative myocardial injury in patients receiving cardiac output-guided haemodynamic therapy: a substudy of the OPTIMISE Trial. Br J Anaesth 2015; 115: 227–233.

[39] Daniels LB, Maisel AS. Natriuretic peptides. J Am Coll Cardiol 2007; 50: 2357–2368.

[40] Januzzi JL Jr, Camargo CA, Anwaruddin S, et al. The N-terminal Pro–BNP investigation of dyspnea in the emergency department (PRIDE) study. Am J Cardiol 2005; 95: 948–954.

[41] Farzi S, Stojakovic T, Marko TH, et al. Role of N-terminal pro B-type natriuretic peptide in identifying patients at high risk for adverse outcome after emergent non-cardiac surgery. Br J Anaesth 2013; 110: 554–560.

[42] Rodseth RN, Padayachee L, Biccard BM. A meta-analysis of the utility of preoperative brain natriuretic peptide in predicting early and intermediate-term mortality and major adverse cardiac events in vascular surgical patients. Anaesthesia 2008; 63: 1226–1233.

[43] Rodseth RN, Biccard BM, Le Manach Y, et al. The prognostic value of preoperative and post-operative B-type natriuretic peptides in patients undergoing noncardiac surgery. B-type natriuretic peptide and N-terminal fragment of pro-B-type natriuretic peptide: a systematic review and individual patient data meta-analysis. J Am Coll Cardiol 2014; 63: 170–180.

[44] Potgieter D, Simmers D, Ryan L, et al. N-terminal pro-B-type natriuretic peptides' prognostic utility is overestimated in meta-analyses using study-specific optimal diagnostic thresholds. Anesthesiology 2015; 123: 264–271.

[45] Shavit L, Dolgoker I, Ivgi H, et al. Neutrophil gelatinase-associated lipocalin as a predictor of complications and mortality in patients undergoing non-cardiac major surgery. Kidney Blood Press Res 2011; 34: 116–124.

[46] Cho E, Kim SC, Kim MG, et al. The incidence and risk factors of acute kidney injury after hepatobiliary surgery: a prospective observational study. BMC Nephrol 2014; 15: 169.

[47] Martensson J, Martling CR, Bell M. Novel biomarkers of acute kidney injury and failure: clinical applicability. Br J Anaesth 2012; 109(6): 843–850.

[48] Hoste EA, Clermont G, Kersten A, et al. RIFLE criteria for acute kidney injury are associated with hospital mortality in critically ill patients: a cohort analysis. Crit Care 2006; 10(3): R73. 56 Bock et al Downloaded from ClinicalKey.com at President and Fellows of

Harvard College on behalf of Harvard University February 09, 2017. For personal use only. No other uses without permission. Copyright © 2017. Elsevier Inc. All rights reserved.

[49] Bishop MJ, Souders JE, Peterson CM, et al. Factors associated with unanticipated day of surgery deaths in Department of Veterans Affairs hospitals. Anesth Analg 2008; 107: 1924-1935.

[50] Bicknell CD, Cowan AR, Kerle MI, et al. Renal dysfunction and prolonged visceral ischaemia increase mortality rate after suprarenal aneurysm repair. Br J Surg 2003; 90: 1142-1146.

[51] Kertai MD, Boersma E, Bax JJ, et al. Comparison between serum creatinine and creatinine clearance for the prediction of postoperative mortality in patients undergoing major vascular surgery. Clin Nephrol 2003; 59(1): 17-23.

[52] Cockcroft DW, Gault MH. Prediction of creatinine clearance from serum creatinine. Nephron 1976; 16: 31-41.

[53] Levey AS, Bosch JP, Lewis JB, et al. A more accurate method to estimate glomerular filtration rate from serum creatinine: a new prediction equation. Modification of Diet in Renal Disease Study Group. Ann Intern Med 1999; 130: 461-470.

[54] Mooney JF, Ranasinghe I, Chow CK, et al. Preoperative estimates of glomerular filtration rate as predictors of outcome after surgery: a systematic review and meta-analysis. Anesthesiology 2013; 118: 809-824.

[55] Huynh TT, van Eps RG, Miller CC 3rd, et al. Glomerular filtration rate is superior to serum creatinine for prediction of mortality after thoracoabdominal aortic surgery. J Vasc Surg 2005; 42(2): 206-212.

[56] Drekonja DM, Zarmbinski B, Johnson JR. Preoperative urine cultures at a veterans affairs medical center. JAMA Intern Med 2013; 173: 71-72.

[57] Davies S, Byrn F, Cole LA. Human chorionic gonadotropin testing for early pregnancy viability and complications. Clin Lab Med 2003; 23: 257-264.

[58] Krolikowska M, Kataja M, Poyhia R, et al. Mortality in diabetic patients undergoing non-cardiac surgery: a 7-year follow-up study. Acta Anaesthesiol Scand 2009; 53(6): 749-758.

[59] National Institute for Health and Care Excellence. Preoperative tests for elective surgery. NICE guidelines [CG3] Published date: June 2003. Available at: https://www.nice.org.uk/guidance/cg3. Accessed November 6, 2015.

[60] Bock M, Johansson T, Fritsch G, et al. The impact of preoperative testing for blood glucose concentration and haemoglobin A1c on mortality, changes in management and complications in noncardiac elective surgery. Eur J Anaesthesiol 2015; 32: 152-159.

[61] Akhtar S, Barash PG, Inzucchi SE, et al. Scientific principles and clinical implications of perioperative glucose regulation and control. Anesth Analg 2010; 110: 478-497.

[62] Jamsen E, Nevalainen P, Kalliovalkama J, et al. Preoperative hyperglycemia predicts infected total knee replacement. Eur J Intern Med 2010; 21: 196-201.

[63] Olsen MA, Nepple JJ, Riew KD, et al. Risk factors for surgical site infection following orthopaedic spinal operations. J Bone Joint Surg Am 2008; 90: 62-69.

[64] Richards JE, Kauffmann RM, Zuckerman SL, et al. Relationship of hyperglycemia and surgical-site infection in orthopaedic surgery. J Bone Joint Surg Am 2012; 94: 1181-1186.

[65] Feringa HH, Vidakovic R, Karagiannis SE, et al. Impaired glucose regulation, elevated glycated haemoglobin and cardiac ischaemic events in vascular surgery patients. Diabet Med 2008; 25: 314-319.

[66] McGirt MJ, Woodworth GF, Brooke BS, et al. Hyperglycemia independently increases the risk of perioperative stroke, myocardial infarction, and death after carotid endarterectomy. Neurosurgery 2006; 58: 1066-1072.

[67] Noordzij PG, Boersma E, Schreiner F, et al. Increased preoperative glucose levels are associated with perioperative mortality in patients undergoing noncardiac, nonvascular surgery. Eur J Endocrinol 2007; 156: 137-142.

[68] Dunkelgrun M, Schreiner F, Schockman DB, et al. Usefulness of preoperative oral glucose tolerance testing for perioperative risk stratification in patients scheduled for elective vascular surgery. Am J Cardiol 2008; 101: 526-529.

[69] van Kuijk JP, Dunkelgrun M, Schreiner F, et al. Preoperative oral glucose tolerance testing in vascular surgery patients: long-term cardiovascular outcome. Am Heart J 2009; 157: 919-925.

[70] Abdelmalak BB, Knittel J, Abdelmalak JB, et al. Preoperative blood glucose concentrations and postoperative outcomes after elective non-cardiac surgery: an observational study. Br J Anaesth 2014; 112: 79-88.

[71] Kotagal M, Symons RG, Hirsch IB, et al, SCOAP-CERTAIN Collaborative. Perioperative hyperglycemia and risk of adverse events among patients with and without diabetes. Ann Surg 2015; 261: 97-103.

[72] Moitra VK, Greenberg J, Arunajadai S, et al. The relationship between glycosylated hemoglobin and perioperative glucose control in patients with diabetes. Can J Anaesth 2010; 57: 322-329.

[73] Gustafsson UO, Thorell A, Soop M, et al. Haemoglobin A1c as a predictor of postoperative hyperglycaemia and complications after major colorectal surgery. Br J Surg 2009; 96: 1358-1364.

[74] O'Sullivan CJ, Hynes N, Mahendran B, et al. Haemoglobin A1c (HbA1C) in nondiabetic and diabetic vascular patients. Is HbA1C an independent risk factor and predictor of adverse outcome? Eur J Vasc Endovasc Surg 2006; 32: 188-197.

[75] Acott AA, Theus SA, Kim LT, et al. Long-term glucose control and risk of perioperative complications. Am J Surg 2009; 198: 596-599.

[76] McFalls EO, Ward HB, Moritz TE, et al. Predictors and outcomes of a perioperative yocardial infarction following elective vascular surgery in patients with documented coronary artery disease: results of the CARP trial. Eur Heart J 2008; 29: 394-401.

[77] Chee YL, Crawford JC, Watson HG, et al. Guidelines on the assessment of bleeding risk prior to surgery or invasive procedures. Br J Haematol 2008; 140: 496-504.

[78] Seicean A, Schiltz NK, Seicean S, et al. Use and utility of preoperative hemostatic screening and patient history in adult neurosurgical patients. J Neurosurg 2012; 116: 1097-1105.

[79] Available at: https://www.aacc.org/publications/cln/articles/2012/january/ coagulation-tests. Accessed November 6, 2015.

[80] Burk CD, Miller L, Handler SD, et al. Preoperative history and coagulation screening in children undergoing tonsillectomy. Pediatrics 1992; 89: 691-695.

[81] Klepstad P, Kaasa S, Skauge M, et al. Pain intensity and side effects during titration of morphine to cancer patients using a fixed schedule dose escalation. Acta Anaesthesiol Scand 2000; 44: 656-664.

[82] Mather LE, Glynn CJ. The minimum effective analgetic blood concentration of pethidine in patients with intractable pain. Br J Clin Pharmacol 1982; 14: 385-390.

[83] Trescot AM. Genetics and implications in perioperative analgesia. Best Pract Res Clin Anaesthesiol 2014; 28: 153-166.

[84] Kitzmiller JP, Groen DK, Phelps MA, et al. Pharmacogenomic testing: relevance in medical practice: why drugs work in some patients but not in others. Cleve Clin J Med 2011; 78: 243-257.

第二部分

主要器官系统的评估

5. 心脏病患者行非心脏手术的术前评估

李·A.弗莱舍

关键词

术前 • 心脏 • 心肌梗死 • 应激试验 • 冠脉重建

关键点

- 由 AHA/ACC 和欧洲心脏病学会发布的新指南已在循证基础上明确了术前心血管的管理。
- 术前心血管检查只有在其影响到风险升高和体能差患者管理时才应施行。
- 非心脏手术前冠脉重建仅适用于效果保障患者,与非心脏手术无关。
- 冠脉支架患者围术期抗血小板治疗指南尚在修订中。
- 围术期应用β受体阻滞剂的指征限于当前正在服用、有Ⅱb类证据水平且滴定时间充分的患者。

过去数年,旨在探讨非心脏手术患者术前心血管评估与管理最佳成本效益比的前瞻性随机研究,包括评估术前冠脉重建意义以及围术期应用β受体阻滞剂作用方面的研究,无论数量还是质量都取得了长足的进步,为此 AHA/ACC 于 2014 年更新了非心脏手术术前心血管评估指南,提出了新的评估处理流程并重新推荐了围术期β受体阻滞剂的使用方法[1]。此外,欧洲心脏病学会也同时发布了非心脏手术术前心脏风险评估和围术期管理指南,内容大同小异[2],实际上 AHA/ACC 与欧洲心脏病学会在指南发布前经过仔细商榷,充分论证了任何细微差别。因涉及更新指南中部分基本内容,双方都关注波尔德曼(Poldermans)及其团队发表的出版物,经广泛沟通,AHA/ACC 编写委员会采取的应对策略归纳于框 5-1。

术前评估基本目标是,采集可影响患者管理的相关病变程度及其稳定性资

美国宾夕法尼亚州费城云杉街 3400 号宾夕法尼亚大学佩雷尔曼医学院麻醉与重症医学科,邮编:19437

邮箱:Lee.fleisher@uphs.upenn.edu

料,并据此做出合理决策(框5-2)。就心血管疾患而言,术前评估应明了冠脉病变程度与左室功能情况。

> **框5-1 应对Poldermans出版物的策略**
>
> 1. 证据审查委员会在敏感度分析中纳入DECREASE(荷兰基于负荷超声心动图评估心脏风险研究项目,译注)试验,但系统评价报告有关围术期β受体阻滞剂则依据DECREASE试验以外的其他出版资料。
> 2. Poldermans的DECREASE试验及其衍生研究未列入临床实践指南补充资料和证据表中。
> 3. 若Poldermans未撤销的DECREASE出版物和/或其他衍生研究与推荐标题相关,仅以下述方式引用:正文中会就他们的发现与当前推荐内容做出比较性评论,但不会成为该推荐的依据或参考文献。
>
> 经许可,引自Fleisher LA, Fleischmann KE, Auerbach AD, et al. 2014 ACC/AHA guideline on perioperative cardiovascular evaluation and management of patients undergoing noncardiac surgery: a report of the American College of Cardiology/American Heart Association Task Force on practice guidelines. J Am Coll Cardiol 2014; 64(22): e83.

> **框5-2 基于术前心脏评估的围术期决策**
>
> 停手术
> 改良术式
> 延迟手术,内科治疗
> 围术期药物调整
> 使用β受体阻滞剂、他汀类药物、$α_2$受体激动剂
> 调整术后监测(如ICU)
> 非心脏手术前冠脉重建
> 转科
> 考虑姑息疗法
> 合理配置移植器官

临床评估

自1977年戈德曼(Goldman)及其同事[3]首次报道心脏危险指数以来,很多学者从围术期心脏并发症的预测力角度,验证了许多临床风险指标。改良心脏危险指数(RCRI)是在分析研究了一所三级教学医院4 315例、年龄超过50岁、施行择期非心脏大手术患者后提出的,其由6个独立预测因素组成:高危手术、缺血性心脏病史、充血性心力衰竭史、脑血管病史、术前需胰岛素治疗及血肌酐高于176.8 μmol/L。心脏并发症发生率随危险因素的个数增多而升高[4],RCRI现已成为文献中预测围术期心脏风险概率的标准方法,也是预测特定患者风险

的工具,是行心血管检查及制定围术期管理方案的决策依据,其预测力近来已得到短期和长期两个方面结果的验证[5]。

最近,借助美国外科医师学会的国家外科质量改进项目(ACS-NSQIP; http://site.acsnsqip.org 在线运行)[6]数据,基于1 414 006例共涵盖1 557种手术编码的病例资料设计了一种风险计算器,设计者认为该计算器可估算大多数手术风险,系一种决策支撑工具。ACS-NSQIP计算器的优势在于综合权衡了临床和手术两个方面的风险,同时也考虑了年龄因素。从麻醉医师角度来看,主要问题在于简单的风险估算并无助于改善围术期管理,为此,通过从主要陪护人员、心内科医师、翔实的病史或体格检查采集来的资料,仔细评估患者冠脉病变程度及其稳定性就显得十分重要。

详细了解病史,重点是心血管危险因素和不稳定性心脏疾患的症状或体征,如体能极差患者有心肌缺血、活动性充血性心力衰竭、有症状的瓣膜病和严重心律失常。对于有症状的冠心病患者,术前评估应着重了解心绞痛发作次数或模式的变化。几乎所有研究都证实,术前存在活动性充血性心衰与围术期心脏并发症率升高有关[7]。对于择期手术,术前心室功能的稳定、肺淤血的处理与左心衰病因的明确十分重要,因围术期所需的监测措施和处理是有区别的。

虽有少数患者的心肌梗死(MI)并非来自动脉粥样硬化,但既往有MI患者多有冠心病。MI后择期手术需延迟6个月是1996年首版指南发布以来的传统推荐,修改此推荐几乎是个共识[8],应着眼于患者发生进行性缺血的具体风险来评估。近期有个基于医保索赔数据的分析报告表明,MI后至少2个月内再梗死的风险仍然很高,冠脉搭桥可降低此风险,但MI后很快植入冠脉支架却无此效果[9,10]。当前指南推荐择期手术应延迟60天。

对于无明显症状或病史患者,冠脉病变的发生率因现有粥样硬化危险因素的类型和多寡不同而不同。糖尿病在老年人群中很常见,其可累及多个器官系统,又可促进动脉粥样硬化的发生发展,但病程多隐匿,以致不少临床医师直接假定糖尿病老年患者有冠脉疾患并予以处理。糖尿病是围术期发生心脏事件的独立风险因素,而且术前需胰岛素治疗的情形已作为预测因素纳入RCRI中。在评估因糖尿病导致心脏风险增加的程度时,应一并考虑治疗方式、病程以及其他相关的终末器官功能障碍情况,包括自主神经病变。高血压与隐匿性心肌缺血、心肌梗死的发生率升高也有关,伴左室肥厚接受非心脏手术的高血压患者较非高血压患者围术期风险高[11]。如何把握血压控制不良或未治疗的高血压患者手术,延迟或取消?一直存在争议,若终末器官无明显损害,如肾功能不全或严重左心室肥厚,予以手术是合适的。一项随机研究表明,不伴冠心病且积极治疗的高血压患者,手术当天晨舒张压升高,继续接受手术与延迟手术在结局上没有任何差别[12]。反之,血压显著升高且新发头疼患者则应延迟手术,以期进一步评估和治疗。当前指南列出了活动性心脏不良状态和临床危险因素。

手术操作的重要性

手术操作对术前评估的影响程度,取决于其对围术期管理干扰的潜在深度及广度。能确切说明纯粹由手术操作引起的并发症发生率的资料很少,而且机构偏倚明显。伊格尔(Eagle)及其同事[13]利用冠脉手术研究项目(CASS)纳入的病例,报道过手术操作所致的围术期 MI 及死亡率,施行包括大血管、腹部、胸部及矫形等高危手术;冠脉搭桥相对于药物治疗而言,前者能降低非心脏手术风险;门诊手术属于低风险操作;血管手术很特殊,在术前检查及围术期处理方面积累了丰富资料,血管腔内支架置入围术期风险较低,尤其死亡风险,但长期死亡率与开放式相当。当前指南已将既往的高危与中危两个手术类别合并为一类。ACS-NSQIP 计算器权衡了手术具体风险,因此对其有较强的辨别能力。有证据表明,手术死亡率与医院的具体手术数量有关,因此手术量大的医院效果较好,这一点可影响到术前检查的决策,如资源少的小型医院,实际可待做了检查后再考虑那些患者需转往大型医疗中心。

运动耐量的重要性

运动耐量是围术期风险以及是否需有创监测手段最重要的决定性因素之一。若患者步行 1.6 km 不伴有气促感,则严重冠心病的概率很小;反之,若患者稍微活动就感气喘、胸痛,则严重冠心病概率高。蕾莉(Reilly)及其同事[14]研究表明,严重并发症的发生率与能走过的街区数目或能爬上的楼梯层数成反比。运动耐量可通过医用跑步机或患者日常活动的调查表来评估(表 5-1)。有学者认为心肺功能测试可较准确地预测风险。

表 5-1 杜克活动状况指数

活 动 状 况	权重(METs)
你能……	
1. 生活自理? 即吃、穿、洗漱或上卫生间	2.75
2. 室内行走? 如房子周围	1.75
3. 平路上走过 1 个或 2 个街区?	2.75
4. 爬 1 层楼梯或 1 段斜坡?	5.50
5. 短距离跑步?	8.00
6. 在房子周围做轻体力活,如抹桌子或洗碗碟?	2.70

活 动 状 况	权重（METs）
7. 在房子周围做中度体力活,如吸尘、扫地或搬些杂物?	3.50
8. 在房子周围做重体力活,如擦洗地板、抬起或移动重家具?	8.00
9. 打扫庭院,如耙树叶、除草或操作割草机吗?	4.50
10. 发生性关系?	5.25
11. 参加中度娱乐活动,如高尔夫球、保龄球、跳舞、双打网球、棒球或足球?	6.00
12. 参加剧烈运动,如游泳、单打网球、足球、篮球或滑雪?	7.50

缩写：METs 代谢当量(1 MET 相当于静息状态下的氧耗量)。

经许可,引自 Hlatky MA, Boineau RE, Higginbotham MB, et al. A brief self-administered questionnaire to determine functional capacity (the Duke Activity Status Index). Am J Cardiol 1989; 64(10): 651-654.

评估处理流程

图 5-1 处理流程是个框架,旨在评估出需进一步行心脏检查的缺血性心脏病患者[1]。AHA/ACC 编写委员会依据既定的证据有效性原则,挑选出处于不同证据强度层级的相关内容,包括强度达到推荐水平的内容。值得强调的是,该流程的应用价值有赖于当地很多因素,如当前围术期风险及检查方法的使用率。

新的评估处理流程综合权衡了临床和手术两个方面的风险(第 3 步),低危(主要心脏不良事件发生率<1%)患者可着手准备手术;现已将中危和高危两类整合为风险升高一类,这类患者若体能在中等以上,应准备手术;若体能差,关键要回答一个问题:会不会影响到决策或围术期治疗。新流程一个关键变化是,将无创治疗方法或姑息疗法整合为是否行进一步检查的潜在抉择依据之一。

诊断性检查的选择

适用于非心脏手术术前评估冠脉病变程度的无创性诊断检查方法很多。运动负荷心电图是传统的评估方法,但体能良好患者很少从中获益,为此,药物应激试验就成了主流,尤其适合于血管手术患者。

在双嘧达莫-铊成像上出现再分布缺损区,很多学者证实是接受周围血管手术患者术后心脏事件的预测因素。为进一步提高该检查的预测价值,提出过多种策略:肺摄取量、左室腔扩张度以及再分布缺损区的大小,对随后发生的心脏事件都显示出一定的预测价值[15];若出现新的区域性室壁运动异常或原有的恶

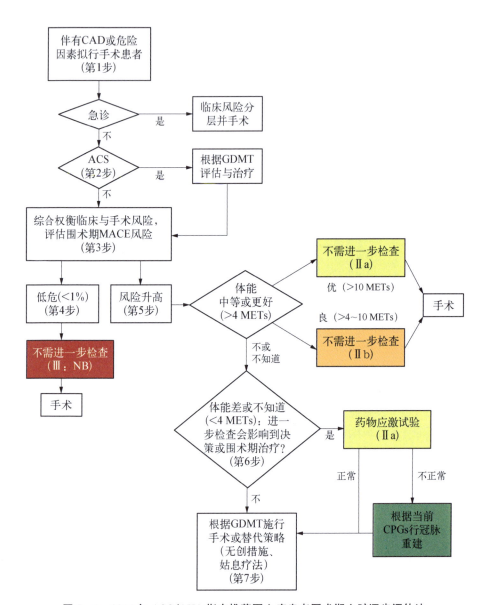

图 5-1　2014 年 ACC/AHA 指南推荐冠心病患者围术期心脏逐步评估法

ACS，急性冠脉综合征；CAD，冠脉疾病、冠心病；CPG，临床实践指南；GDMT，指南导向治疗；MACE，主要心脏不良事件；MET，代谢当量；NB，无益。（经许可，引自 Fleisher LA, Fleischmann KE, Auerbach AD, et al. 2014 ACC/AHA guideline on perioperative cardiovascular evaluation and management of patients undergoing noncardiac surgery: a report of the American College of Cardiology/American Heart Association Task Force on practice guidelines. J Am Coll Cardiol 2014; 64(22): e83.)

化表现,提示试验阳性(译注:冠脉病变/心肌缺血),此检查优势在于可动态评估心室功能。多巴酚丁胺超声心动图阳性和阴性预测价值俱佳,假阳性假阴性率很低[16],如有5段或5段以上新出现的区域性室壁运动异常表明高危。

冠心病患者的治疗措施

越来越多的资料表明,非心脏手术术前冠脉重建并不能降低围术期心脏并发症的发生率。麦克·福尔斯(Mc Falls)及其同事[17]报道了一项多中心随机试验结果,在退伍军人管理局卫生体系中选择经冠脉造影证实的冠心病[预防性冠脉重建(CARP)试验],排除左主干病变或射血分数极低(＜20%)患者,随机分为冠脉重建组[冠脉搭桥亚组(59%)或经皮冠脉介入亚组(41%)]和常规药物治疗组,2.7年后,冠脉重建组死亡率(22%)与药物治疗组(23%)相比无显著性差异;血管手术后30天内,以心肌肌钙蛋白升高定义的术后MI,重建组发生率12%,而非重建组14%($P=0.37$);沃克(Ward)及同事[18]在一项随访分析中报道,与经皮冠脉介入亚组比较,冠脉搭桥亚组结果有所好转;在CARP试验中接受冠脉造影包括随机和非随机两部分患者,术前冠脉重建仅对尚未排除出组的左主干病变亚组患者有益(非随机部分,译注)[19]。上述观点得到了波尔德曼及其同事的研究支持[20],他们将施行大血管手术的770例中危(定义为伴有1个或2个心脏危险因素)患者,随机分为两组:一组依据检测的应激成像再进行风险分层,另一组立即准备手术,所有患者术前及术后均输注比索洛尔控制心率在60~65次/min,30天内心源性死亡与非致死性MI总体发生率两组相似(检测组2.3%、非检测组1.8%)。

当前资料不主张术前施行经皮腔内冠脉成形术,除非适应证明确的非手术患者,术前90天内接受冠脉成形术患者,围术期并发症的发生率并未因此而降低[21,22]。冠脉支架植入较特殊,研究表明至少需在术前30天植入才能降低围术期并发症率[23,24];药物洗脱支架在较长一段时间内(≤12个月),都存在内皮化不全带来的额外风险,尤其在停用过抗血小板药情况下[25],但有较新的研究表明,在药物支架植入3~6个月内施行手术是安全的[26-28]。当前指南推荐冠脉支架患者不停用阿司匹林,对于植入裸金属支架时间不足30天或药物支架不足1年的患者,氯吡格雷停用时间应尽量短。就在本文截稿的时间节点上,有个重要更新,请读者结合当前指南查阅:基于非围术期文献认为,氯吡格雷停用8天的传统推荐实际可增加反弹性高凝状态的相关风险,建议宜缩短停药时间。近期有个队列研究表明,停用抗血小板药超过5天与MACE增多有关[29]。

现有大量证据表明,优化冠心病患者围术期用药是降低心血管并发症的一种有效措施。多项研究证实,围术期按方案应用β受体阻滞剂可改善患者预后,尤其在控制心率情况下(感谢业已述及其研究质量的 Erasmus 团队[30,31]);对于心率控制不良或低危患者,则无此效果[32-34]。围术期缺血评估(POISE)试验项目共评估了 8 351 例未使用 β 受体阻滞剂的高危患者,患者随机分为大剂量美托洛尔控释组及安慰剂组[35],结果心血管事件明显减少,MI 率降低了 30%,但 30 天全因性死亡率与卒中率明显上升。近期几个队列研究也支持高危患者服用 β 受体阻滞剂可改善预后。加拿大一份行政管理数据表明,如 7 天内才开始服用 β 受体阻滞剂,围术期并发症发生率高于已服用 8 天或更长时间患者。

作为当前 ACC/AHA 指南更新的一部分,组建了旨在独立审核有关围术期 β 受体阻滞剂资料的证据审查委员会。若 β 受体阻滞剂在非心脏手术术前 1 天或更短的时间才开始使用,虽可预防非致死性 MI,但增加脑卒中、死亡、低血压和心动过缓风险[36]。如排除有争议的 DECREASE 研究,现有资料尚不足以支持术前 2 天或更长时间开始使用 β 受体阻滞剂。华勒斯(Wallace)及其同事[37]报道,依据"围术期降低心脏风险"方案给予 β 受体阻滞剂,可降低患者 30 天及 1 年内死亡率;停药则可致死亡率升高。当前 ACC/AHA 指南有关围术期应用 β 受体阻滞剂在 I 类证据水平上推荐:正在服用 β 受体阻滞剂患者围术期应继续服用;从 II a 类证据强度降至 II b 类的新推荐:对于合并冠心病或术前检查新发现心脏缺血、接受血管手术的心脏高危患者,围术期可考虑使用 β 受体阻滞剂。

很多药物已证实有助于改善围术期心脏预后,但 α_2 受体激动剂在 POISE II 期试验中未显示出有此作用[38];POISE II 期试验还在一个队列研究中评估了阿司匹林对非近期植入支架患者的影响,结果显示,术前与术后早期给药除了增加大出血风险外,并不影响死亡或非致死性 MI 的总体发生率[39]。最近,围术期使用他汀类药物可改善心脏预后又得于肯定,杜佐拉(Durazzo)及其同事[40]报道了一项纳入 200 例血管手术患者的随机试验结果,表明术前平均 30 天开始服用他汀类药可显著降低心血管并发症;停药 4 天以上,勒曼纳赫(Le Manach)及其同事[41]证实血管手术患者心脏不良事件风险的优势比升高 2.9 倍。当前指南作为 I 类证据水平推荐:正服用他汀类药的患者继续服用;对于高危患者应采用多模式管理措施。

小结

术前评估重点在于确认有症状性与无症状性冠脉病变患者,并评估其运动耐量。是否进一步行诊断性检查取决于患者、手术具体危险因素及体能的综合影响,对于体能差的风险升高患者应延迟手术。围术期冠脉介入治疗的适应证与非手术情形下一致。

(肖红玉　翻译,魏辉明　审校)

参考文献

[1] Fleisher LA, Fleischmann KE, Auerbach AD, et al. 2014 ACC/AHA guideline on perioperative cardiovascular evaluation and management of patients undergoing noncardiac surgery: a report of the American College of Cardiology/American Heart Association Task Force on practice guidelines. J Am Coll Cardiol 2014; 64(22): e77-137.

[2] Kristensen SD, Knuuti J, Saraste A, et al. 2014 ESC/ESA guidelines on noncardiac surgery: cardiovascular assessment and management: the Joint Task Force on non-cardiac surgery: cardiovascular assessment and management of the European Society of Cardiology (ESC) and the European Society of Anaesthesiology (ESA). Eur Heart J 2014; 35(35): 2383-2431.

[3] Goldman L, Caldera DL, Nussbaum SR, et al. Multifactorial index of cardiac risk in noncardiac surgical procedures. N Engl J Med 1977; 297: 845-850.

[4] Lee TH, Marcantonio ER, Mangione CM, et al. Derivation and prospective validation of a simple index for prediction of cardiac risk of major noncardiac surgery. Circulation 1999; 100(10): 1043-1049.

[5] Hoeks SE, op Reimer WJ, van Gestel YR, et al. Preoperative cardiac risk index predicts long-term mortality and health status. Am J Med 2009; 122(6): 559-565.

[6] Bilimoria KY, Liu Y, Paruch JL, et al. Development and evaluation of the universal ACS NSQIP surgical risk calculator: a decision aid and informed consent tool for patients and surgeons. J Am Coll Surg 2013; 217(5): 833-42. e1-e3.

[7] Hammill BG, Curtis LH, Bennett-Guerrero E, et al. Impact of heart failure on patients undergoing major noncardiac surgery. Anesthesiology 2008; 108(4): 559-567.

[8] Eagle KA, Brundage BH, Chaitman BR, et al. Guidelines for perioperative cardiovascular evaluation for noncardiac surgery. Report of the American College of Cardiology/American Heart Association Task Force on practice guidelines (Committee on Perioperative Cardiovascular Evaluation for Noncardiac Surgery). J Am Coll Cardiol 1996; 27(4): 910-948.

[9] Livhits M, Gibbons MM, de Virgilio C, et al. Coronary revascularization after myocardial infarction can reduce risks of noncardiac surgery. J Am Coll Surg 2011; 212: 1018-1026.

[10] Livhits M, Ko CY, Leonardi MJ, et al. Risk of surgery following recent myocardial infarction. Ann Surg 2011; 253(5): 857-864.

[11] Hollenberg M, Mangano DT, Browner WS, et al. Predictors of postoperative myocardial ischemia in patients undergoing noncardiac surgery. The Study of Perioperative Ischemia Research. JAMA 1992; 268: 205-209.

[12] Weksler N, Klein M, Szendro G, et al. The dilemma of immediate preoperative hypertension: to treat and operate, or to postpone surgery? J Clin Anesth 2003; 15(3): 179-183.

[13] Eagle KA, Rihal CS, Mickel MC, et al. Cardiac risk of noncardiac surgery: influence of coronary disease and type of surgery in 3368 operations. CASS Investigators and University of Michigan Heart Care Program. Coronary Artery Surgery Study. Circulation 1997; 96(6): 1882-1887.

[14] Reilly DF, McNeely MJ, Doerner D, et al. Self-reported exercise tolerance and the risk of serious perioperative complications. Arch Intern Med 1999; 159(18): 2185-2192.

[15] Fleisher LA, Rosenbaum SH, Nelson AH, et al. Preoperative dipyridamole thallium imaging and Holter monitoring as a predictor of perioperative cardiac events and long tem outcome. Anesthesiology 1995; 83: 906-917.

[16] Mantha S, Roizen MF, Barnard J, et al. Relative effectiveness of four preoperative tests for predicting adverse cardiac outcomes after vascular surgery: a metaanalysis. Anesth Analg 1994; 79(3): 422-433.

[17] McFalls EO, Ward HB, Moritz TE, et al. Coronary-artery revascularization before elective major vascular surgery. N Engl J Med 2004; 351(27): 2795 - 2804.

[18] Ward HB, Kelly RF, Thottapurathu L, et al. Coronary artery bypass grafting is superior to percutaneous coronary intervention in prevention of perioperative myocardial infarctions during subsequent vascular surgery. Ann Thorac Surg 2006; 82(3): 795 - 800 [discussion: 800 - 801].

[19] Garcia S, Moritz TE, Ward HB, et al. Usefulness of revascularization of patients with multivessel coronary artery disease before elective vascular surgery for abdominal aortic and peripheral occlusive disease. Am J Cardiol 2008; 102(7): 809 - 813.

[20] Poldermans D, Bax JJ, Schouten O, et al. Should major vascular surgery be delayed because of preoperative cardiac testing in intermediate-risk patients receiving beta-blocker therapy with tight heart rate control? J Am Coll Cardiol 2006; 48(5): 964 - 969.

[21] Godet G, Riou B, Bertrand M, et al. Does preoperative coronary angioplasty improve perioperative cardiac outcome? Anesthesiology 2005; 102(4): 739 - 746.

[22] Posner KL, Van Norman GA, Chan V. Adverse cardiac outcomes after noncardiac surgery in patients with prior percutaneous transluminal coronary angioplasty. Anesth Analg 999; 89(3): 553 - 560.

[23] Kaluza GL, Joseph J, Lee JR, et al. Catastrophic outcomes of noncardiac surgery soon after coronary stenting. J Am Coll Cardiol 2000; 35(5): 1288 - 1294.

[24] Wilson SH, Fasseas P, Orford JL, et al. Clinical outcome of patients undergoing non-cardiac surgery in the two months following coronary stenting. J Am Coll Cardiol 2003; 42(2): 234 - 240.

[25] Schouten O, van Domburg RT, Bax JJ, et al. Noncardiac surgery after coronary stenting: early surgery and interruption of antiplatelet therapy are associated with an increase in major adverse cardiac events. J Am Coll Cardiol 2007; 49(1): 122 - 124.

[26] Hawn MT, Graham LA, Richman JR, et al. The incidence and timing of noncardiac surgery after cardiac stent implantation. J Am Coll Surg 2012; 214(4): 658 - 66 [discussion: 666 - 667].

[27] Hawn MT, Graham LA, Richman JS, et al. Risk of major adverse cardiac events following noncardiac surgery in patients with coronary stents. JAMA 2013; 310(14): 1462 - 1472.

[28] Wijeysundera DN, Wijeysundera HC, Yun L, et al. Risk of elective major noncardiac surgery after coronary stent insertion: a population-based study. Circulation 2012; 126(11): 1355 - 1362.

[29] Albaladejo P, Marret E, Samama CM, et al. Non-cardiac surgery in patients with coronary stents: the RECO study. Heart 2011; 97(19): 1566 - 1572.

[30] Mangano DT, Layug EL, Wallace A, et al. Effect of atenolol on mortality and cardiovascular morbidity after noncardiac surgery. Multicenter Study of Perioperative Ischemia Research Group. N Engl J Med 1996; 335(23): 1713 - 1720.

[31] Poldermans D, Boersma E, Bax JJ, et al. The effect of bisoprolol on perioperative mortality and myocardial infarction in high-risk patients undergoing vascular surgery. Dutch Echocardiographic Cardiac Risk Evaluation Applying Stress Echocardiography Study Group [see comments]. N Engl J Med 1999; 341(24): 1789 - 1794.

[32] Juul AB, Wetterslev J, Gluud C, et al. Effect of perioperative beta blockade in patients with diabetes undergoing major non-cardiac surgery: randomised placebo controlled, blinded multicentre trial. BMJ 2006; 332(7556): 1482.

[33] Lindenauer PK, Pekow P, Wang K, et al. Perioperative beta-blocker therapy and mortality after major noncardiac surgery. N Engl J Med 2005; 353(4): 349 - 361.

[34] Yang H, Raymer K, Butler R, et al. The effects of perioperative beta-blockade: results of the Metoprolol after Vascular Surgery (MaVS) study, a randomized controlled trial. Am Heart J 2006; 152(5): 983-990.

[35] Devereaux PJ, Yang H, Yusuf S, et al. Effects of extended-release metoprolol succinate in patients undergoing non-cardiac surgery (POISE trial): a randomised controlled trial. Lancet 2008; 371(9627): 1839-1847.

[36] Wijeysundera DN, Duncan D, Nkonde-Price C, et al. Perioperative beta blockade in noncardiac surgery: a systematic review for the 2014 ACC/AHA guideline on perioperative cardiovascular evaluation and management of patients undergoing noncardiac surgery: a report of the American College of Cardiology/American Heart Association Task Force on practice guidelines. J Am Coll Cardiol 2014; 64(22): 2406-2425.

[37] Wallace AW, Au S, Cason BA. Association of the pattern of use of perioperative beta-blockade and postoperative mortality. Anesthesiology 2010; 113(4): 794-805.

[38] Devereaux PJ, Sessler DI, Leslie K, et al. Clonidine in patients undergoing noncardiac surgery. N Engl J Med 2014; 370(16): 1504-1513.

[39] Devereaux PJ, Mrkobrada M, Sessler DI, et al. Aspirin in patients undergoing noncardiac surgery. N Engl J Med 2014; 370(16): 1494-1503.

[40] Durazzo AE, Machado FS, Ikeoka DT, et al. Reduction in cardiovascular events after vascular surgery with atorvastatin: a randomized trial. J Vasc Surg 2004; 39(5): 967-975.

[41] Le Manach Y, Godet G, Coriat P, et al. The impact of postoperative discontinuation or continuation of chronic statin therapy on cardiac outcome after major vascular surgery. Anesth Analg 2007; 104(6): 1326-1333. Table of contents.

6. 肺部风险的围术期评估

阿南德·拉克希米纳拉辛哈查尔[a,*]　杰拉尔德·W. 斯梅塔纳[b]

关键词

术后肺部并发症（PPCs）• 肺功能检查 • 风险指数 • 术前评估 • 风险因素

关键点

- PPCs是术后第二大常见并发症，发病率在2%~5.6%。
- PPCs与预后不良、住院时间延长有关，增加再入院及死亡率，手术、麻醉及患者自身因素均可导致PPCs。
- 可靠的预测指标包括ASA分级、肺功能分级、高龄、手术部位和手术时间过长。
- 术前评估旨在确定PPCs风险，调控可变因素，与患者讨论风险，优化患者术前健康状况，并制订合适的围术期诊疗计划。
- 总的风险可以通过易于获得的临床数据评分得出。在高危的非心胸外科手术前不要常规进行肺功能检查。

引言

　　PPCs是大手术术后常见并发症，且发病率、治疗费用皆高。在最新一期国家外科手术质量改善计划（NSQIP）中显示：165 196例行腹部大手术的患者的PPCs发生率为5.8%[1]。PPCs是导致患者不良预后的最重要因素之一，将会导致住院时间延长，增加再次住院的可能性及死亡率[2]。研究表明，PPCs预测远期死亡率的准确性要高于心脏并发症[3]。

---

a 美国密苏里州圣路易斯市南欧几里德大街660号华盛顿大学圣路易斯校医学院巴尼斯犹太医院心胸麻醉科，邮编：63110

b 美国马萨诸塞州波士顿市布鲁克莱恩大街330号亚明楼102C室哈佛医学院贝斯以色列女执事医疗中心全科医学和初级保健科，邮编：02215

* 通信作者。

邮箱：lakshmia@anest.wustl.edu

了解发生肺部并发症的潜在风险，可以使围术期医师选择合适的麻醉方式和手术治疗，从而降低呼吸系统并发症。这与最近引入围术期医学之家的概念更加相关[4]。围术期医学之家的目标是：
- 减少术前检查
- 减少手术当天取消
- 减少术后并发症
- 降低成本（通过减少检查和降低围术期并发症）
- 改善临床结局

本文重申了 PPCs 的定义，对围术期肺功能变化、发生 PPCs 的危险因素、术前肺功能检查及肺部风险指数进行了综述。肺切除患者的评估与此差异性较大，故本文未阐述。

围术期肺的病理生理

术后肺功能最主要的变化是限制性通气障碍，表现为肺容积的减少和气道阻力无变化。功能残气量（FRC）的减少是衡量限制性通气的金标准，肺容量的减少是由于异常的膈肌运动造成呼吸模式的改变，主要表现为浅快呼吸（图 6-1）。

肺容积的减少将会造成部分肺不张，50% 的患者持续时间超过 24 小时。通气/血流（V/Q）失衡及分流增加可引起动脉低氧血症。上腹部的大手术及胸科手术造成肺活量下降 50%～60%，FRC 下降 30%[5]。下腹部手术也会对肺活量及 FRC 产生较小的影响。四肢手术不会造成肺活量的下降。颅内、外周血管和耳鼻喉部位的手术使患者的 FRC 较术前下降 15%～20%。综上所述，手术部位是造成限制性通气障碍和 PPCs 的最重要因素之一。

麻醉药物和阿片类药物的残留效应都能抑制呼吸运动，导致对缺氧和高碳酸血症的反应不敏感。咳嗽反射的抑制、黏膜纤毛清除功能的受损而使得肺分泌物清除减少从而增加术后感染的风险[7]。肌松药和麻醉药的联合应用导致膈肌和胸壁松弛，使得 FRC 减少，从而肺容积减少。

术后肺部并发症的定义

肺部并发症包括咳嗽，呼吸困难，支气管痉挛，低氧血症，肺不张，高碳酸血症，肺部不良反应，胸腔积液，肺炎，气胸和通气功能衰竭[8]。然而这一定义过于广泛，没有临床意义。更精准的定义应该是产生可识别的疾病或功能障碍的肺部异常表现，临床意义重大且对临床病程有不利影响[9]。

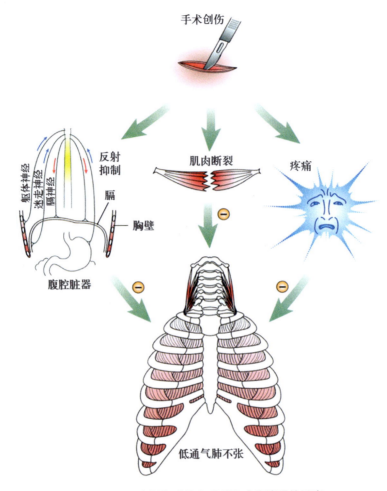

图 6-1 手术创伤后发生呼吸肌功能障碍的因素

从左到右:手术创伤会引起由内脏神经和躯体神经调节的神经中枢反射,从而加重膈肌及其他神经与呼吸肌之间的反射抑制。呼吸肌的机械破坏会降低通气效能。疼痛导致自主呼吸运动受限。这些因素会减少肺容量,并导致低通气和肺不张。n.,神经(From Warner DO. Pre-venting postoperative pulmonary complications: the role of the anesthesiologist. Anesthesi-ology 2000; 92(5): 1469;已获得许可)。

临床上的严重并发症主要包括以下几个类别[10,11]:

- 支气管痉挛;
- 肺不张;
- 潜在慢性肺疾病的恶化
- 感染性疾病,包括支气管炎、肺炎
- 超长时间的机械通气、呼吸衰竭

1992年,丁多(Dindo)和克莱恩(Clavien)提出对并发症进行分级评估,在2004年进行了修订[12]。已作为患者术后并发症评估的参考依据。

术前风险评估

详尽的病史和完善的体格检查是术前评估和划分风险分层中最重要的。完整的病史包含了发生PPCs的所有风险因素评估。该评估包括患者身体健康状况的全面评估以及肺部症状的重点病史,包括咳嗽,不明原因的呼吸困难,运动耐力和原有肺部疾病。肺部并发症的危险因素可分为患者相关和手术相关的因素。表6-1总结了患者相关的危险因素。

表6-1 患者相关危险因素

肺部因素	非肺部因素
吸烟	年龄
慢性阻塞性肺疾病	一般健康状况
哮喘	肥胖
肺间质性疾病	阻塞性睡眠呼吸暂停
上呼吸道感染	肺动脉高压
	心力衰竭
	营养状况
	功能依赖状况
	神经损伤

肺的危险因素

吸烟

据2014年的荟萃分析,美国外科医师学会(ACS)-国家外科手术质量改善计划(NSQIP)数据库[1]都证实吸烟是发生PPCs的重要预测指标。吸烟不少于20包/年的患者PPCs的发生率高于较此吸烟量更少的患者。术前戒烟至少4周才会降低PPCs发生风险,更长的戒烟时间可能更有效地降低PPCs发生风险[13]。术前戒烟时间较短则对降低PPCs发生率的影响较小。与之前的数据分析进行比较,近期的研究则表明更短时间戒烟并不会增加PPCs风险。

慢性阻塞性肺疾病

慢性阻塞性肺疾病(COPD)是发生PPCs一项重要的患者相关危险因素。

对接受腹部大手术患者的新近综述表明,严重 COPD 是预测 PPCs 的重要因素[1]。在这部分严重 COPD 患者中,发生肺炎的风险比值比(OR)为 2.0(95% CI:1.8～2.2),非计划性插管 OR 为 1.6(95% CI:1.4～1.7),呼吸机使用时间延长(>48 h)OR 为 1.6(95% CI:1.4～1.7)。在这项研究中,肺部病史(如 COPD、呼吸困难、吸烟)只是发生 PPCs 的中度风险因素。前面的 NSQIP 数据库[14]分析也得到了类似的结果。

COPD 患者发生 PPCs 的风险是增加的,尽管没有明确低于何种水平是手术的绝对禁忌证。COPD 患者,尤其是术前运动耐力和肺活量值已经表明其为高风险的患者,就需要积极的术前治疗来降低风险。本文将讲述具体措施。必须权衡手术与已知风险的利弊,只要适应证明确,即使是非常高风险的患者也可以进行手术。

肺部疾病急性进展或新近出现肺部病情加重被认为是发生 PPCs 的重要危险因素,也是推迟择期手术的充分理由。在 NSQIP 研究中指出,术前已有肺炎病史的患者发生术后呼吸衰竭的 OR 为 1.7。

哮喘

哮喘病史是否与临床上增加的肺部并发症有关,尚不清楚。若哮喘控制不佳,患者术后发生支气管痉挛、低氧血症、高碳酸血症、咳嗽无力、肺不张和肺部感染的风险增加[15]。尽管早期报告提示哮喘患者 PPCs 发生率高于预期,但更多的近期研究显示在控制良好的哮喘患者中没有出现这些并发症。ACP 在 2006 年的指南中有充分的证据表明哮喘不是 PPCs 的危险因素。

肺间质性疾病

肺纤维化患者在肺癌切除术后的发病率和死亡率较高[16]。间质性肺病(ILD)患者接受其他手术治疗发生 PPCs 的数据较少。一项在三级医院接受大手术的 336 例 ILD 患者中,PPCs 有 37 例(11%)。13 例患者发生肺炎(最常见的 PPCs),11 例发生 ILD 急性加重[17]。危险因素包括体重指数(<23 kg/m[2])、急诊手术和麻醉时间长。ILD 患者在各种手术后的 PPCs 发生率没有肺手术的高,但却高于一般人群。

上呼吸道感染

关于上呼吸道感染患者发生 PPCs 风险的相关研究数据极少。临床支持在上呼吸道感染期间推迟择期手术,但依据相对较弱。支气管痉挛、喉痉挛、低氧饱和度等风险与成年患者术前 2 周内已经存在或新出现的有症状的上呼吸道感染有关,这些不会增加发病率或长期后遗症[18]。

一般影响因素

年龄

高龄是发生 PPCs 的独立危险因素,即便是纠正了其他并发症也是如此。在为 ACP 制定的系统综述里,高龄是最重要的患者相关危险因素之一[19]。在最近的 ACS-NSQIP 数据库综述中,发生 PPCs 的患者的年龄明显偏大。与 60 岁以下的患者相比,61~79 岁、80 岁以上患者发生 PPCs 的 OR 分别为 1.5(95% CI,1.4~1.5)与 2.4(95% CI,2.2~2.6)。多变量分析发现患者的年龄是 80 岁及以上是预测发生 PPCs 最重要的指标之一[1]。因此,即使健康的老年患者,术后仍然存在发生 PPCs 的重大风险。

一般的健康状况

ASA 功能分类(如表 6-2)是评估身体整体状况和并发症负担的良好依据。较高的 ASA 分级对应更高的 PPCs 发生率。根据 ACS-NSQIP 数据库分析得出较高的 ASA 评分是预测 PPCs 的主要指标。ASA 分级大于 2 则可预测 PPCs。高 ASA 分级可增加肺炎(OR,4.7;95% CI:3.2~6.8)、非计划插管(OR,4.4;95% CI:3.0~6.7)、延长的呼吸机支持 48 小时甚至更长时间(OR,6.6;95% CI:4.3~10.0)[1]。

表 6-2 ASA 身体状况分级

ASA 分级	分 级 定 义	PPCs 的 OR(95% CI)
1	正常健康的患者	无意义
2	轻度系统性疾病的患者	1.4(0.9~2.1)
3	功能代偿的系统性疾病的患者	3.3(2.2~4.9)
4	功能失代偿的系统性疾病的患者	6.6(4.3~10.0)
5	濒死患者,无论手术与否,预计生存不会超过 24 h	NA

NA,不适用;PPCs,术后肺部并发症。
Data from Owens WD, Felts JA, Spitznagel EL Jr. ASA physical status classification: a study of consistency of ratings. Anesthesiology 1978; 49: 239; and Chun KY, Annabelle T, David YL, et al. Pulmo-nary complications after major abdominal surgery: National Surgical Quality Improvement Program analysis. J Surg Res 2015; 198(2): 441-449.

肥胖

2006 年的 ACP 指南中,肥胖并不是 PPCs 的重要风险因素[19]。近期 ACS-

NSQIP 数据库的分析显示肥胖(体重指数＞35 kg/m[2])与 PPCs 的增加无关。事实上,肥胖对术后肺炎还存在轻微的保护作用[1]。这也证实了前期的研究,肥胖并不会增加院内肺炎的发病率[20]。然而,体重指数没有考虑到个体的体型或胸腔大小,例如这可能区分不同风险分级。肥胖不是预测 PPCs 的重要因素,不应影响患者进行其他高风险手术治疗。

阻塞性睡眠呼吸暂停综合征

阻塞性睡眠呼吸暂停综合征(OSA)是围术期多种并发症的重要危险因素。OSA 可能伴有多种并发症,并且这类患者术后低氧血症和高碳酸血症的风险增加。在 2012 年的荟萃分析中,OSA 与急性呼吸衰竭(OR,2.4)和术后低氧饱和度(OR,2.3)有关[21]。600 多万例手术数据发现 OSA 与广泛增加的肺并发症有关。OSA 与插管/机械通气、吸入性肺炎和急性呼吸窘迫综合征有关。

OSA 是 PPCs 的一个风险因素。ASA 的 2014 年实践调查中,研究者推荐在手术前对所有患者进行 OSA 筛查[22]。推荐使用 STOP‑BANG 工具。明确的 OSA 患者和 OSA 高危人群应在手术前进行充分治疗,并采用持续气道正压通气治疗,该方法可贯穿整个围术期。

肺动脉高压

在研究肺动脉高压对非心脏手术后结果的影响的研究中,肺动脉高压患者的发病率和死亡率高于其他具有较高纽约心脏协会级别的高危历史对照组,以及该队列研究中独立危险因素的重度肺动脉高压的其他标志[23]。肺动脉高压的患者发生充血性心力衰竭、心律失常、血流动力学不稳定、脓毒症和呼吸衰竭的风险高。与没有肺动脉高压的非心脏手术相比,肺动脉高压患者在重症监护病房和住院时间更长,再入院率增加。

肺动脉高压可能无法得到改善的患者发生并发症的风险增加,就需要仔细考虑手术适应证、取消手术或选择较低风险的术式。如果决定手术,术前应有专业医护人员进行看护,并尽可能地优化患者的临床状况,这对于减少不良结局有至关重要的作用。

心力衰竭

充血性心力衰竭的患者发生 PPCs 风险高于 COPD 的患者。ACCP 在 2006 年发表的系统综述中,有充分的证据表明充血性心力衰竭是 PPCs 的重要危险因素(OR,2.93;95% CI,1.02～8.43)[19]。65 岁以上患者有 10% 的人患有充血性心力衰竭,是术后 PPCs 发病率和死亡率的主要原因[24]。

慢性肾病

阿罗苏拉（Arozullah）及其同事的两项研究显示，血清尿素氮水平大于 7.5 mmol/L 是术后肺部并发症的重要预警[25,26]，并且持续增长的血清尿素氮会大大增加这个风险。约翰逊（Johnson）及其同事的另一项研究显示，术前肌酐在 132.6 μmol/L 及以上，这与术后呼吸衰竭有关（OR，1.63；95% CI，1.49～1.82）。

营养状况

人血白蛋白浓度代表营养状况。一项研究显示，低人血白蛋白是预示围术期 30 天发病率的最重要因素[14]。人血白蛋白水平低于 0.51 mmol/L 是发生呼吸衰竭的高风险因素（OR，1.485；95% CI，1.34～1.64）。2006 年 ACP 指南已确认低白蛋白水平作为预测 PPCs 的重要因素[19]。在过去 6 个月内体重降低程度＞10%也是 PPCs 的独立危险因素[27]。

依赖性生存状态

来自近期 ACS-NSQIP 的数据显示，依赖功能状态（日常生活需要别人的帮助）是发生 PPCs 的最重要的危险因素。发生肺炎的 OR 是 2.6（95%的 CI，2.2～3.1），非计划气管插管的 OR 是 2.3（95% CI，1.9～2.9），延长机械通气支持（≥48 h）的 OR 是 2.9（95% CI，2.5～3.5）[1]。另一项对进行高风险手术的研究表明，无论什么原因而不能爬 2 级台阶的患者，术后心肺并发症的大大增加[28]。

神经功能异常

不止一项研究证实，术前神经功能异常及卒中后遗症与 PPCs 风险增加有关[29]。这可能是因为增加了胃液或口咽分泌物发生反流的风险。感觉中枢的改变是预测呼吸衰竭的独立危险因素。术后谵妄与意识混乱增加了发生肺炎与呼吸衰竭的风险[30]。

术后肺部并发症的手术相关风险因素

手术部位

手术部位是预测术后急性肺损伤最重要的独立风险因素[1]。手术切口位置与膈肌之间的距离与 PPCs 发生率成反比。腹部大手术，尤其是上腹部手术导致横膈功能紊乱，这是众所周知的且有文献记载的导致 PPCs 的因素[31,32]。这可能与手术导致低肺容量加重、发生肺不张有关。而普外科手术中，食管切除术是导致 PPCs 最高位因素。胸外科手术及上腹部手术发生肺部并发症的比例明显高于下腹部手术及其他手术[11,33]。大血管手术,包括腹主动脉瘤修补术,头部颈部及神经外科手术,也是发生 PPCs 的高危因素[27,33]。

手术时间

2015 年 NSQIP 的数据发现,发现 PPCs 组的手术平均时间及麻醉平均时间明显长于未发生 PPCs 组。多因素分析发现,长时间手术是预测肺部并发症的最强指标之一。

之前的研究中,与手术时间小于 2 小时手术的肺部并发症发生率(8%)相比,手术时间超过 3～4 小时更容易发生肺部并发症(40%)[34]。然而,尚不明确的是,手术时间对 PPCs 的影响是否与手术种类及手术本身复杂程度无关。在 2015 年 NSQIP 的数据中,PPCs 组的患者有更多的出血、心脏、肾病、神经系统、血栓栓塞、感染等并发症。因此,手术时间加上手术复杂程度可能在发生 PPCs 过程中有重要作用。

麻醉方式与镇痛模式

蛛网膜下腔阻滞或者硬膜外麻醉导致的 PPCs 是否是比全身麻醉更少,这一点还有争议。罗杰斯(Rodgers)和同事的研究发现[35],在腹部手术中,无论蛛网膜下腔阻滞还是全身麻醉,PPCs 的发生率没有差别。经尿道前列腺手术也同样证实了这个结论[33]。

关于高危患者的研究发现,全身麻醉患者术后发生呼吸衰竭的比例明显高于椎管内麻醉和浅全麻[36]。其他诸多研究也发现,全身麻醉术后的呼吸衰竭发生率高于脊麻和硬膜外麻醉。另一个大型的汇总 141 个临床试验的文献系统综述发现,接受神经阻滞麻醉(或者脊麻与硬膜外麻醉)的患者,无论是否复合全身麻醉,比单纯接受全身麻醉患者术后罹患肺部并发症风险要低。腹主动脉瘤修复术后接受硬膜外镇痛的并发症较于静脉阿片类药物镇痛的要少。

因此,基于已有研究,尽管需要研究进一步证实,但是似乎全身麻醉导致肺部并发症的风险确实要高于脊麻和硬膜外麻醉。脊麻或硬膜外麻醉更为安全,合适的时候,可考虑用于高危患者的麻醉。区域神经阻滞发生术后并发症的风险低,同样适合高危患者。

神经肌肉阻滞

术后早期阶段的肌松药残余仍然是较常见但又不易被发觉的事件[38]。术后最初阶段,肌松药的残余会导致用力肺活量、呼气峰流速下降,表明呼吸肌功能受损。同时导致膈肌功能受损,咳嗽无力从而损害了气管黏膜纤毛的清洁功能,最终导致 PPCs。

在贝尔格(Berg)与同事的一项研究中,中等时效的肌松药(罗库溴铵和维库溴铵)与长效肌松药(泮库溴铵)相比,肌松药残余事件发生率降低(5.3% vs 26%;$P<0.001$)。泮库溴铵组患者 PPCs 发生率高于罗库溴铵组或维库溴铵组。因此,在严密监测下使用肌松药物对降低术后肌松药残余发生率是非常重要的。

开腹与腹腔镜手术

手术方式的选择可能会显著影响 PPCs。一项对比腹腔镜与开腹手术对结直肠癌切除术短期结局的荟萃分析发现,根据肺活量测定(共 3 项研究)显示腹腔镜康复更快,住院时间缩短 21%(共 9 项研究);但是,两种手术方式的风险及并发症没有区别[40]。尽管腹腔镜手术可以缩短住院时间,减少术后疼痛、手术风险,提高肺活量,但是否降低 PPCs 仍然不清楚。

另一个比较腹腔镜手术与开腹手术 PPCs 的综述里,两项研究发现腔镜胆囊切除的肺不张发生率比开腹手术更低(2% vs 4%;$P<0.001$),并且腹腔镜乙状结肠切除术的 PPCs 发生率低于开腹手术(2.5% vs 6%;$P<0.001$)[41,42]。

腹腔镜手术可能采用小的手术切口从而减轻术后疼痛,对内脏器官的操作减少可能减少对呼吸肌的不良反应。然而,这种最低程度的有创操作对预测 PPCs 的作用尚未能完全建立。

急诊手术

ACP 报道的多变量分析的研究中,其中 6 项研究显示急诊手术是预测 PPCs 的重要因素,OR 为 2.21(95% CI,1.57~3.11)[21]。

体格检查

详细的体格检查是术前评估的重要部分。这样可以发现那些未被发觉但是已经存在的肺部疾病。临床医师应该寻找预示哮喘、COPD、OSA、右心衰竭(预示肺心病)、肺动脉高压、神经损伤、神经肌肉缺陷、脊柱畸形等疾病的临床症状,这些可能预示 PPCs。大多数的非胸外科手术,无论是哪类手术,可能不会从术前肺功能检测中获益,没有进一步评估也可进行手术。

术前肺部检查

术前检查能够获得无法从系统病史及体格检查中获得的信息,同时可以根据患者已知的危险因素评估并发症发生的可能性。作为肺部并发症风险评估的术前一般检查包括：
1. 肺功能检查
2. 动脉血气检测
3. 胸部射线照相（CXR）
4. 运动试验

肺功能检查

肺功能检查包括肺活量、流速容量环、一氧化碳的弥散能力、心肺功能运动测试（CPET）、通气-灌注扫描。肺活量是临床实践中最常见的检查。

现在还不能确定哪种肺功能检测作为危险分级指标[43]。由于缺乏对照试验证实肺功能检查与预后的改善有关，因此很难建议肺功能检查作为所有患者或手术的必要检查。顾虑就是术前肺功能检查的过度使用。然而，最新的研究指出，自从2006年ACP关于PPCs评估指南发布后，择期非心胸手术术前肺功能检查的比例显著下降[44]。

除了已有的肺活量检测，第一秒用力呼气流速（FEV_1）、用力肺活量也被作为预测PPCs的检测。麦卡利斯特（McAlister）和同事的一项研究发现[45]，肺功能检查数据与PPCs发生率显著相关，但多变量分析没有发现任何一种肺功能检查可以作为预测PPCs的独立因素。另一项研究发现，严重的COPD（$FEV_1<$ 50%预测值）患者，其术前肺功能检查不能预测PPCs，然而手术时间、ASA分级和手术方式却是重要的预测指标[34]。

最近和更多严谨的研究既不能证实肺功能检查与PPCs的相关性，多变量分析也不能确定肺功能检查是PPCs的独立预测指标。在大多数关于术前肺功能检查的研究中，这些检查除了用于临床评估，其他更多的价值尚未报道。

以肺功能检查作为术前检查：
1. 2006年ACP指南建议，临床医师不要常规地将术前肺活量作为预测普外科手术或其他高风险手术PPCs的指标。
2. 肺功能检查结果不应该作为取消手术的首要因素。
3. 临床检查无法解释的呼吸困难或运动不耐受的患者可以考虑进行肺功能检查。
4. 对于COPD或者哮喘患者，如果临床评估不能确定患者是否处于自身最好基础状态，或气流阻塞已经最大限度地减轻，那么肺功能检查可能是有用的。

胸部X线

作为常规术前评估的一部分，许多临床医师常常给老年患者、或已有肺部疾病以及吸烟的患者做胸部射线照相（CXR）检查。但是，临床医师可以仅仅根据病史及体格检查就可能预测出大部分非正常 CXR；而 CXR 很少能提供非预期的影响术前管理的信息。因此，CXR 在健康的 PPCs 风险评估中的作用很小。

阿切尔（Archer）及同事的一项针对常规 CXR 价值的荟萃分析发现[46]，术前常规 CXR 很少发现可以影响到术前管理的异常情况。随着年龄增加而异常 CXR 增多，但很难有循证策略得到的证据证明患者可以从术前 CXR 获益。依据 ACP 的研究，对于有心肺疾病，以及年龄大于 50 岁需要接受高风险手术，比如上腹部手术、食管手术、胸科手术或大动脉手术的患者，CXR 检查是合理的。

动脉血气

动脉血气分析在过去常被用作非胸科手术患者的术前评估，尽管缺少强劲的证据支持其价值。高碳酸血症[动脉血二氧化碳分压（$PaCO_2$）>45 mmHg]已被认为是 PPCs 和死亡的高风险因素。

然而，对于临床风险因素也无法确定风险的患者，高碳酸血症也无法确定其风险。高碳酸血症不是非心脏大手术的绝对禁忌证。

低氧血症已被认为是 PPCs 的风险因素，并且是手术禁忌证。一项研究报道了胃癌或食管癌手术术前低氧血症与 PPCs 的关系[48]。无论是低氧血症还是高碳酸血症，都是预测 PPCs 的重要危险因素。

运动试验

心肺功能运动试验（CPET）在过去是心胸手术和非胸科手术术前筛查，可预测死亡风险。史密斯（Smith）及同事发现[49]，在 CPET 中，我们可以获得最大耗氧量（$V_{O_2}max$）和无氧阈值来预测发病率与死亡率。他们评价了 9 项研究得出结论：最大耗氧量与较小的无氧阈可以有效预测围术期发病率与死亡率。这项研究的数据质量有许多局限，因此，若将 CPET 作为非心脏手术 PPCs 的独立预测指标，甚至用来干预围术期管理，那么还需要大量的后期研究工作。一些简单的测试运动能力的方法比如爬楼梯、6 min 步行试验都是很容易实施并且不需要特殊的设备。这些简单的测试与最大耗氧量相比，具有良好的准确性和一致性[50]。

超声心动图

目前没有证据支持非心脏手术术前常规超声心动图检测肺动脉高压，即使患者之前就存在肺部疾病。然而，如果患者存在严重肺部疾病同时具有右心功能不全的体征和症状，或者运动耐量明显下降，那么有必要做超声心动图排除心脏疾病。

风险评分

如果可以为围术期并发症提供明确的可能性,那么风险评分就是有用的。这个评分可以用作风险分级并指导治疗。它可以指导患者围术期风险与期望,优化高危患者并制订适当的术后管理计划。

四个风险指数提供定量而非定性的风险评估。大部分源于NSQIP数据库。它们是:

1. ARISCAT(Canet)风险指数[51]—2010。
2. 术后呼吸衰竭的古普塔计算器[52]—2011。
3. 术后肺炎的古普塔计算器[53]—2013。
4. Arozullah 呼吸衰竭指数[25]—2000。

Arozullah呼吸衰竭指数充分考虑混杂因素并调整后确定6个因素作为PPCs预测指标。分数的分配依据多变量分析中的关联强,根据呼吸衰竭0.5%~26.6%的发生比例,患者被分成5级[29]。

ARISCAT风险指数[51](表6-2)包括7个独立风险因素,预测PPCs发生率。每个因素有一个加权评分,患者发生肺部并发症的风险被分为低、中、高。

表6-2 ARISCAT风险指数

因　　素	校正OR	风 险 得 分
年龄(年)		
≤50	1	—
51~80	1.4(0.6~3.3)	3
≥80	5.1(1.9~13.3)	16
术前氧饱和度(%)		
≥96	1	—
91~95	2.2(1.2~4.2)	8
≤90	10.7(4.1~28.1)	24
最近1个月内呼吸道感染	5.5(2.6~11.5)	17
术前贫血(血红蛋白≤100 g/L)	3.0(1.4~6.5)	11
手术切口		
上腹部手术	4.4(2.3~8.5)	15
胸外科手术	11.4(1.9~6.5)	24
手术时间		
≤2	1	
2~3	4.9(2.4~10.1)	16

(续表)

因 素	校正 OR	风 险 得 分
>3	9.7(2.4~19.9)	23
急诊手术	2.2(1.0~4.5)	8

风 险 分 级	风 险 评 分	术后肺部并发症发生率（校正样本），%
低	<26	1.6
中	26~44	13.3
高	≥45	42.1

经许可数据来源自 Canet J, Gallart L, Gomar C, et al. Prediction of postoperative pulmonary complications in a population-based surgical cohort. Anesthesiology 2010; 113: 1338.

术后呼吸衰竭的古普塔计算利用术前多因素预测术后 48 小时不能撤机脱管或非计划插管/再次插管的可能性[52]。古普塔计算器用于术后肺炎的预测与呼吸衰竭是相似的。使用古普塔计算器需要下载交互式电子表格[53]。

围术期降低术后肺部并发症的策略

一旦确认是发生 PPCs 的高危患者，就应当采取降低风险和避免发生并发症的策略。有些风险因素是术前无法改善的，则可对其他高危因素进行调整。以下是被证实的具有降低 PPCs 的干预措施。
- 术前：
1. 戒烟（最好≥8 周）。
2. 改善慢性阻塞性肺疾病和哮喘患者气流受限情况。
3. 治疗有症状的下呼吸道感染。
4. 膨肺技术——提高肺活量与胸腔的物理治疗。
- 术中
1. 根据适应证采取脊麻、硬膜外麻醉或区域阻滞技术。
2. 避免使用长效肌松药。
3. 术中肺复张避免肺不张。
4. 腹腔镜还是开腹手术——考虑创伤更小的手术。
5. 液体管理——液体靶向治疗[54]。
- 术后
1. 腹部手术后经鼻饲管行胃肠减压。
2. 营养支持。

3. 肺复张策略。

4. 硬膜外镇痛。

围术期充分了解评估患者肺部状况,有可能避免围术期肺部并发症并改善预后。

小结

1. 术后第 1 周死亡中 25%的患者与 PPCs 有关。

2. PPCs 最重要的预测指标包括 ASA 分级、高龄、依赖性生存状态、手术部位以及手术时间。

3. 慢性阻塞性肺疾病、呼吸困难、吸烟与患者其他相关因素和手术部位相比仅仅是中等风险。

4. 合理的使用临床数据可以准确地预测术后急性肺损伤的总风险。

5. 高风险的非心胸手术并不需要常规进行检测肺功能检测。

（蔡新新　孙清　翻译,何亮　审校）

参考文献

[1] Chun KY, Annabelle T, David YL, et al. Pulmonary complications after major abdominal surgery: National Surgical Quality Improvement Program analysis. J Surg Res 2015; 198(2): 441-449.

[2] Sabate S, Mazo V, Canet J. Predicting postoperative complications: implications for outcomes and costs. Curr Opin Anesthesiol 2014; 27: 201.

[3] Fergusson MK. Preoperative assessment of pulmonary risk. Chest 1999; 115: 585.

[4] Holt NF. Trends in healthcare and the role of the anesthesiologist in the perioperative surgical home-the US perspective. Curr Opin Anesthesiol 2014; 27: 371.

[5] Meyers JR, Lembeck L, O'Kane H, et al. Changes in functional residual capacity of the lung after operation. Arch Surg 1975; 110: 576.

[6] Djokovic JL, Hedley-Whyte J. Prediction of outcomes of surgery and anesthesia in patients over 80. JAMA 1979; 242: 2301.

[7] Sughimachi K, Ueo H, Natsusa Y, et al. Cough dynamics in esophageal cancer: prevention of postoperative pulmonary complications. Br J Surg 1982; 69: 734.

[8] Hulzebos EH, Van Meteren NL, De Bie RA, et al. Prediction of postoperative pulmonary complications on the basis of preoperative risk factors in patients who have undergone coronary artery bypass graft surgery. Phys Ther 2003; 83: 8-16.

[9] O'Donohue WJ Jr. Postoperative pulmonary complications. When are preventive and therapeutic measures necessary? Postgrad Med 1992; 91: 167.

[10] Hall JC, Tarala RA, Hall JL, et al. A multivariate analysis of the risk of pulmonary complications after laparotomy. Chest 1991; 99: 923.

[11] Gracey DR, Divertie MB, Didier EP. Preoperative pulmonary preparation of patients with chronic obstructive pulmonary disease: a prospective study. Chest 1979; 76: 123.

[12] Dindo D, Demartines N, Clavien PA. Classification of surgical complications: a new proposal with evaluation in a cohort of 6336 patients and results of a survey. Ann Surg 2004; 240: 205.

[13] Gronkjaer M, Eliasen M, Skov-Ettrup LS, et al. Preoperative smoking status and postoperative complications: a systemic review and meta-analysis. Ann Surg 2014; 259: 52.

[14] Gupta H, Ramanan B, Gupta PK, et al. Impact of COPD on postoperative outcomes: results from the national database. Chest 2013; 143: 1599.

[15] National Asthma Education and Prevention Program (NAEPP) Coordinating Committee. Expert panel report 3: guidelines for the diagnosis and management of asthma. Bethesda (MD): National Heart, Lung, and Blood Institute; 2007.

[16] Kumar P, Goldstraw P, Yamada K, et al. Pulmonary fibrosis and lung cancer: risk and benefit analysis of pulmonary resection. J Thorac Cardiovasc Surg 2003; 125: 1321.

[17] Choi SM, Lee J, Park YS, et al. Postoperative pulmonary complications after surgery in patients with interstitial lung disease. Respiration 2014; 87: 287.

[18] Tait AR, Malviya S. Anesthesia for the child with an upper respiratory tract infection: still a dilemma? Anesth Analg 2005; 100: 59.

[19] Smetana GW, Lawrence VA, Cornell JE. American College of Physicians. Preoperative pulmonary risk stratification for noncardiothoracic surgery: systematic review for the American College of Physicians. Ann Intern Med 2006; 144: 581.

[20] Phung DT, Wang Z, Rutherford S, et al. Body mass index and risk of pneumonia: a systematic review and meta-analysis. Obes Rev 2013; 14: 839.

[21] Kaw R, Chung F, Pasupuleti V, et al. Meta-analysis of the association between obstructive sleep apnea and postoperative outcome. Br J Anaesth 2012; 109(6): 897-906.

[22] American Society of Anesthesiologists Task Force on Perioperative Management of Patients with Obstructive Sleep Apnea. Practical guidelines for the perioperative management of patients with obstructive sleep apnea: an updated report by the American Society of Anesthesiologists Task Force on perioperative management of patients with obstructive sleep apnea. Anesthesiology 2014; 120: 268.

[23] Ramakrishna G, Sprung GW, Ravi BS, et al. Impact of pulmonary hypertension on the outcomes of non-cardiac surgery: predictors of perioperative morbidity and mortality. J Am Coll Cardiol 2005; 45: 1691.

[24] Ji Q, Mei Y, Wang X, et al. Risk factors for pulmonary complications following cardiac surgery with cardiopulmonary bypass. Int J Med Sci 2013; 10: 1578.

[25] Arozullah AM, Daley J, Henderson WG, et al. Multifactorial risk index for predicting postoperative respiratory failure in men after major non cardiac surgery. The National Veterans Administration Surgical Quality Improvement Program. Ann Surg 2000; 232: 242.

[26] Arozullah AM, Khuri SF, Henderson WG, et al. Development and validation of a multifactorial risk index for predicting postoperative pneumonia after major non-cardiac surgery. Ann Intern Med 2001; 135: 847.

[27] McCullock TM, Jensen NF, Girod DA, et al. Risk factors for pulmonary complications in the postoperative head and neck surgery patients. Head Neck 1997; 19: 372.

[28] Nikolic I, Plavec D, Maloca I, et al. Stair climbing test with pulse oximetry as predictor of early postoperative complications in functionally impaired patients with lung cancer and elective lung surgery: prospective trail of consecutive series of patients. Croat Med J 2008; 49: 50.

[29] Arozullah AM, Conde MV, Lawrence VA. Preoperative evaluation for postoperative pulmonary complications. Med Clin North Am 2003; 112: 219.
[30] Ganai S, Lee KF, Merrill A, et al. Adverse outcomes of geriatric patients undergoing abdominal surgery who are at high risk for delirium. Arch Surg 2007; 142: 1072.
[31] Berdah SV, Picaud R, Jammes Y. Surface diaphragmatic electromyogram changes after laparotomy. Clin Physiol Funct Imaging 2002; 22: 69.
[32] Ferreyra G, Long Y, Ranieri VM. Respiratory complications after major surgery. Curr Opin Crit Care 2009; 15: 342.
[33] Brooks-Brunn JA. Predictors of postoperative pulmonary complications following abdominal surgery. Chest 1997; 111: 564.
[34] Qaseem A, Snow V, Fillerman N, et al. Risk assessment for and strategies to reduce perioperative complications for patients undergoing noncardiothoracic surgery: a guideline from the American College of Physicians. Ann Intern Med 2006; 144: 575.
[35] Rodgers A, Walker N, Schug S, et al. Reduction of postoperative mortality and morbidity with epidural or spinal anaesthesia: results from overview of randomized trials. BMJ 2000; 321: 1493.
[36] Yeager MP, Glass DD, Neff RK, et al. Epidural anesthesia and analgesia in high risk surgical patients. Anesthesiology 1987; 66: 729.
[37] Major CP Jr, Greer MS, Russell WL, et al. Postoperative pulmonary complications and morbidity after abdominal aneurysmectomy: a comparison of postoperative epidural versus parenteral opioid analgesia. Am Surg 1996; 62: 45.
[38] Cammu G, De Witte J, De Veylder J, et al. Postoperative residual paralysis in outpatients vs inpatients. Anesth Analg 2006; 102: 426.
[39] Berg H, Roed J, Viby-Mogensen J, et al. Residual neuromuscular block is a risk factor for postoperative pulmonary complications. A prospective, randomized, and blinded study of postoperative pulmonary complications after atracurium, vecuronium and pancuronium. Acta Anaesthesiol Scand 1997; 41: 1095.
[40] Abraham NS, Young JM, Solomon MJ. Meta-analysis of short-term outcomes after laparoscopic resection for colorectal cancer. Br J Surg 2004; 91: 1111.
[41] Guller V, Jain N, Hervey S, et al. Laparoscopic vs open colectomy: outcomes comparison based on large nationwide database. Arch Surg 2003; 138: 1179.
[42] Zacks SL, Sanders RS, Rutledge R, et al. A population based cohort study comparing laparoscopic cholecystectomy and open cholecystectomy. Am J Gastroenterol 2002; 97: 334.
[43] Lawrence VA, Page CP, Harris GD. Preoperative spirometry before abdominal procedures. A critical appraisal of its predictive value. Arch Intern Med 1989; 149: 280.
[44] Sun LY, Gershon AS, Ko DT, et al. Trends in pulmonary function testing before non-cardiothoracic surgery. JAMA Intern Med 2015; 175(8): 1410-1412.
[45] McAlister FA, Khan NA, Straus SE, et al. Accuracy of the preoperative assessment in predicting pulmonary risk after non-thoracic surgery. Am J Respir Crit Care Med 2003; 167: 741.
[46] Archer C, Levy AR, McGregor M. Value of routine preoperative chest x-rays: a meta-analysis. Can J Anaesth 1993; 40: 1022.
[47] Tisi GM. Preoperative evaluation of pulmonary function: validity, indications, and benefits. Am Rev Respir Dis 1979; 119: 293.
[48] Fan ST, Lau WY, Yip WC, et al. Prediction of postoperative pulmonary complications in esophagogastric cancer surgery. Br J Surg 1987; 74: 408.
[49] Smith TB, Stonell C, Purkayastha S, et al. Cardiopulmonary exercise testing as a risk

assessment method in non-cardiopulmonary surgery: a systematic review. Anaesthesia 2009; 64: 883.

[50] Cataneo DC, Kobayasi S, Paccanaro RC, et al. Accuracy of six minute walk test, stair test and spirometry using maximal oxygen uptake as a gold standard. Acta Cir Bras 2010; 25: 194.

[51] Canet J, Gallart L, Gomar C, et al. Prediction of postoperative pulmonary complications in a population based cohort. Anesthesiology 2010; 113: 1338.

[52] Gupta H, Gupta PK, Fang X, et al. Development and validation of a risk calculator predicting respiratory failure. Chest 2011; 140: 1207.

[53] Gupta H, Gupta PK, Schuller D, et al. Development and validation of a risk calculator for predicting postoperative pneumonia. Mayo Clin Proc 2013; 88: 1241.

[54] Cocoran T, Clarke S, Myles PS, et al. Perioperative fluid management strategies in major surgery: a stratified meta-analysis. Anesth Analg 2012; 114: 640.

7. 围术期急性肾损伤危险分层和风险控制

塞尔玛·伊斯哈格[a,*]　查鲁哈斯·V.塔卡[b,c]

关键词

急性肾损伤 • 慢性肾脏疾病 • 术前评估 • 肾保护策略

关键点

- 急性肾损伤（AKI）是外科患者常见并发症，在术后即刻和远期都有较高的发病率。
- 术前危险分层是术前知情同意的重要内容，对围术期治疗方案的制订也有重要意义。一些潜在的术前干预措施例如优化血细胞比容和血糖水平，以及持续应用血管紧张素受体阻滞剂和他汀类药物可能具有肾保护作用。
- 围术期肾保护策略，包括目标导向的液体治疗、避免高氯晶体液和在肾脏自身调节曲线范围内维持血流动力学稳定等，在预防 AKI 中具有重要作用。当前生物标记物研究方面的进展有可能使我们能早期诊断 AKI 并及早实施肾保护策略。
- 为了手术患者更好的预后，需要所有围术期医师都增强意识并共同努力。

定义

　　AKI 是外科患者常见并发症，在术后早期和远期均有较高的发病率。AKI 最新的诊断和分期共识是由肾脏疾病：改善全球预后（KDIGO）工作组[1]提出

---

a 美国密苏里州圣路易斯市南欧几里大街 660 号华盛顿大学南校区巴恩斯-犹太医院麻醉科，信箱 8054，邮编：63110-1093
b 美国俄亥俄州辛辛那提市阿尔伯特·萨宾路 231 号辛辛那提大学肾内科，肾脏保健项目，邮编：45267
c 美国俄亥俄州辛辛那提市阿尔伯特·萨宾路 231 号辛辛那提退伍军人医学中心肾脏病区，邮编：45267
* 通信作者
邮箱：ishags@anest.wustl.edu

的: AKI 是指因肾功能下降导致的血清肌酐(sCr)绝对值在 48 小时内升高≥26.52 μmol/L,sCr 在最初 7 天内较基础值升高 1.5 倍以上或者尿量≤0.5 mL/(kg·h)超过 6 小时。[1]根据这些标准,AKI 被分为 3 级(表 7-1)。

表 7-1 AKI 严重度分级(AKIN 标准)

分级	sCr 变化	尿量(UOP)
Ⅰ	Cr 较基础值增加 26.5 μmol/L 或 1.5～2.0 倍	UOP<0.5 mL/(kg·h)持续>6 h
Ⅱ	Cr 较基础值增加>2～3 倍	UOP<0.5 mL/(kg·h)持续>12 h
Ⅲ	Cr 较基础值增加>3 倍(或 Cr>353.6 μmol/L 且急性增加 44.2 μmol/L);需透析的 AKI	UOP<0.3 mL/(kg·h)持续>24 h 或 12 h 无尿

缩写: AKIN,急性肾损伤网络;Cr,肌酐;UOP,尿量。
经许可改编自 Kellum JA, Lameire N, Aspelin P, et al. Kidney Disease: Improving Global Outcomes (KDIGO) acute kidney injury work group. KDIGO clinical practice guideline for acute kidney injury. Kidney Int Suppl 2012; 2: 1-138.

流行病学

在所有因急性病住院的患者中 AKI 的发病率为 5%～7.5%,而在 ICU 中住院的 AKI 患者发病率接近 20%。住院患者中接近 40% 的 AKI 发生在围术期[2]。AKI 的发生率取决于外科手术的种类(图 7-1)。作者对 AKI 的认识绝大部分来自心血管外科文献。本文回顾了这些信息和来自其他外科手术资料的新数据。

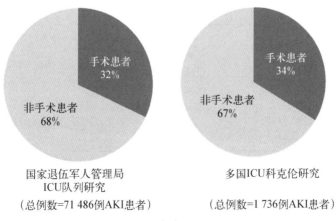

(A)

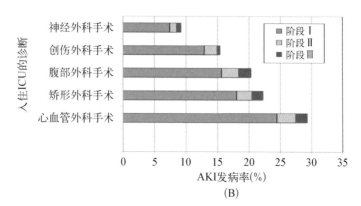

图 7-1 外科重症患者 AKI 发生率和严重程度

（A）因外科手术导致 AKI 的患者比例。（B）ICU 中因外科大手术导致 AKI 的发病率。VA，美国退伍军人管理局。（经许可引自 Thakar CV. Perioperative acute kidney injury. Adv Chronic Kidney Dis 2013；20(1)：67-75.)

外科背景下的危险分层

赫特派尔研究团队[3]针对非心血管外科大手术提出了一个术前肾危险指数的概念，他们研究发现以下因素可作为术后 AKI 的独立危险因子：年龄>59 岁，体质指数（BMI）>32，高风险手术（预期住院日≥2 天）、急诊手术、周围血管病、肝脏疾病和慢性阻塞性肺疾病（COPD）。在肾小球滤过率（GFR）正常的患者中，根据危险因子的多少，其术后肾功能衰竭（定义为 GFR 绝对值<50 mL/min）的发生率在 0.3%～4.3%（表 7-2）。

表 7-2 非心血管手术后 AKI 的发生率和危险因素

危 险 因 素	危 险 等 级	AKI 发生率(%)
年龄>59 岁	Ⅰ级（0 个危险因素）	0.3
BMI>32	Ⅱ级（1 个危险因素）	0.5
急诊手术	Ⅲ级（2 个危险因素）	1.3
高风险手术	Ⅳ级（≥3 个危险因素）	4.3
外周血管疾病	—	—
慢性阻塞性肺病（COPD）		
肝脏疾病		

经许可引自 Thakar CV. Perioperative acute kidney injury. Adv Chronic Kidney Dis 2013；20(1)：67-75.

接受胃旁路手术的肥胖患者术后 AKI（sCr 升高 50%或需透析治疗）发病率为 8.5%[4]。胃旁路手术患者 BMI 越高，越可能同时伴随其他危险因子，包括高脂血症和手术前应用血管紧张素转化酶抑制剂（ACEIs）或者血管紧张素受体阻滞剂（ARBs）。

吉姆（Kim）团队[5]在研究腹腔手术患者时使用了一个敏感性较低的AKI定义，即sCr较基础值升高超过176.8 μmol/L和（或）需要透析治疗，发现腹腔手术患者AKI的总发病率为1.1%，其中阑尾切除术患者AKI发病率0.2%，胃旁路手术患者0.3%，剖腹探查术3.5%。

在接受矫形外科手术的患者中，基梅尔（Kimmel）团队[6]新近的研究结果显示：年龄较大、较肥胖和既往肾功能障碍的患者接受择期全关节置换术（TJA）后AKI的发生率为15%，与之相比，温加滕（Weingarten）团队[7]的研究显示相对较年轻和较健康的患者接受择期TJA后AKI的发生率不到2%。在新近发表的一项针对全国住院患者的研究报告中，耐得卡尼（Nadkarni）团队[8]指出在10年的时间内AKI的发生率增加了4倍（$P<0.0001$）。术前慢性肾脏疾病在该调查群体中非常普遍，也是AKI最重要的危险因素之一。除此之外，术后事件包括心肌梗死、需行心导管治疗、脓毒症和输血需求，与AKI密切相关。更重要的是，发生围术期AKI的患者住院期间死亡率显著增加（相对危险度11.32，$P<0.0001$）；而存活患者的不良离院率（定义为需要疗养院或者长期急性医疗照护）风险增加了2倍。因此，在这样一个预期髋关节及膝关节手术将增加2倍以上的时代，即使是较低的术后AKI发生率，也会对患者及医疗体系产生显著的影响。

移植受体非常脆弱，有多种因素使其易于发生术后肾功能障碍，包括既往存在肾损害、感染以及应用肾毒性药物和钙调神经磷酸酶抑制剂[9]。大约1/3的肝移植受体在术后会出现AKI，高达17%的患者需要透析治疗[10-13]。导致肝移植受体高AKI发病率的原因很多。术后早期发生AKI的主要原因是急性肾小管坏死和肾前性氮质血症，而在术后2~4周，则是脓毒症和钙调神经磷酸酶抑制剂的毒性作用[10]。肝移植受体相关AKI危险因素包括人血白蛋白<0.47 mmol/L、基础肾功能受损、使用多巴胺和移植物功能障碍，而细菌感染/脓毒症与晚期AKI（术后2~4周）相关。

最近，格瑞姆（Grimm）研究团队[14]发现在肺移植患者中因术后肾衰竭需要透析治疗的概率为5.5%，与之前的研究结果相似。他们提出一种危险分层评分方法，内容包括：种族、诊断、BMI、既往肾功能状态、糖尿病等。根据该评分方法预测，最低危组患者肾衰竭发生率为3.1%，而最高危组患者肾衰竭发生率高达15.6%。

心脏移植手术有明确的AKI风险。需胰岛素治疗的糖尿病、术前肾功能障碍和冷缺血时间延长与较高的AKI发病率有关，而较高的术前白蛋白水平与有透析需求的肾功能障碍风险较低有相关性[15-17]。

肾移植受体的 AKI 诊断由于移植肾功能的反复快速变化而较复杂,还有部分原因跟不同的缺血-再灌注复苏过程、免疫抑制剂剂量滴定和术后体液转移有关。肾移植 AKI 与移植肾长期预后不良相关,可表现为移植肾功能延迟恢复(DGF),即移植术后第 1 周内需要透析治疗。器官获取后能够降低 DGF 的措施,包括机械灌注、冷保存技术以及缩短冷缺血时间。在器官修复之前制定器官回收前管理目标(包括平均动脉压、中心静脉压以及使用血管升压药等)与显著降低 DGF 相关[18]。

心脏外科手术后患者发生需接受透析治疗的 AKI 的发病率不到 5%,而严重度较低的 AKI 发病率高达 20%。多个危险分层系统都证实有效,包括克利夫兰临床基金会评分、美国胸外科医师协会评分以及简化肾脏指数评分。术前危险因素包括女性、高龄以及某些长期并存病,例如原有的肾功能不全、需要接受胰岛素治疗的糖尿病、周围血管病、充血性心力衰竭和 COPD 等。术中的危险因素多变,可以是手术过程中发生的任何事件,包括应用主动脉内球囊反搏、深低温停循环、低心排综合征、使用升压药和输血次数等。人们已经阐明暴露于体外循环(CPB)和 CPB 转机持续时间之间的联系,它可能是暴露于 CPB 回路时无脉血流导致的肾灌注受损或促炎状态引起的缺血性组织损伤的一种反映。实施非体外循环心脏搭桥手术可能是具有潜在益处且可调节的 AKI 风险因子[2]。

血管外科患者通常有多种并存疾病,例如糖尿病和高血压病,这些合并病可能导致患者术前就已经存在肾功能不全。在开放手术或者腔内动脉外科手术中,有大量针对 AKI 的研究。最近,哈瑞斯(Harris)研究团队[19]针对接受主动脉、颈动脉、腔内和外周血管手术的患者群体进行了 AKI 风险评估。该研究使用了 RIFLE 标准(sCr 较基础值升高≥1.5 倍为有风险,≥2.0 倍为肾损伤,≥3.0 倍为肾衰竭),结果显示,无论接受何种手术,入住外科 ICU 的患者中有 48% 的人发生了 AKI。糖尿病可加重危重病患者的病情严重程度,它和脓毒症是 AKI 的独立危险因素。术中失血和低血压与后续的肾功能障碍以及术中输血和总输血量相关。有意思的是,住院期间应用 ACEIs 和 ARBs 对该类患者群体有保护作用。胡贝尔(Huber)研究团队[20]使用 KDIGO 标准(AKI 定义为 sCr 较基础值升高 50% 或增加 26.5 μmol/L)对接受多种血管外科手术的患者进行研究,结果显示 AKI 为最常见的术后并发症,其发病率在接受外周血管重建手术的患者中为 12.7%,而行急诊主动脉瘤破裂开放手术的患者则高达 76%。同时该研究者还注意到按照 KDIGO 标准诊断为 AKI 的患者中,如果按照国家外科质量改善项目的标准定义 AKI(sCr 较术前值升高>176.8 μmol/L 或者术后需要紧急行透析治疗),则只有 17% 的患者能诊断为 AKI。尽管对 AKI 的认识逐渐提高,但这仍然是一个被严重低估的并发症,只有 20% 的 AKI 患者在出院总结中列出了该诊断。

造影剂肾病(CIN),近来多称为造影剂相关急性肾损伤(CI-AKI),是继外科手术和低血压之后,导致住院患者急性肾衰竭的第三大常见原因。其定义为暴露于造影剂(CM)后 48~72 小时内 sCr 绝对值增加≥44.2 μmol/L 或增幅≥25%。CIN 最重要的患者相关危险因素为原有肾功能不全和糖尿病。造影剂的用量和渗透压以及动脉内给药(对比静脉注射)都是重要的操作相关危险因素[21]。麦赫兰风险评分可以量化 CIN 危险因素并能可靠预测 1 年死亡率[22]。除引起 AKI 的其他原因之外,18.8% 的接受主动脉瘤腔内修复术的患者发生 AKI(按照急性肾损伤网络[AKIN]和 KDIGO 标准定义)由 CIN 导致[23]。

预后

AKI 是围术期严重并发症,它与住院期间及出院后死亡率增加、心肌梗死、心力衰竭、进展到慢性肾病(CKD)和终末期肾病相关。住院的心力衰竭患者同时合并 AKI 时,因心力衰竭所致 30 天再入院率为 21%,而不合并 AKI 者因心力衰竭所致 30 天再入院率为 14%。在所有住院患者中,合并 AKI 的住院患者 30 天再入院率为 16%,而无 AKI 的住院患者 30 天再入院率仅为 9%。在重症患者中,无 AKI 者的再入院率为 12%,而合并 AKI 者的再入院率为 19%~21%(根据 AKI 严重程度不同有波动)[24-30]。

早期诊断/新型生物标志物

目前达成共识的 AKI 定义仍然采用 sCr 水平作为肾功能指标。但是有很多因素可以影响 sCr 水平,包括肌肉量、年龄、性别、水化状态和药物应用等。sCr 水平在肾功能损失 50% 时才开始升高,因此在肾损伤和 sCr 水平改变之间存在一个有价值的时间窗,这同时也是一个容易错失的治疗机会。理想的检测指标应当能侦测组织损伤,而不是功能损失。这个指标应具有组织特异性,由损伤的细胞产生,其浓度与损伤程度成正比;它应早期表达并且迅速下降,便于监测治疗措施的效果。同时检测方法应简单可靠。几个这样的生物标志物正在接受评估,而其中的一个肾脏生物标志物即将应用于临床[31]。

肾保护策略

最近普约尔(Prowle)团队[32]在关于液体容量管理以预防和减少 AKI 的综述中强调了谨慎的液体平衡和心输出量复苏的重要性。他们讨论了复苏时液体治疗的明显不利影响,还讨论了肾包膜下压力增加相关的肾血流减少和 GFR 降低,以及过度输液导致腹腔间室综合征的新证据。这一点很重要,特别是针对肾移植受体,传统的做法是给肾移植受体大量输液以在围术期维持较高的中心静脉压,结果发现这部分患者与接受中等量液体治疗的患者相比长期预后更差。正常的体循环血压和心输出量是能够通过添加适当剂量的血管收缩药物来维持的。

液体的选择也可能对围术期肾功能产生重要影响。生理盐水含有超生理水平的氯化物。输注大剂量的生理盐水可能导致高氯性酸中毒、肾血管收缩和GFR下降。已经有很多研究证实淀粉基溶液具有肾毒性,而4%白蛋白溶液虽然安全但是价格昂贵[32]。

肾血流的自身调节需要平均动脉压(MAP)在80～160 mmHg,在这个范围之外,肾血流则变为压力依赖性。而在慢性高血压患者和急性疾病患者中肾脏的这种自身调节遭到破坏。长期相对或者绝对的低血压与AKI的发生相关。在血管扩张性休克患者中,与MAP = 60 mmHg时相比,MAP = 75～90 mmHg时的肾氧提取量更低而GFR更高。应用血管收缩药维持全身及肾灌注压对肾脏的益处似乎超过其增加肾血管阻力的负面作用[32-34]。

胡(Ho)和帕沃(Power)[35]在一项荟萃分析中指出,应用呋塞米预防或治疗AKI不大可能直接降低死亡率或改善肾功能。联用呋塞米和其他肾毒性药物(如非甾体消炎药、万古霉素和庆大霉素)可能使脱水患者的AKI发病率增加。杨(Yang)[36]最近的系统回顾和荟萃分析指出,应用甘露醇对预防AKI无益处,并且可能对暴露于造影剂(CM)的患者有害。在当前重大进展出现之前,有研究表明甘露醇可使肾移植受体获益,而现在甘露醇的这个效用还需要进一步评估。

管理血糖以预防AKI一直是广泛研究的主题。最初的研究发现通过强化胰岛素治疗把血糖控制在80～110 mg/dL可降低外科ICU患者AKI的发病率和严重程度,而随后的研究却发现强化胰岛素治疗与严重低血糖和低血糖相关发病率有关,并且接受强化胰岛素治疗患者的生存获益也受到质疑。KDIGO工作组通过权衡血糖控制的获益和低血糖的风险,推荐胰岛素治疗的目标血糖值为6.2～8.4 mmol/L[1]。

围术期常常需要输注红细胞(RBCs)和其他血液制品以补充血液丢失和改善器官灌注。多项研究发现接受心脏和血管外科手术的患者输注红细胞与肾功能障碍具有相关性。库存红细胞在其42天储存期内会经历被称为"储存损伤"的变化:即不可逆的变形性降低和血管内皮黏附性增加,这会导致微血管血流减少[37,38]。最近发表的国际肾脏病学会急性肾损伤0by25倡议(到2025年将可预防的AKI所致的死亡率降至0)强调了低血细胞比容与AKI的关系[39]。这一点促使人们注意到开展并存疾病术前优化和风险控制措施研究的必要性。

3-羟基-3-甲基戊二酰辅酶A还原酶抑制剂(他汀类药物)具有抗炎、抗氧化和稳定内皮细胞膜功能的作用,已有多项研究评估术前给予他汀类药物对降低 AKI 风险的影响。莫娜(Molnar)团队[40,41]研究了心脏手术和择期大手术后的患者。他们发现应用他汀类药物确实与择期大手术患者的 AKI 发病率、急性透析需求和 30 天病死率降低相关,也与心脏手术患者的肾损伤标志物水平降低相关,但是如果以 sCr 升高一倍或需要透析治疗来定义 AKI 时,他汀类药物并不能减少肾脏损伤。进一步的研究发现术前应用他汀类获益的相互矛盾的证据;毛(Mao)和黄(Huang)[42]的荟萃分析推断应用他汀类与 AKI 总体风险之间没有明显的联系,但是他汀类药物的应用可能降低造影剂相关 AKI(CI‐AKI)的风险。最近的一项荟萃分析表明心脏外科手术患者术前应用他汀类药物可能是一个有前景的治疗方法[43]。明确不同患者群体术前应用他汀类药物是否获益还需要更多的证据。

ACEIs/ARB 类药物常用于高血压、心力衰竭或糖尿病肾病患者。评估术前应用 ACEIs/ARBs 与 AKI 关系的研究得出了相互矛盾的结果。一项系统回顾和荟萃分析评估了最近关于术前接受肾素‐血管紧张素系统(RAS)抑制剂治疗患者的 AKI 风险的研究,得出结论:术前应用 RAS 抑制剂与患者 AKI 发生率降低有关[44]。美国心脏病学会/美国心脏协会最新指南针对接受非心脏外科手术患者的心血管评估和患者管理,推荐术前持续应用 ACEIs/ARBs(证据等级Ⅱa)[45]。

输注碳酸氢钠预防造影剂相关 AKI(CI‐AKI)的研究有很多。KDIGO 工作组认为碳酸氢盐溶液的益处可能存在但不稳定。他们提高了对医院药房制备混合液的成本和差错的关注度,因此只推荐使用等渗氯化钠溶液或碳酸氢钠溶液静脉扩容来预防 CI‐AKI。扩容治疗可能具有保护作用主要是因为舒张肾血管和直接稀释造影剂降低其肾小管毒性作用。碳酸氢钠溶液有效是由于其碱化尿液,从而减少自由基的生成和清除活性氧[1]。

N‐乙酰半胱氨酸(NAC)具有血管舒张和抗氧化作用。有研究显示其在预防 CI‐AKI 中具有良好的效果,但是它对全因死亡率或透析需求的影响还没有被研究过。鉴于 NAC 低廉的价格及较低的风险,KDIGO 工作组推荐在 CI‐AKI 高风险患者中使用 NAC[1]。

考虑到 AKI 的机制可能是继发于肾灌注减少和缺血,同时伴有血小板、凝血素和炎症介质的激活,嘎格团队[46]研究了术前应用阿司匹林(ASA)和中枢性 α_2 受体激动剂可乐定对术后 AKI 的影响。他们假设阿司匹林的抗血小板聚集作用以及可乐定的中枢性交感抑制和抗炎作用可降低 AKI 的发生率。他们研究了近 7 000 例具有不同肾功能状态的患者,这些患者均接受外科大手术(定义为住院时间超过 1 天的手术)。最终得出结论,术前应用阿司匹林或者可乐定均不能降低 AKI 风险。该结果可能是与阿司匹林增加出血风险及可乐定增加低血压风险有关。

右美托咪定是一种高选择性的 α_2 激动剂,在动物实验中发现其对 AKI 具有预防作用。近期在接受冠状动脉旁路移植术的患者中进行的一项随机三盲安慰剂对照研究表明,输注右美托咪定能显著降低中性粒细胞明胶酶相关脂质运载蛋白的水平,且该作用具有剂量依赖性[47]。

小结

综上所述,超过 1/3 的院内 AKI 发生在外科手术患者。即使轻度的 AKI 也会增加患者的发病率和死亡率。术前危险分层对患者的知情同意及围术期诊疗计划的制定具有重要意义。潜在的术前干预措施,例如优化红细胞压积和血糖水平,以及持续应用 ARB 和他汀类药物可能对患者具有保护作用。围术期肾保护策略包括目标导向性液体治疗、避免高氯晶体液输注、维持血流动力学在肾自身调节范围内等,对预防 AKI 具有重要意义。近期关于生物标志物的研究进展可能为 AKI 的早期诊断和治疗提供了机遇。改善外科患者的预后需要所有围术期医师提高认识和共同努力。

(陈峰　翻译,张萍　审校)

参考文献

[1] Kellum JA, Lameire N, Aspelin P, et al. Kidney Disease: Improving Global Outcomes (KDIGO) Acute Kidney Injury Work Group. KDIGO clinical practice guideline for acute kidney injury. Kidney Int Suppl 2012; 2: 1 - 138.

[2] Thakar CV. Perioperative acute kidney injury. Adv Chronic Kidney Dis 2013; 20(1): 67 - 75.

[3] Kheterpal S, Tremper KK, Englesbe MJ, et al. Predictors of postoperative acute renal failure after noncardiac surgery in patients with previously normal renal function. Anesthesiology 2007; 107: 892 - 902.

[4] Thakar CV, Kharat V, Blanck S, et al. Acute kidney injury after gastric bypass surgery. Clin J Am Soc Nephrol 2007; 2: 426 - 430.

[5] Kim M, Brady JE, Li G. Variations in the risk of acute kidney injury across intraabdominal surgery procedures. Anesth Analg 2014; 119(5): 1121 - 1132.

[6] Kimmel LA, Wilson S, Janardan J, et al. Incidence of acute kidney injury following total joint arthroplasty: a retrospective review by RIFLE criteria. Clin Kidney J 2014; 7: 546 - 551.

[7] Weingarten TN, Gurrieri C, Jarett PD, et al. Acute kidney injury following total joint arthroplasty: retrospective analysis. Can J Anaesth 2012; 59: 1111 - 1118.

[8] Nadkarni G, Patel A, Ahuja Y, et al. Incidence, risk factors, and outcome trends of acute kidney injury in elective total hip and knee replacement. Am J Orthop 2015. [Epub ahead of print].

[9] Bloom RD, Reese PP. Chronic kidney disease after norenal solid organ transplantation. J Am Soc Nephrol 2007; 18(12): 3031-3041.
[10] Cabezuelo JB, Ramirez P, Rios A, et al. Risk factors of acute renal failure after liver transplantation. Kidney Int 2006; 69: 1073-1080.
[11] Yalavarthy R, Edelstein CL, Teitelbaum I. Acute renal failure and chronic kidney disease following liver transplantation. Hemodial Int 2007; 11(Suppl 3): S7-12.
[12] McCauley J, Van Thiel DH, Starzl TE, et al. Acute and chronic renal failure in liver transplantation. Nephron 1990; 55: 121-128.
[13] Ojo AO, Held PJ, Port FK, et al. Chronic renal failure after transplantation of a non-renal organ. N Engl J Med 2003; 349: 931-940.
[14] Grimm JC, Lui C, Kilic A, et al. A risk score to predict acute renal failure in adult patients after lung transplantation. Ann Thorac Surg 2015; 99: 251-257.
[15] Greenberg A. Renal failure in cardiac transplantation. Cardiovasc Clin 1990; 20: 189-198.
[16] Boyle JM, Moualla S, Arrigain S, et al. Risks and outcomes of acute kidney injury requiring dialysis after cardiac transplantation. Am J Kidney Dis 2006; 48: 787-796.
[17] Ishani A, Erturk S, Hertz MI, et al. Predictors of renal function following lung or heart-lung transplantation. Kidney Int 2002; 61: 2228-2234.
[18] Cooper JE, Wiseman AC. Acute kidney injury in kidney transplantation. Curr Opin Nephrol Hypertens 2013; 22: 698-703.
[19] Harris DG, Koo G, McCrone MP, et al. Acute kidney injury in critically ill vascular surgery patients is common and associated with increased mortality. Front Surg 2015; 2: 8.
[20] Huber M, Ozrazgat-Baslanti T, Thottakkara P, et al. Mortality and cost of acute and chronic kidney disease after vascular surgery. Ann Vasc Surg 2015. [Epub ahead of print].
[21] Azzalini L, Spagnoli V, Ly H. Contrast-induced nephropathy: from pathophysiology to preventive strategies. Can J Cardiol 2015. [Epub ahead of print].
[22] Mehran R, Nikolsky E, Lasic Z, et al. A simple risk score for prediction of contrastinduced nephropathy after percutaneous coronary intervention: development and initial validation. J Am Coll Cardiol 2004; 44(7): 1393-1399.
[23] Saratzis A, Melas N, Mahmood A, et al. Incidence of acute kidney injury after endovascular abdominal aortic aneurysm repair. Eur J Vasc Endovasc Surg 2015; 49: 534-540.
[24] Ricci Z, Cruz D, Ronco C. The RIFLE criteria and mortality in acute kidney injury: a systematic review. Kidney Int 2008; 73: 538-546.
[25] Coca SG, Yusuf B, Shlipak MG, et al. Long term risk of mortality and other adverse outcomes after acute kidney injury: a systematic review and meta-analysis. Am J Kidney Dis 2009; 53: 961-973.
[26] Hansen MK, Gammelager H, Mikkelsen MM, et al. Post-operative acute kidney injury and five-year risk of death, myocardial infarction and stroke among elective cardiac patients: a cohort study. Crit Care 2013; 17: R292.
[27] Horkan CM, Purtle SW, Mendu ML, et al. The association of acute kidney injury in the critically ill and postdischarge outcomes: a cohort study. Crit Care Med 2015; 43: 354-364.
[28] Zeng X, McMahon GM, Brunelli SM, et al. Incidence, outcomes and comparisons across definitions of AKI in hospitalized individuals. Clin J Am Soc Nephrol 2014; 9: 12-20.
[29] Thakar CV, Parikh PJ, Liu Y. Acute kidney injury (AKI) and risk of readmissions in patients with heart failure. Am J Cardiol 2012; 109: 1482-1486.
[30] Christiansen CF. Hospital readmissions after acute kidney injury-why? Crit Care Med 2015; 43(2): 490-491.
[31] Martensson J, Martling C-R, Bell M. Novel biomarkers of acute kidney injury and failure:

clinical applicability. Br J Anaesth 2012; 109(6): 843-850.
[32] Prowle JR, Kirwan CJ, Bellomo R. Fluid management for the prevention and attenuation of acute kidney injury. Nat Rev Nephrol 2014; 10(1): 37-47.
[33] Brienza N, Giglio MT, Marucci M, et al. Does perioperative hemodynamic optimization protect renal function in surgical patients? A meta-analytic study. Crit Care Med 2009; 37: 2079-2090.
[34] Zarbock A, Milles K. Novel therapy for renal protection. Curr Opin Anaesthesiol 2015; 28(4): 431-438.
[35] Ho KM, Power BM. Benefits and risks of furosemide in acute kidney injury. Anaesthesia 2010; 65: 283-293.
[36] Yang B. Intravascular administration of mannitol for acute kidney injury prevention: a systematic review and meta-analysis. PLoS One 2014; 9(1): e85029.
[37] Habib RH, Zacharias A, Schwann TA, et al. Role of hemodilutional anemia and transfusion during cardiopulmonary bypass in renal injury after coronary revascularization: Implications on operative outcome. Crit Care Med 2005; 33: 1749-1756.
[38] O'Keefe SD, Davenport DL, Minion DJ, et al. Blood transfusion is associated with increased morbidity and mortality after lower extremity revascularization. J Vasc Surg 2010; 51: 616-621.
[39] Mehta RL, Cerda J, Burdmann EA, et al. International Society of Nephrology's 0by25 initiative for acute kidney injury (zero preventable deaths by 2025): a human rights case for nephrology. Lancet 2015; 385: 2616-2634.
[40] Molnar AO, Coca SG, Devereaux PJ, et al. Statin use associates with a lower incidence of acute kidney injury after major elective surgery. J Am Soc Nephrol 2011; 22: 939-946.
[41] Molnar AO, Parikh CR, Coca SG, et al. Association between preoperative statin use and acute kidney injury biomarkers in cardiac surgical procedures. Ann Thorac Surg 2014; 97: 2081-2088.
[42] Mao S, Huang S. Statins use and the risk of acute kidney injury: a meta-analysis. Ren Fail 2014; 36(4): 651-657.
[43] Wang J, Gu C, Gao M, et al. Pre-operative statin therapy and renal outcomes after cardiac surgery: a meta-analysis and meta-regression of 59,771 patients. Can J Cardiol 2015; 31: 1051-1060.
[44] Cheungpasiporn W, Thongprayoon C, Srivali N, et al. Pre-operative reninangiotensin system inhibitors use linked to reduced acute kidney injury: a systematic review and met-analysis. Nephrol Dial Transplant 2015; 30: 978-988.
[45] Fleisher LA, Fleischmann KE, Auerbach AD, et al. 2014 ACC/AHA guidelines on preoperative cardiovascular evaluation and management of patients undergoing noncardiac surgery: a report of the American College of Cardiology/American Heart Association Task Force on practice guidelines. J Am Coll Cardiol 2014; 64: e77-137.
[46] Garg AX, Kurz A, Sessler DI, et al. Perioperative aspirin and clonidine and risk of acute kidney injury. JAMA 2014; 312(21): 2254-2264.
[47] Balkanay OO, Goksedef D, Omeroglu SN, et al. The dose-related effects of dexmedetomidine on renal functions and serum neutrophil gelatinase-associated lipocalin values after coronary artery bypass grafting: a randomised, triple-blind, placebo-controlled study. Interact Cardiovasc Thorac Surg 2015; 20: 209-214.

8. 围术期抗凝药物和凝血功能障碍的评估

朴至秀・金* 理查德・许 阿米尔・K. 贾弗

关键词

围术期评估・凝血病・凝血功能障碍・血友病・血管性血友病・血小板减少症・免疫性血小板减少症・药物性血小板减少症

关键点

- 相比于常规的凝血试验,病史和体格检查应更能指导进一步评估出血风险。
- 应用风险预测模型,如 Carprini 风险评估,对患者术后深静脉血栓(VTE)形成和需要药物治疗的危险因素进行分层;出血风险较大的患者可能需要机械措施预防而非药物预防。
- 除创伤较小的手术(如皮肤手术和眼科白内障手术),大部分较大的手术患者术前应当停用华法林 5 天。
- 参照 ACCP 指南,根据患者的获益和风险,制定管理围术期患者的抗血栓治疗和桥接方案。
- 证据支持靶向口服抗凝药物(TSOACs)可应用于关节置换术后深静脉血栓(VTE)预防,VTE 处理后治疗以及房颤患者的卒中预防;考虑到药物应用的不同指征、剂量和药物代谢动力学,使用药物治疗前应当重视这些细节。

凝血功能障碍

评估之前应准确地采集病史和体格检查。评估围术期出血风险,术前的病史询问应该包括明确的问题[1]。

美国伊利诺伊州芝加哥市西国会林荫大道 1653 号凯洛格路 10 号拉什大学医学中心内科,邮编:60612
* 通信作者
邮箱:Jisu_Kim@rush.edu

- 过多的瘀斑
- 过度的出血
  - 刷牙后3分钟
  - 频繁的鼻出血
  - 外伤后出血时间延长
  - 拔牙、手术或生产后
- 隐匿或明确的消化道及泌尿系统出血史
- 家族性血友病和遗传性凝血功能障碍
- 肝脏疾病、脾功能亢进、肾功能不全、血液病或胶原血管病
- 近期或正在使用影响凝血系统的药物

体格检查应当重视过度出血的体征,如瘀点、血肿和紫癜。此外,肝硬化的体征如黄疸、巩膜黄染和蜘蛛痣也提示术后可能出现出血的并发症[1]。

围术期出血风险评估

相对于常规的凝血试验,病史和体格检查应指导进一步评估出血风险[1-3]。近期,ASA指南[4]提出凝血功能异常见于以下情况:

- 0.06%~21.2%的无症状或非择期的患者中,0~4%的患者需要停手术或调整围术期治疗方案
- 3.4%~29.1%的择期患者或有指征的患者不需要改变治疗的方案。

因此,ASA指南不推荐对无症状和非择期的患者进行常规的凝血功能检测;对有风险的患者(出血紊乱、肝肾功能障碍、手术类型和创伤)进行区域阻滞麻醉,ASA指南并无足够的证据推荐。

通常用于评估凝血功能的指标包括凝血酶原时间(PT),部分活化的凝血酶原时间(aPTT)和血小板计数。PT和aPTT用于评估凝血途径的完整性,而不能提示出血的风险[1-2]。血小板数目异常,不管是血小板减少症($<150 \times 10^9$/L)或血小板增多($>440 \times 10^9$/L)都会增加围术期的出血风险[1]。其他常用的检测指标包括出血时间、血小板功能检测、凝血酶时间(TT)、巴曲酶时间、纤维蛋白原和D-二聚体[2]。

对有指征的患者,下述内容可用于指导常见的凝血功能异常的术前评估。

凝血途径的评估

PT异常

PT反映外源性凝血途径和共同途径的功能[5],是指在去除血小板的血浆中,加入凝血酶和钙离子后形成凝血块需要的时间。尽管报道PT的测量方法很多,最为广泛接受的是国际标准化指数,其可以使不同的试剂检测结果具有可

比性,正常值为 0.9～1.2。如果 PT 或 aPTT 延长,应首先检测外周血标本予以明确[2,5]。明确检测结果后,应当按下图进行系统的评估(图 8-1)。

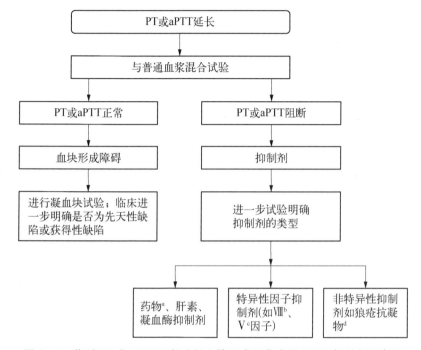

图 8-1 鉴别 PT 或 aPTT 延长为凝血块形成异常或凝血因子抑制剂示意图

a. TT 延长,凝血酶时间正常;b. PT 正常;c. PT 延长且被抑制;d. PT 一般正常,但是混合血浆试验可能延长或阻断。(参考文献 From Kamal AH, Tefferi A, Pruthi RK. How to interpret and pursue an abnormal prothrombin time, activated partial thromboplastin time, and bleeding time in adults. Mayo Clin Proc 2007; 82(7): 868.)

第一步是对 PT 或 aPTT 时间延长的患者进行混合血浆实验。将患者血浆与正常捐献者的血浆混合,如血凝块的形成时间纠正,提示凝血因子的缺陷[2,5]。如血凝块的形成时间未纠正,则提示至少 1 条凝血途径被抑制。抑制剂可以大致分为:

- 药物:肝素和直接的凝血酶抑制剂
- 特异性的凝血因子抑制剂
- 非特异性的凝血因子抑制剂:狼疮抗凝物(抗体直接作用于蛋白磷酸化位点)

事实上,混合试验在很多实验室不能立即开展,因此可能延误诊断,此时应合理的启动多步骤的凝血功能评估。

关键点
- 检测凝血因子 Ⅱ、Ⅴ、Ⅶ、Ⅹ 和纤维蛋白原

- 凝血因子Ⅱ、Ⅶ、Ⅸ、Ⅹ：维生素 K 合成因子
  - 营养摄入不足使促进凝血的蛋白合成减少
  - 使用华法林
  - 严重肝病时肝脏合成的凝血因子减少
- 凝血因子Ⅴ：肝脏疾病时减少，区别于维生素 K 缺乏
- 少见的情况
  - 先天性Ⅶ因子缺乏
  - 孤立的先天性Ⅹ或Ⅴ因子缺乏；与下面情况鉴别
- 获得性独立的Ⅹ因子缺陷：淀粉样变性
- 获得性独立的Ⅴ因子缺陷：肝脏疾病和骨髓增生性疾病
- 存在抑制因素：混合实验不能校正
  - PT 抑制因子几乎不存在，同时 aPTT 被抑制
    - 药物：直接巴曲酶抑制剂，Ⅴ因子抑制剂，过量的肝素处理标本
    - 狼疮抗凝物

aPTT 异常的处理流程

aPTT 反映内源性凝血途径和共同途径的完整性[5]。和 PT 不一样的是，aPTT 不需要校正，将患者血浆混入磷脂、钙离子和激活剂，形成血凝块的时间为 25～35 秒[2]。当凝血因子浓度降低约 30% 时，aPTT 时间延长。该检测对凝血因子Ⅷ和Ⅸ的缺陷敏感，但不能反映Ⅶ因子功能紊乱。aPTT 对凝血酶的抑制剂敏感。当检测发现 aPTT 延长时，应当取患者外周血重复测试予以明确，然后进行系统的混合实验（图 8-1）。

关键点
- 凝血因子缺陷：Ⅷ、Ⅸ、Ⅺ或者Ⅻ，大分子的激肽原或激肽释放酶原
  - 严重的Ⅻ因子、大分子的激肽原或激肽释放酶原缺陷会引起 aPTT 延长，但是不会引起出血紊乱。
  - 先天性的Ⅷ因子缺陷（血友病 A）、Ⅸ因子缺陷（血友病 B）和Ⅺ因子缺陷（血友病 C）引起不同程度的出血。血管性血友病（vWD）是由于Ⅷ因子的数量和功能发生先天性或获得性的缺陷。后文将予以阐述。
  - 使用华法林、肝脏疾病和消耗性的凝血障碍（弥散性血管内凝血 DIC 和纤维蛋白溶解）引起获得性的因子缺陷。
- 存在抑制剂
  - 药物：肝素、直接的凝血酶抑制剂（重组水蛭素、阿加曲班同时影响 PT 和 aPTT）；测试 TT 可予以鉴别。
  - LAC：尽管 aPTT 延长，但其是血栓栓塞的危险因素。进一步的测试包括至少 1 种磷脂为底物的凝血时间延长和抑制试验。

- aPTT：加入血小板磷脂后凝血块形成时间缩短
- Russell viper venom（罗素蛇毒）试验：加入磷脂后血块形成时间缩短
  ○ 特异性的因子抑制剂：Ⅷ因子抑制剂（获得性的自身免疫性血友病）。
- TT 和蛇毒凝血酶时间[2,5]：可能有助于鉴别存在肝素或直接凝血酶抑制剂，因为肝素和直接凝血酶抑制剂会延长 TT，但不影响蛇毒凝血酶时间。
  ○ TT[2]：检测共同途径中凝血酶将纤维蛋白原转化为纤维蛋白的能力。正常时间为 15～19 秒，当纤维蛋白原或凝血酶被影响时（纤维蛋白原缺少症、纤维蛋白异常、进展期肝病、肝素、直接凝血酶抑制剂、纤维蛋白原和纤维蛋白原降解产物），TT 时间延长。
  ○ 蛇毒凝血酶时间[2]：正常值为 14～21 秒。
    - TT 时间延长，蛇毒凝血酶时间正常：肝素或直接凝血酶抑制剂
    - TT 和蛇毒凝血酶时间均延长：低纤维蛋白原或存在纤维蛋白原降解产物

PT 和 aPTT 时间均异常的处理流程

如果两个凝血试验结果都异常，那么提示凝血途径的任一部分都可能存在异常[5]。凝血因子的缺陷可能是维生素 K 依赖的（超剂量的华法林或抗凝作用的灭鼠药中毒），应当予以明确。此外，可疑的超剂量用药或中毒可以通过检测药物的血浆浓度确诊。严重的肝病（获得性因子缺陷）和消耗性的凝血障碍如 DIC，都可以同时出现 PT 和 aPTT 延长。

直接的凝血酶抑制、标本过度肝素化或潜在的 LACs 都可以延长 PT 和 aPTT。淋巴组织增生紊乱和单克隆蛋白异常都可能是非特异的 PT 和 aPTT 检测系统的抑制物。

出血时间

出血时间试验最初是用于筛选出血障碍的患者。由于缺乏稳定的结果，且同时依赖于患者和测试者的因素，其预测出血风险的有效性未得到证据支持，术前已不作为常规的检测。

血友病和血管性血友病

血友病

血友病是一种先天的 X 染色体关联的出血障碍性疾病[6]。尽管许多的出血障碍都命名为血友病，但传统的将其分为Ⅷ因子缺陷（血友病 A）和Ⅸ因子缺陷（血友病 B）。血友病 A 比血友病 B 更常见，主要通过母系遗传影响男性患儿或成年男性。最新估计全球约有 400 000 名受影响的患者。有以下病史的患者应当考虑到血友病：

- 早期患儿容易出现瘀伤。尽管出血史是终生的,但有些儿童只有在行走或跑步时才会出现出血的症状。
- 无明显诱因的自发性出血,特别多见于关节、肌肉和软组织。
- 创伤或手术时过度出血。
- 家族性的出血史(约见于 2/3 的患者)

除上述因素外,血友病基因的携带者也应当加以重视。因为血友病是 X 染色体关联的凝血障碍,携带者为:

- 血友病患者的女儿
- 有一名儿子有患血友病的母亲,其家庭成员中至少有一名血友病患者或家庭成员中有明确的血友病基因携带者
- 母亲育有 2 位或多位患血友病的儿子

大多数携带者是无症状的。但是,有些可能会出现血友病患者相近的凝血因子缺乏,尤见于创伤和手术时。因此,携带者如果出现类似于血友病患者的凝血因子缺乏,应归类于血友病,且处理措施等同于血友病患者。血友病患者的直系亲属应当在有创性操作或生育或有症状时进行凝血因子水平的检测。

出血的严重程度与凝血因子的水平相关。围术期的评估、监测和处理复杂,应当在血液病学专家的指导下进行。总体流程如下[6,7]:

- 综合血友病治疗中心或类似的计划
- 手术前 1 周内应当进行抑制物筛查和抑制物试验
- 任何创伤小的操作都应当制订充分的止血计划(如口腔科操作、内镜下取活检、动脉血气分析或动脉置管)
- 择期的操作应当安排在早晨和 1 周的开始,以确保充分的实验室保障和足够的凝血因子制剂(或血浆)
- 麻醉医师应当具备足够的经验处理此类出血障碍
- 需要充分的实验室检查获得可靠的凝血因子水平和进行抑制物监测

使用病毒灭活的血浆提取物或合成的凝血因子成分优于冷沉淀或新鲜冰冻血浆(FFP)。对于血友病 A 患者,冷沉淀含有较高的Ⅷ因子,因此优于 FFP;FFP 可以用于治疗血友病 B。其他的选择包括去氨加压素、氨甲环酸和氨基己酸。

去氨加压素是人工合成的血管升压素的类似物,可以增加血浆Ⅷ和 vWF 的浓度。去氨加压素可以用于轻到中度的血友病 A 患者(尤其是携带者)和部分血小板障碍的患者,但是其对血友病 B 并没有治疗价值,因为其不影响Ⅸ因子的浓度。去氨加压素的个体化治疗差异较大,难以预测。

氨甲环酸可以完全抑制纤溶酶原转化为纤溶酶,增强血凝块的稳定性。氨甲环酸是经肾脏排泄的抗纤溶药物,在慢性肾脏病患者中应当调整其使用量。这是一种辅助疗法,对皮肤和黏膜下出血有用(如口腔出血、鼻出血或月经过

多)。因此,口腔手术时可以考虑使用氨甲环酸。鉴于其药理机制,应当注意血栓形成的风险,禁用于正在接受促凝血因子复合物治疗的凝血因子Ⅸ缺乏的患者。如果需要双重治疗,促凝血因子复合物和氨甲环酸的治疗时间窗应当间隔12 h以上。血尿患者禁用氨甲环酸,因为抑制血凝块的降解可能导致阻塞性的尿路病变,甚至引起肾功能障碍。

氨基己酸和氨甲环酸的作用机制相似,但是其血浆半衰期更短,效价更低而毒性更大,因此不推荐使用[6]。

术后不推荐使用药物进行抗血栓的治疗。一项小的前瞻性研究血友病A和血友病B的患者,行膝或髋关节置换术后下肢深静脉血栓的发生率远低于正常的健康人群。考虑到出血的高风险,研究者不推荐对血友病患者常规药物预防下肢深静脉血栓的形成,除非患者有明确的静脉血栓史[8]。

血友病C(因子Ⅺ缺陷或Rosenthal综合征)

因子Ⅺ缺陷是常染色体隐性遗传病,见于男性和女性患者,流行于欧洲犹太人的后裔,几乎所有患者都有aPTT时间的延长[4,7]。3%的患者因缺乏Ⅺ因子而出现止血异常,约1%的患者会出现过度的术后出血。此外,患者可于术前使用FFP治疗。因此,对于欧洲犹太人患者进行术前检测PTT可以筛选Ⅺ因子的缺陷。作者推荐PTT检测结果异常时进行重复,再直接检测Ⅺ因子的浓度。

Von Willebrand病

vWD是由于vWF因子活性降低引起的出血障碍性疾病,包括多个亚型(表8-1)[7,9]。通常是由于先天性遗传性vWF缺陷;但是,获得性的Von Willebrand

表8-1 vWD的分型

分型	特点	治疗
1	80%的患者;数量减少	去氨加压素
2A	异常多聚体模式;数量和质量均异常	去氨加压素
2B	少见;异常多聚体模式;数量和质量均异常;常染色体显性遗传	去氨加压素可能引起血小板较少
2M	质量异常;正常多聚体模式	去氨加压素
2N	质量异常;vWF因子正常;Ⅷ因子减少	去氨加压素作用可能太短
3	少见;vWF因子过低无法检测	去氨加压素常无用

2B型或醋酸去氨加压素无效时,含vWF的Ⅷ因子复合物或冷沉淀可能有效。

数据来源于Mensah PK, Gooding R. Surgery in patients with inherited bleeding disorders. Anesthesia 2015; 70 (Suppl 1): 112 - 120; and Chair of group. The diagnosis, evaluation and management of von Willebrand disease. Bethesda (MD): National Heart, Lung, and Blood Institute, National Institutes of Health; 2007. (GPO #08 - 5832).

综合征（AVWS）同样可见。AVWS 具有类似的实验室检查结果（vWF 抗原、vWF 核糖核酸因子和Ⅷ减少），常见以下 3 种机制：
- 自身免疫性清除或 vWF 抑制——淋巴增生性疾病、丙种球蛋白病、系统性红斑狼疮、其他的自身免疫性疾病和部分肿瘤
- vWF 的蛋白水解增多——由于室间隔缺损、主动脉狭窄或原发性肺动脉高压引起的血流剪切力增加
- vWF 与血小板或其他细胞表面黏附增加。大量糖蛋白介导血小板在血管损伤处黏附并稳定Ⅷ因子。

非免疫性的 AVWS 见于甲状腺功能减低症或使用其他药物（如丙戊酸、环丙沙星、灰黄霉素和羟乙基淀粉）。

对于未诊断的 vWD 进行术前凝血功能试验比较困难，需要仔细的采集既往止血情况或预期外的严重出血史。如果 vWD 诊断明确，制订处理方案应当依据疾病的严重程度和手术的类型：
- 大手术：术前维持 100%vWF 正常水平，伤口完全愈合时保持 50% 以上。
- 小手术：术前维持 60%vWF 正常水平，伤口完全愈合时保持 30% 以上。
- 拔牙：术前维持 60%vWF 正常水平。
- 分娩和产褥期：分娩前维持 80%～100% 的 vWF 水平，保持 30% 的低估水平 3～4 天。

其他关键点
- 对 1 型 vWD 患者 vWF 水平超过 10 IU/dL，去氨加压素是治疗首选，因为其对超过 90% 的患者有完全或部分的治疗反应。可于术前 40～60 分钟给药。去氨加压素可以促进内皮细胞释放Ⅷ因子、vWF 和纤溶酶原激活物。目标 vWF 浓度应达到 80～100 IU/dL，且Ⅷ因子水平升高。由于内皮细胞的储备耗竭，剂量选择时应当考虑到快速耐受的问题。
- 2 型和 3 型需要外源性补充 vWF。
- 口服或静脉补充氨甲环酸都可以作为重要的辅助治疗。
- 冷沉淀可以使用。但是，瑞斯托菌素辅因子活性水平不应超过 50%，且当出血控制时应该予以监测。
- 当准确的校正后，术后应考虑使用药物预防血栓的形成。

血小板计数和功能障碍的评估

血小板血栓是机体止血的初始机制，启动下游的凝血级联反应[2]。正常的血小板计数为 $(15～440)×10^9/L$；当血小板计数达到 $(10～20)×10^9/L$ 时，很少会发生自发性出血。在健康的机体，凝集反应引起的假性血小板减少症应予以排除。病因学可以分为：合成减少，隔离或血小板破坏增加（框 8-1）。

框 8-1　血小板减少症的病因

生成减少

先天性
　　Bernard-Soulier 综合征（GP1b 缺失）
　　Alport 综合征
　　May-Hegglin 异常
　　Wiskott-Aldrich 综合征

获得性
　　骨髓浸润
　　转移瘤
　　骨髓纤维化
　　无功能血小板生成
　　叶酸、维生素 B_{12} 或铁元素缺失
　　骨髓增生异常综合征
　　破坏增多

特发性

药物：免疫机制（如青霉素、洋地黄类、磺胺类化合物、奎宁、奎尼丁苯妥英、肝素、氨苄西林）；
非免疫机制（噻氯匹啶、丝裂霉素、顺铂、环孢素）

自身免疫性
慢性淋巴细胞白血病
系统性红斑狼疮
胸腺疾病
低丙种球蛋白血症
抗磷脂综合征
输血后紫癜
脓毒症

非免疫性
子痫前期
溶血性尿毒综合征、血栓性血小板减少性紫癜、心肺转流、DIC

　　可允许接受的术前血小板计数取决于何种手术操作。对于成年患者，最近 AABB（美国血库协会）临床血小板输注指南建议，预防性的输注血小板保持在何种水平，取决于手术操作的类型[10]。
- 创伤小的择期手术操作
  ○ 中心静脉置管术：$>20\times10^9/L$

- 诊断性腰椎穿刺：$>50\times10^9/L$
- 创伤大的择期非神经外科手术：$>50\times10^9/L$
- 体外循环心脏手术
  - 围术期出现血小板减少症和(或)血小板功能障碍时建议输注血小板
  - 非血小板减少症不建议预防性的输注血小板

其他手术操作的建议[11]

- 神经外科手术、中枢神经系统创伤、眼科手术：$>100\times10^9/L$
- 硬膜外置管或拔管：$>(50\sim80)\times10^9/L$
- 经阴道分娩：$>50\times10^9/L$
- 其他的微创手术：$>50\times10^9/L$
  - 胃镜检查活检术
  - 经气管镜活检术
  - 肝脏活检
- 骨髓活检：无推荐阈值

血小板输注前应注意：

- 明确血小板减少症的病因。这一点非常重要，因为在特定情况下血小板输注是禁忌的，如肝素引起的血小板减少症(HIT)和血小板减少性紫癜/溶血性尿毒症。
- 血小板计数不能提示任何的血小板功能障碍或其他的凝血障碍。
- 考虑到血小板输注的风险：
  - 发热：1/14 的接受输注患者
  - 过敏反应：1/50
  - 细菌性脓毒症：1/75 000
  - 输注相关的急性肺损伤：1/138 000
  - 乙型肝炎：1/2 652 580
  - 丙型肝炎：1/3 315 729
  - HIV 感染：约为 0(95% CI,0～1/1 461 888)

血小板减少症

　　血小板减少症患者的并发症发生率增高[12]，择期手术患者术前发现血小板减少症应进行进一步评估。临床评估包括详细的病史(个人和家族史以及详尽的药物使用史)和体格检查。外周血涂片非常重要，所有的细胞系都应该进行评估。其他的试验包括肝肾功能检测、凝血试验筛查 D‑二聚体和乳酸脱氢酶检测。试验结果不确定时，应进行进一步评估。除了初步的评估和处理，血液科的会诊可能是合适的。

对于无症状的或健康的患者,不推荐常规的血小板试验,因为血小板水平通常不改变处理的措施[1-4]。ASA 专家组指南推荐在进行麻醉前凝血功能试验应考虑以下临床因素:出血紊乱、肝肾功能异常、使用药物、手术和创伤的类型[4]。

但是,更多最新的证据发现术前血小板检测和评估具有更多的实用性。格兰斯(Glance)和同事[13]利用美国国家外科质量改善计划数据库,回顾性地分析了 2008~2009 年行非心脏手术患者在术前无指征时检测血小板水平的情况。通用的操作代码提示这些患者接受了包括普外科、血管外科和整形外科的手术,麻醉方式包括全身麻醉、蛛网膜下腔麻醉和硬膜外麻醉。他们提出假设血小板减少的患者更有可能接受血小板输注,而且围术期的死亡率和严重并发症发生率明显升高。与血小板计数正常的患者比较:

- 中至重度血小板减少症($<100\times10^9/L$) = 接受输血的风险增加 75%,30 天的死亡率(ROM)增加 90%(术前的其他风险和手术复杂程度校正后)。
- 轻度血小板减少[$(101\sim150)\times10^9/L$] = 接受输血的风险增加 29%,ROM 增加 31%。
- 血小板增多($450\times10^9/L$) = 接受输血的风险增加 44%,但没有增加输血的 ROM。
- 其中 14 例术前常规检测血小板的患者存在血小板减少或血小板增多。

鉴于常规术前化验中血小板异常的高发率及其与输血、严重并发症和死亡风险较高的关联性,研究者们质疑是否阻止术前化验的建议限制得过于严格。因此,除非能够确定择期手术术中出血概率确实极低,否则术前应常规对血小板水平进行检测。

本文即对单纯性血小板减少症进行了讨论:特发性血小板减少性紫癜(ITP),药物引起的血小板减少症(DITP),肝素诱导的血小板减少症(HIT),DIC。

特发性血小板减少性紫癜(ITP)

ITP 是最常见的单纯性血小板减少症,是一种排除性诊断[12]。血小板抗体检测的敏感性低,特异性约 90%,可用于鉴别 ITP 和 DITP。需通过适当的血液化验和影像学检查(如腹部超声)排除肝脏疾病和脾功能亢进症。同样,胸片也有助于鉴别亚临床淋巴病病和感染,如结核病。其他实验室检查推荐包括全血细胞和网织红细胞计数、血型、直接抗人球蛋白试验、HIV 和丙型肝炎病毒的检测,以及幽门螺杆菌的检测。

在 60 岁以上的患者中,骨髓活检有助于诊断骨髓增生异常综合征,因为单纯性血小板减少症可能是其早期表现。然而,对于常规检查无异常的正常的患者,骨髓活检是有争议的。

鉴于抗血小板抗体的灭活过程和随后的破坏,ITP 的治疗是针对脾脏治疗的。治疗的主要方法是皮质类固醇,类固醇激素可以防止抗体包膜血小板的吸收。紧急情况下可应用丙种球蛋白或输注血小板[14]。

药物引起的血小板减少症(DITP)

药物依赖性抗体对血小板的 GPs 发展是 DITP 的主要原因[12,15]。如果患者对药物很敏感,血小板数量减少可能会发生在 1~3 周内。然而,如果以前接触过这种药物,这种减少可能在 2~3 天内显现,有时甚至在几个小时内。虽然可通过实验室诊断方法进行检测(如药物依赖性抗血小板抗体测试),然而经验性的诊断可通过停用疑似药物后血小板在 5~10 天内恢复正常来进一步支持证实。这种诊断很容易与 ITP 混淆,尤其是没有一个完整的药物和其他摄入史,因为刺激性的药物、食品和饮料非常多。

治疗的第一步是停用疑似药物,其次是支持治疗,包括皮质类固醇、免疫球蛋白治疗、血浆置换和血小板输注,这取决于病情的严重程度[15]。

肝素诱导的血小板减少症(HIT)

患者应用肝素或低分子肝素治疗后,导致血小板计数较基础值降低大于 50%或导致基础值正常的患者血小板总数小于 $10\times10^9/L$,则应考虑为 HIT[12,16]。HIT 发生在 0.5%~5%的接受肝素治疗的患者,通常在 5~10 天内出现,但在以前肝素接触的患者,HIT 可以更早发生(甚至在几个小时内)。HIT 的并发症包括静脉或动脉血栓形成和肝素注射部位皮肤坏死。由于潜在的紧急性并发症和延迟的确诊实验,临床上必须早期对 HIT 做出推断性诊断。可通过 4T 预测概率评分表[12,16]进行判断:血小板减少,血小板减少的时间,血栓形成或其他后遗症,血小板减少的其他原因(表 8-2)。对于高度怀疑肝素诱导的血小板减少症的患者,实验确诊前,应立即停用肝素,采用替代抗凝剂进行治疗。有许多可用于确诊的检测,各有利弊(表 8-3);然而,目前公认的金标准检验是[14]C-羟色胺释放实验。

表 8-2 用于诊断肝素性血小板减少症的 4T 预测概率评分

	分值(4 项中分别为 0 分,1 分,2 分,最大可能分值为 8 分)		
	2	1	0
血小板减少	血小板减少>50%,最低值≥$20\times10^9/L$	血小板减少 30%~50%,最低值处于 $(10\sim19)\times10^9/L$	血小板减少不超过 30%,最低值<$10\times10^9/L$
血小板减少的时间[a](或 HIT 的其他后遗症)	使用肝素 5~10 天,再次接触肝素≤1 天(在过去 30 天内曾接触肝素)	使用肝素>10 天,使用肝素<1 天(在过去 31~100 天内曾接触肝素)	使用肝素<4 天(过去未接触肝素)

(续表)

	分值(4项中分别为0分,1分,2分,最大可能分值为8分)		
	2	1	0
血栓形成或其他后遗症	新血栓形成,皮肤坏死,肝素静脉注射负荷剂量肝素后的急性全身反应	进行性或再发性的血栓形成,皮肤红斑,尚未证明的疑似血栓形成	无
血小板减少的其他原因	没有	可能有	确定有

根据得分确定HIT可能性:6~8分为高度可能性,4~5分为中度可能性,0~3分为低度可能性。
a 肝素接触的首日为0天。
引自:Warkentin TE. Heparin-induced thrombocytopenia: diagnosis and management. Circulation 2004;110: e455; with permission.

表8-3 肝素诱导抗体检测试验比较

化验	优点	缺点
HIT抗体酶联免疫测定法[a]	可广泛使用,灵敏度高	检测了非致病性抗体,如IgA,IgM,及中度特异性抗体IgG。
PF4-肝素复合物酶联免疫测定法,测定IgG	只检测IgG可以提高特异性	有限的可用性(研究实验室)
血小板聚集试验(枸橼酸富血小板血浆)	许多实验室都有传统的血小板聚集计	敏感性和特异性差,只能做有限的试验,需要血小板捐献者。
洗涤血小板活化试验(如5-羟色胺释放试验)	兼备最高灵敏度和特异性[b]	技术要求高,有限的可用性(研究实验室),需要血小板捐献者。

一般而言,阳性测试结果的幅度越大,患者出现HIT的可能性就越大;例如,大多数HIT患者的血清素释放大于80%,光密度大于1.0吸光度单位,即远高于定义阳性测试的最低值。
a 来自GTI(Brookfield, Wisconsin)的测定使用PF4/聚乙烯磺酸盐,而来自Stago(Asnie`res, France)的测定使用PF4/肝素。
b 临床HIT的高灵敏度(与酶免疫测定类似),但具有比酶免疫测定更高的诊断特异性。

弥散性血管内凝血

DIC的特点是血管内凝血激活,微血管血栓形成[12]。加重小板减少和凝血因子耗竭,导致出血和终末器官并发症。急性DIC表现为多种疾病过程的并发症,尤其是脓毒症、术后并发症、产科并发症、输血反应和某些恶性肿瘤(急性早幼粒细胞白血病)。临床上,患者可表现为多发性出血,包括皮肤和伤口部位。此外,血小板减少的同时,PT和APTT也异常。

慢性DIC临床或实验室表现不明显,见于实体瘤和大动脉瘤。在这种情况下,血小板计数可能只有中等偏低或正常,而D-二聚体水平略有升高。

DIC 的治疗应针对潜在的疾病过程。

血小板功能障碍

定性评估血小板功能方面是具有挑战性的。有时,患者可能存在出血史(围手术期、月经过多或易擦伤);可能有疾病,如慢性肾脏疾病;或用药史(阿司匹林或非甾体消炎药),因此会误导评估。然而,对于遗传性血小板功能紊乱,必须引起高度重视,因为患者往往缺乏明显的线索。

血小板功能检测

目前的黄金标准是光投射聚集体实验。在这个试验中,富含血小板的血浆暴露于各种激动剂中。对所得的凝集/聚集反应进行记录和分析。

凝固的黏弹性测量,如血栓弹力图和旋转血栓弹力图,实时测量整个光谱的全血凝块形成。此种方法可以在体内通过相互作用测量,并已在心脏手术、创伤手术、肝胆外科手术和产科手术中显现出益处[2]。

最近,血小板功能监测也引起了一些关注。即时检验技术(POCTs)已开发并已应用于评价抗血小板药物的效用[2,17]。罗森加特(Rosengart)等[18]的回顾性研究显示,在停用氯吡格雷后,相对于其他的间隔时间检测,使用 POCTs 检测血小板功能更有利于改善冠状动脉旁路移植术后的管理。美国胸外科医师协会[19]更新的指南推荐术前应用 POCTs 技术,可区分出使用常规剂量抗血小板药物出现残留血小板反应性较高的患者,通过监测血小板功能,有助于减少输血。

遗传性血小板功能紊乱

如果患者被确认患有遗传性血小板功能紊乱,应根据手术的风险做好术前准备[7]。对于小手术来说,氨甲环酸可能是唯一的干预,而对于大手术或严重血小板功能障碍,患者术中可能使用去氨加压素或输注血小板。这些患者通过多次输血导致血小板或人类白细胞抗原相关抗体,这可能会降低未来血小板输注的有效性。

血小板无力症

血小板无力症是常染色体隐性遗传,导致在血小板 GPⅡb/Ⅲa(纤维蛋白原)受体在数量和质量减少,进而导致血小板聚集功能下降。患者既往可能有过多的瘀伤,长时间的黏膜出血,软组织或颅内出血。

患者在进行小手术过程中,重组因子Ⅷa 可以提供一定的止血作用。

巨血小板综合征

巨血小板综合征,常染色体隐性遗传,血小板上 GPIB/v/IX 受体数量减少,进而导致血小板功能下降,导致 vWF 结合和血小板黏附的有效性降低。此外,患者常伴有血小板减少,血小板增多,临床上可能存在出血倾向。

慢性肾病(CKD)

CKD独立于手术,与出血风险增加有关[20]。这可能是多因素的,并归因于血小板-血管壁功能障碍。最近对近700 000名接受心脏手术的患者进行的元分析显示,大约一半正常肾功能患者需要红细胞输注,对比之下75%的CKD患者需要输血。此外,CKD患者心脏和非心脏手术中严重出血更高相对风险较正常高2~4倍(定义为红细胞输注量大于4个单位)。CKD也因出血增加了再次手术的风险。研究人员建议,改善CKD患者的术前准备:

- 如果患者是移植候选者,稀有血型的准备,要特别注意潜在的抗体的产生。
- 计划好手术方式。
- 计划好术后监测的时间。

特殊血液病问题

镰状细胞性贫血

镰状细胞病是一组异质性的血红蛋白紊乱,通常处于慢性代偿状态[21,22]。应激情况下,如外科手术,可通过多种途径导致血管阻塞性疼痛危象,这实际上是器官功能障碍。导致缺血的病理生理学是多方面的,可能包括缺氧和低灌注以及原发性血管内皮损伤机制[22]。

术前检查应基于临床病史和家族史。高发地区的患者应进行筛选,如果不是已经知道他们的状况(框8-2),因为可能通过异型结合性进行诊断[21]。

框8-2 镰状细胞贫血的高发病人群

北非人,非洲-加勒比人、非洲裔美国人,英国黑人,中部和南部的美国人中的部分非洲民族,希腊人,南部意大利人(包括土耳其人、西西里人、阿拉伯人和印度人)。

Adapted from Ryan K, Bain BJ, Worthington D, et al. Significant haemoglobinopathies: guidelinesfor screening and diagnosis. Br J Haematology 2010; 149: 37.

对于常规手术,可以采用全血细胞计数和高性能液相色谱(或合适的替代物)进行诊断。在紧急情况下,可以先进行全血细胞计数和镰状溶解试验,随后再进行最终检测。

术前需检测血红蛋白SS、血红蛋白S-C和地中海贫血血红蛋白S/b的患者包括[22]:

- 充足的液体和氧代谢监测、体温的维持、疼痛/焦虑控制。
- 对于内环境稳定的患者,行较小的、非全身麻醉手术不需要术前输血。

- 对于年轻患者,稳定的低风险中风险手术,可以考虑术前输血。然而,稀释镰状血红蛋白的做法大多是以病例研究为基础的,需要平衡与输血本身医源性并发症之间的风险。
- 对于肺部疾病患者或高危患者,应考虑将血红蛋白水平降低到30%以下,尽管有些人认为高达50%~60%的水平同样有效[23]。

葡萄糖-6-磷酸脱氢酶缺乏症

葡萄糖-6-磷酸脱氢酶(Glucose-6-phosphate dehydrogenase,G6PD)缺乏症是一种X染色体链相关疾病,男性多发[24]。某些药物和食物、感染、应激(如手术)可引起溶血。如果发生了溶血,一般在是接触触发因素1~3天后。虽然急性溶血有自限性,少数情况下仍需要治疗。

如果G6PD缺乏症是术前诊断,则需要认真制订方案,避免任何触发因素,这是围术期管理的关键。如果怀疑术后溶血,除了支持治疗外,还应通过实验室确认进行评估:

- 贫血
- 术后4~7天网织红细胞计数增加
- 外周血涂片查海因茨小体,裂红细胞,网织红细胞
- 结合珠蛋白降低
- 胆红素升高
- 尿液分析:褐色,含铁血黄素,尿胆原
- Coombs试验阳性
- 乳酸脱氢酶升高

血小板增多症

血小板增多症定义为血小板计数大于$450×10^9/L$,这在术前评估中较为常见[25]。血小板增多症可分为原发性(克隆),继发性(反应性),或家族性。原发性血小板增多症主要影响成年人,包括克隆性疾病,如原发性血小板增多症(ET)、真性红细胞增多症、慢性骨髓性白血病、骨髓纤维化。

ET与巨大血小板和巨核细胞发育不良有关。由于血小板功能异常,患者的出血风险增加,动脉血栓栓塞(ATE)和静脉血栓栓塞(VTE)也增加。围术期,由于处于血栓前状态,ATE和VTE的发生率增加(发生率分别为5.3%和1.1%),出血的风险也增加(发生率10.5%)。以下情况ET患者需要治疗,如患者有有症状的疾病、血小板极度增多,其他高危因素(年龄>60岁,血小板计数>$150×10^9/L$,血栓形成或出血,和心血管疾病的危险因素)。药物治疗包括阿司匹林、羟基脲、阿那格雷、干扰素α、白消安和哌血生。考虑到高风险:

- 择期手术应推迟,患者应进行治疗以减少血小板水平低于$400×10^9/L$。

- 在紧急情况不能降低术前血小板增多症时
  - 充分补液减少黏滞性
  - 鼓励早期下床活动和利用机械预防血栓
  - 由于出血风险,谨慎使用抗血栓药物
  - 可以考虑术中及术后应用甲磺酸加贝酯,因其能够防止血栓并发症
  - 在适当的情况下,可考虑单纯输注血小板

继发性血小板增多症有正常血小板的结构和功能与正常骨髓。治疗应针对潜在的病因,如缺铁性贫血,这是最常见的非感染性原因。血栓性并发症并不常见,除非存在其他血栓危险因素。

静脉血栓栓塞危险分层及预防

众所周知,VTE 是住院患者死亡的主要原因。美国每年大约有 150 000～200 000 人死于 VTE;其中 1/3 的死亡发生在手术后[26]。尽管认识到 VTE 的风险,医院过去的数据分析表明,对 VTE 的预防没有想象中的普遍。2007 年对 E 静脉血栓急性医院护理风险评估患者的流行病学研究国际日(ENDORSE)的研究表明,在多个国家的共 358 家医院中,只有 58.5%的患者认识到手术后 VTE 的风险(通过 ACCP 指南)并实际接受指南推荐的预防方案[27]。自此之后,多方面倡议引起了人们对这一问题的关注,其中包括 2008 年度[28]卫生部长呼吁采取行动,另一方面由联合国医疗保健组织认可委员会联合呼吁[29]。此外,医疗保险和医疗补助服务中心开始拒绝在髋关节或膝关节置换手术后发生 DVT 或肺栓塞的赔偿。

静脉血栓栓塞的预防方法

VTE 预防的非药物治疗策略包括术后早期下床活动;或使用设备如间歇充气加压装置(IPC);应用分级加压弹力袜,防止下肢静脉扩张。2 000 项 Cochrane[30]的回顾性研究对内科/外科患者中应用分级加压袜与无预防措施的试验进行了比较。深静脉血栓(DVT)发生率在无预防组为 27%,在应用分级加压袜组为 13%。在另一种预防方法应用分级加压的试验中,DVT 发生率从 15%下降到 2%[30]。也有关于 IPC 预防 DVT 的有效性数据。IPC 通过周期性充气使环绕小腿周围的套囊膨胀和紧缩改善静脉循环。万尼奥克(Vanek)的一项荟萃分析[31]发现,IPC 与对照组相比可使下肢 DVT 的发生率降低 18%(从 29%下降至 11%),使用弹力袜和脚踏泵连接,使 DVT 的发生率由 15%降低到 8%。

预防 VTE 常规的药物包括阿司匹林,使用普通肝素、低分子肝素、华法林,新型口服抗凝药物,这些现在通常被称为 TSOAC。

阿司匹林在预防术后 VTE 的效果还不清楚。2013 年的一项研究,比较了

阿司匹林与低分子肝素对778例全髋关节置换术术后VTE的预防效果。阿司匹林组患者的静脉血栓栓塞率较低,但差异没有统计学意义[32]。最新的ACCP指南包括阿司匹林对于关节置换手术后VTE的预防作用,但与其他药物相比并无明显优势。

要点

确定手术患者VTE风险:
- 静脉血栓栓塞的风险取决于几个因素,特别是患者的个体血栓形成的危险因素以及手术类型。手术本身可与血栓形成有关;围术期纤溶酶原激活物抑制物-1的增加可能使VTE的风险增加高达100倍[33,34]。
- Caprini风险评估模型是计算外科患者静脉血栓栓塞风险的有效工具。得分是通过分配各种风险因素的分值来计算的,然后将患者分为1~4类:极低风险、低风险、中等风险和高风险(表8-4)。

VTE预防的建议如下:
- 极低风险 = Caprini评分为0分(VTE的发生率为0.5%)
  - 预防建议,包括早期下床活动(无化学/物理预防措施)

表8-4 Caprini风险指数

1分	2分	3分	5分
年龄41~60岁	年龄61~74岁	年龄>75岁	脑卒中(1个月内)
小手术			
BMI>25 kg/m²	关节镜手术	静脉血栓栓塞病史	关节置换术后
静脉曲张	大的开放性手术(>45分钟)	静脉血栓栓塞家族史	髋部,骨盆,下肢骨折
妊娠期或产褥期	腹腔镜手术(>45分钟)	V因子Leiden突变	急性脊髓损伤(1个月内)
肺功能测定异常	恶性肿瘤需要卧床>72 h	凝血酶原20210A基因变异	
急性充血性心力衰竭(1个月内)	石膏固定	狼疮抗凝物/抗心磷脂抗体阳性	
卧床	中心静脉置管	肝素诱导的血小板减少症	
急性心肌梗死		血栓形成倾向	
不明原因或反复自然流产史			
炎症性肠病			

			(续表)
1分	2分	3分	5分

| 口服避孕药或激素替代治疗 |
| 败血症(1个月内) |
| 严重的肺部疾病,含肺炎(1个月内) |
| 急性心力衰竭 |

- 低风险 = Caprini 评分为 1~2 分(VTE 的发生率约为 1.5%)
  - 机械性预防建议(推荐 IPCs)
- 中度风险 = Caprini 评分为 3~4 分(VTE 的发生率约为 3%)
  - 低分子肝素/低剂量普通肝素推荐(或高出血风险患者应用 IPCs)
- 高风险 = Caprini 评分大于或等于 5 分(VTE 的发生率约为 6%)
  - 低分子肝素/低剂量普通肝素推荐,用分级加压弹力袜或 IPC。如果低分子肝素或低剂量普通肝素是禁忌的,那么可以使用磺达肝素或阿司匹林。

髋关节或膝关节置换手术患者静脉血栓栓塞的预防

接受髋关节或膝关节置换手术的患者发生术后静脉血栓栓塞的风险增加。因此,目前的 ACCP 指南推荐延长手术后 VTE 的预防。建议住院期间应用 IPC。除了机械性预防,建议药物预防至少 10~14 天(IB 推荐)。预防可以延长到术后 35 天(IIB 级推荐)。

长期抗凝治疗的患者的围术期管理

围手术期的抗栓治疗管理可能会让医师感到困惑。术前何时开始抗凝? 术后如何衔接抗凝治疗? 如果是这样的话,术后衔接抗凝剂量如何掌握? 预防性肝素皮下注射低分子肝素,或全剂量抗凝治疗(静脉注射普通肝素或低分子肝素治疗剂量)? 最新的 ACCP 指南是围术期的抗凝管理建议的来源[35]。

要点

手术期间持续应用华法林

- 不是所有的外科手术都需要临时停用华法林。这些手术可以安全地进行,而不需要考虑华法林。

- 牙科手术：修复，单纯拔牙，根管治疗手术，修复手术，牙周治疗和口腔卫生。
  - 胃肠道手术：内镜（不取活检的胃镜、结肠镜检查、诊断性 ERCP、不取活检的小肠镜、超声内镜检查）
  - 电休克治疗
  - 眼部手术：白内障手术、青光眼小梁切除术
  - 皮肤病的手术：莫氏手术和单纯切除/修复术
  - 矫形外科手术：关节穿刺，软组织注射，及足部小手术

确定是否需要术后抗凝
- 回答这个问题的时候有几个因素需要权衡。首先需权衡的是血栓和出血的风险。血栓栓塞的风险不仅取决于长期抗凝治疗的病因（心房颤动、机械阀或历史 DVT/PE），也取决于患者的个体因素（包括高龄、遗传的高凝状态和癌症）。患者围术期血栓栓塞风险可分为低风险、中等风险或高危风险。房颤和心脏瓣膜病见后面章节。
- VTE 低风险：VTE 发生于 12 个月前，没有其他血栓形成的危险因素
- VTE 中等风险：VTE 发生在过去的 3~12 个月，活跃的肿瘤，不严重的血栓形成倾向（如杂合因子莱登因子 V）及复发的 VTE。
- VTE 高风险：VTE 发生在过去的 3 个月内，严重的血栓形成倾向（蛋白 C 或 S 缺乏症，抗磷脂抗体）。
- 低风险 VTE 患者不建议术后衔接抗凝。高风险 VTE 患者建议术后抗凝。中度风险的患者可根据实际情况进行。在一些患者中，术后预防性抗凝可能是合理的，而在其他情况下可以考虑治疗性衔接抗凝。出血风险（根据手术的类型）和患者的倾向可能影响患者接受抗凝类型的决定。虽然 ACCP 划分的低风险、中等风险和高风险是基于观测数据而非前瞻性验证，但这是一个有助于指导临床医师初始工具。

房颤患者术后的衔接抗凝
- 心房颤动患者衔接抗凝治疗的目标是尽量减少 ATE 的风险，例如卒中或全身栓塞。低剂量或预防剂量的低分子肝素，不能达到预防 ATE 的目的，也不能从生物学来实现这一目的。因此，围术期患者的抗凝，应采用治疗剂量的低分子肝素或普通肝素。
- 鉴于术后出血的风险增加，应仔细考虑哪些患者需采取术后抗凝。目前的 ACCP 指南建议使用 $CHADS_2$ 评分系统作为分层的工具。虽然 CHA_2DS_2-VASc 评分系统是目前评估房颤患者卒中风险的临床标准，但它的使用并没有在手术的人群中验证。在 VTE 危险分层，患者分为低风险、中等

风险和高风险。
- ATE 低风险：CHADS$_2$ 评分为 0~2 分
- ATE 中等风险：CHADS$_2$ 评分为 2~4 分
- ATE 高风险：CHADS$_2$ 评分为 5~6 分或 CHADS$_2$ 评分为 3~4 分，但合并短暂性脑缺血发作或卒中或心内血栓史。
- 低风险 ATE 患者不建议术后立即抗凝。中度风险的患者术后抗凝应根据实际情况进行。患者的具体因素和与手术相关的出血风险可以帮助临床医师决定是否需要术后抗凝。高风险 ATE 患者推荐术后抗凝治疗。
- 最近 BRIDGE 试验支持 ACCP 建议低危患者无须术后抗凝，但可能引发对于房颤的高风险患者术后抗凝整体安全问题的考虑。在研究中，接受手术治疗的房颤患者被随机分配到术后应用治疗剂量肝素（术前、术后）的抗凝组与无术后抗凝组。该研究组的平均 CHADS$_2$ 评分为 2.3 分。非术后抗凝组在预防术后 ATE 方面并无劣势。此外，术后抗凝组的大出血率 3.2%，对比非抗凝组为 1.3%。这些发现支持 CHADS$_2$ 评分 4 分的患者术后无须抗凝，并需要更加谨慎考虑哪些患者需要术后抗凝，因为有增加出血的风险[36]。

心脏瓣膜病患者术后衔接抗凝
- ACCP 指南将患者 ATE 的危险分层分为低风险、中度风险、高风险类别。术后抗凝涉及血栓栓塞高风险患者应用治疗剂量低分子肝素或普通肝素。
- ATE 低风险：双叶主动脉瓣不合并房颤和无其他卒中的危险因素。
- ATE 中等风险：双叶主动脉瓣合并以下 1 项：房颤、卒中或短暂性脑缺血发作、高血压、糖尿病史、充血性心力衰竭、年龄大于 75 岁。
- ATE 高风险：任何机械二尖瓣、主动脉瓣，近期（<6 个月）卒中或短暂性脑缺血发作。

目标特异性口服抗凝药

美国食品和药物管理局（FDA）已通过 TSOAC 为临床医师提供的维生素 K 拮抗剂和阿司匹林的替代选择（表 8-5）。这种药物已应用于围术期血栓栓塞的预防。与华法林不同，TSOAC 不需要监测血液指标。这些药物相对于华法林的其他潜在优点，包括药物具有即时抗凝作用（在围术期重新启动药物时不需要衔接抗凝治疗），饮食限制较少，药物与药物的相互作用较少。TSOAC 相对于华法林的缺点包括成本高，半衰期短，缺乏有效的逆转的拮抗药。同时，TSOAC 目前尚未用于人工心脏瓣膜的患者。

表 8-5 特异性口服抗凝剂：作用机制，半衰期，FDA 批准认可

药品	作用机制	血浆浓度峰值时间	半衰期	推荐剂量	FDA批准用于房颤治疗	FDA批准用于急性静脉血栓栓塞治疗	FDA批准用于髋关节/膝关节置换术后预防静脉血栓栓塞
达比加群酯	凝血酶抑制剂	1.5~2 h	15~17 h	每天2次	可以	可以（桥接要求）	不可以
利伐沙班	Xa凝血因子抑制剂	3~4 h	9~10 h	每天1次	可以	可以	可以
阿匹沙班	Xa凝血因子抑制剂	3~4 h	8~15 h	每天2次	可以	可以	可以
依杜沙班	Xa凝血因子抑制剂	1~2 h	6~10 h	每天1次	可以	可以（桥接要求）	不可以

TSOAC 药物包括：达比加群酯(Pradaxa)是直接的凝血酶抑制剂，如阿加曲班(IIA)。FDA 已批准其用于非瓣膜性房颤卒中预防(劣于华法林试验)以及急性 VTE 治疗(虽然它需要与肝素/低分子肝素先行静脉衔接抗凝)。剂量是每天 2 次；肌酐清除率降低的患者需降低用药剂量。其主要不良反应以胃肠道反应为主。另一个潜在的缺点，达比加群酯需单独存放(与其他药物隔开)。已有多个国家批准达比加群酯用于预防患者髋关节或膝关节置换术 VTE。REMODEL 和 RENOVATE 试验表明，在总的预防 VTE 和总死亡率方面，达比加群不亚于依诺肝素，与 REMOBILIZE 试验不同，该两项试验中，达比加群酯与依诺肝素均每天用药 2 次[37-39]。目前，在美国达比加群酯不是 FDA 批准用于关节置换手术后 VTE 的预防药物。利伐沙班(Xarelto)是一种 Xa 因子抑制剂，如肝素。这是 TSOAC 中唯一每天用药一次的药物(持续 8~12 小时，但因子 Xa 在用药后 24 小时仍恢复不到正常水平)。与其他 TSOAC 一样，它被 FDA 批准用于非瓣膜性房颤患者脑卒中的预防。

利伐沙班也是 FDA 批准预防患者髋膝关节置换手术术后 VTE 的药物。RECORD 试验比较了利伐沙班与依诺肝素应用于髋关节或膝关节置换手术患者术后抗凝。与低分子肝素相比，利伐沙班与降低 VTE 率和提高死亡率相关。在利伐沙班组重大/临床相关出血率为 2.8%，相比依诺肝素组发生率 2.5%[40]。

阿匹沙班(艾乐妥)是一种 Xa 因子抑制剂。与其他的口服 Xa 因子抑制剂相同，它被 FDA 批准用于预防房颤卒中(发现优于华法林的 AVERROES 试验)[41]。阿匹沙班也被批准用于髋关节或膝关节置换术后 VTE 的预防。已有多种临床试验验证了阿匹沙班在髋关节或膝关节置换术患者 VTE 的预防疗效。ADVANCE 试验对阿匹沙班(口服 2.5 mg，每天 2 次)与依诺肝素(40 mg，每天

皮下注射)进行了比较。发现与依诺肝素相比,阿匹沙班组有较低的 VTE 发生率和相似的出血风险[42,43]。阿匹沙班目前被 FDA 批准在美国用于髋关节和膝关节置换术后静脉血栓栓塞的预防。

依杜沙班(Savaysa)是一种 Xa 因子抑制剂,最近 FDA 已批准用于非瓣膜性房颤患者卒中的预防。也被批准用于治疗急性下肢深静脉血栓形成或肺栓塞(至少接受 5 天的肠外药物治疗)。评估其预防关节置换术后 VTE 的疗效的研究正在进行(日本的 2 项研究指出与依诺肝素相比可使 VTE 发生率降低)[44,45]。

其他的要点

大手术前何时停用抗凝剂

- 低分子肝素:应于术前 24 h 停用
- 普通肝素:应于术前 4~6 h 停用
- 华法林:应于术前 5 天停用
- 磺达肝素:应于术前 72~96 h 停用
- TSOAC:停用的推荐时间取决于几个因素。药物消除的半衰期,与手术相关的出血风险,以及患者在接受一种新的口服抗凝剂之前是否接受脊髓或硬膜外麻醉。
  - 达比加群酯:对于肾功能正常的患者,低危出血风险手术,达比加群在术前 1 天停用。高出血风险的重大手术,达比加群酯应于术前 2~3 天停药,这是由于药物的半衰期 4~5 天。在患者的肾功能下降(肌酐清除率为 30 mL/min 和 50 mL/min),达比加群酯可能需要停用 5 天以上,因为药物主要经肾脏排出体外。
  - 利伐沙班:低危出血风险手术,在术前 1 天停用;大手术,术前 2 天停用(药物的 4~5 个半衰期)。
  - 阿匹沙班:低危出血风险手术,在术前 1 天停用;大手术,术前 2 天停用(药物的 4~5 个半衰期)。

(叶博 翻译,王玲玲 审校)

参考文献

[1] Eckman MH, Erban JK, Singh SK, et al. Screening for the risk for bleeding or thrombosis. Ann Intern Med 2003; 138(3): W15-24.

[2] Thiruvenkatarajan V, Pruett A, Adhikary SD. Coagulation testing in the perioperative period. Indian J Anaesth 2014; 58(5): 565-572.

[3] Seicean A, Schiltz NK, Seicean S, et al. Use and utility of preoperative hemostaticscreening

and patient history in adult neurosurgical patients. J Neurosurg 2012; 116: 1097-1105.
[4] Committee on Standards and Practice Parameters, Apfelbaum JL, Connis RT, et al. Practice advisory for preanesthesia evaluation: an updated report by theAmerican Society of Anesthesiologists Task Force on Preanesthesia Evaluation. Anesthesiology 2012; 116(3): 522-538.
[5] Kamal AH, Tefferi A, Pruthi RK. How to Interpret and Pursue an Abnormal Prothrombin Time, Activated Partial Thromboplastin Time, and Bleeding Time inAdults. Mayo Clin Proc 2007; 82(7): 864-873.
[6] Srivastava A, et al. Guidelines for the management of hemophilia. 2nd edition.Montreal (Quebec): World Federation of Hemophilia; 2012. 74.
[7] Mensah PK, Gooding R. Surgery in patients with inherited bleeding disorders.Anaesthesia 2015; 70(Suppl 1): 112-120.
[8] Buckner TW, Andrew L, Ragni MV, et al. Postoperative deep vein thrombosis(DVT) in patients with hemophilia undergoing major orthopedic surgery. Blood 2013; 122(21): 207.
[9] Chair of group. The diagnosis, evaluation and management of von Willebranddisease. Bethesda (MD): National Heart, Lung, and Blood Institute; National Institutesof Health; 2007. GPO #08-5832.
[10] Kaufman RM, Djulbegovic B, Gernsheimer TG, et al. Platelet Transfusion: A Clinical Practice Guideline from the AABB. Ann Intern Med 2015; 162(3): 205-213.
[11] Lin Y, Foltz LM. Proposed guidelines for platelet transfusion. B C Med J 2005; 47(5): 245-248.
[12] Stasi R. How to approach thrombocytopenia. Hematology 2012; 2012: 191-197.
[13] Glance LG, Blumberg N, Eaton MP, et al. Preoperative thrombocytopenia and postoperative outcomes after noncardiac surgery. Anesthesiology 2014; 120(1): 62-75.
[14] Cines DB, Blanchette VS. Immune thrombocytopenic purpura. N Engl J Med 2002; 346(13): 995-1008.
[15] Aster RH, Bougie DW. Drug-induced immune thrombocytopenia. N Engl J Med 2007; 357(6): 580-587.
[16] Warkentin TE. Heparin-induced thrombocytopenia: diagnosis and management. Circulation 2004; 110: e454-458.
[17] Lippi G, Favaloro EJ, Salvagno GL, et al. Laboratory assessment and perioperative management of patients on antiplatelet therapy: From the bench to the bedside. Clin Chim Acta 2009; 405: 8-16.
[18] Rosengart TK, Romeiser JL, White LJ, et al. Platelet activity measured by a rapid urnaround assay identifies coronary artery bypass frafting patients at increased risk for bleeding and transfusion complications after clopidogrel administration. J Thorac Cardiovasc Surg 2013; 146(5): 1259-1266.
[19] Ferraris VA, Saha SP, Oestreich JH, et al. 2012 update to the society of thoracic surgeons guideline on use of antiplatelet drugs in patients having cardiac and noncardiac operations. Ann Thorac Surg 2012; 94: 1761-1781.
[20] Acedillo RR, Shah M, Devereaux PJ, et al. The risk of perioperative bleeding in patients with chronic kidney disease: a systemic review and meta-analysis. Ann Surg 2013; 258(6): 201-213.
[21] Ryan K, Bain BJ, Worthington D, et al. Significant haemoglobinopathies: guidelines for screening and diagnosis. Br J Haematol 2010; 149: 35-49.
[22] Firth PG. Anaesthesia for peculiar cells-a century of sickle cell disease. Br J Anaesth 2005; 95: 287-299.

[23] Vichinsky EP, Haberkern CM, Neumayr L, et al. A comparison of conservative and aggressive transfusion regimens in the perioperative management of sickle cell disease. The Preoperative Transfusion in Sickle Cell Disease Study Group. N Engl J Med 1995; 333(4): 206-213.

[24] Elyassi AR, Rowshan HH. Perioperative management of the glucose-6-phosphate dehydrogenase deficient patient: a review of literature. Anesth Prog 2009; 56: 86-91.

[25] Harrison CN, Bareford D, Butt N, et al. Guideline for investigation and management of adults and children presenting with a thrombocytosis. Br J Haematol 2010; 149: 352-375.

[26] Horlander KT, Mannino DM, Leeper KV. Pulmonary embolism mortality in the United States, 1979-1998: an analysis using multiple-cause mortality data. Arch Intern Med 2003; 163(14): 1711-1717.

[27] Cohen AT, Tapson VF, Bergmann JF, et al. Venous thromboembolism risk and prophylaxis in the acute hospital care setting (ENDORSE study): a multinational cross-sectional study. Lancet 2008; 371(9610): 387-394.

[28] US Department of Health and Human Services. Surgeon general's call to action to prevent deep vein thrombosis and pulmonary embolism. 2008. Available at: http://www.surgeongeneral.gov/topics/deepvein. Accessed August 5, 2015.

[29] U.S. Department of Health and Human Services and Joint Commission on Accreditation of Health Care Organizations. Available at: http://www.hhs.gov/; http://www.jointcommission.org/. Accessed August 5, 2015.

[30] Amaragiri SV, Lees TA. Elastic compression stockings for prevention of deep venous thrombosis. Cochrane Database Syst Rev 2000; (3): CD001484.

[31] Vanek VW. Meta-analysis of effectiveness of intermittent pneumatic compression devices with a comparison of thigh-high to knee-high sleeves. Am Surg 1998; 64: 1050-1058.

[32] Anderson DR, Dunbar MJ, Bohm ER, et al. Aspirin versus low-molecular-weight heparin for extended venous thromboembolism prophylaxis after total hip arthroplasty: a randomized trial. Ann Intern Med 2013; 158(11): 800-806.

[33] Jaffer AK. Perioperative management of warfarin and antiplatelet therapy. Cleve Clin J Med 2009; 76(4): S37-44.

[34] Gould MK, Garcia DA, Wren SM, et al. Prevention of VTE in nonorthopedic surgical patients. Chest 2012; 141(Suppl 2): e227S-277S.

[35] Douketis JD, Spyropoulos AC, Spencer FA, et al. Perioperative management of antithrombotic therapy: antithrombotic therapy and prevention of thrombosis, 9th ed: American College of Chest Physicians evidence-based clinical practice guidelines. Chest 2012; 141(2 Suppl): e326S-50S.

[36] Douketis JD, Spyropoulos AC, Kaatz S, et al. Perioperative bridging anticoagulaton in patients with atrial fibrillation. N Engl J Med 2015; 373(9): 823-833.

[37] Eriksson BI, Dahl OE, Rosencher N, et al. Oral dabigatran etexilate vs. subcutaneous enoxaparin for the prevention of venous thromboembolism after total knee replacement: the RE-MODEL randomized trial. J Thromb Haemost 2007; 5(11): 2178-2185.

[38] Eriksson B, Dahl OE, Huo MH, et al, RE-NOVATE II Study Group. Oral thrombin inhibitor dabigatran versus enoxaparin for thromboprophylaxis after primary total hip arthroplasty (RE-NOVATE II). A randomized, double-blind, non-inferiority trial. Thromb Haemost 2011; 105(4): 721-729.

[39] RE-MOBILIZE Writing Committee, Ginsberg JS, Davidson BL, et al. Oral thrombin inhibitor dabigatran etexilate vs North American enoxaparin regimen for prevention of venous thromboembolism after knee arthroplasty surgery. J Arthroplasty 2009; 24(1): 1-9.

[40] Turpie AG, Lassen MR, Eriksson BI, et al. Rivaroxoban for the prevention of venous thromboembolism after hip or knee arthroplasty. Pooled analysis of four studies. Thromb Haemost 2011; 105(3): 444-453.
[41] Connolly SJ, Eikelboom J, Joyner C, et al. Apixaban in patients with atrial fibrillation. N Engl J Med 2011; 364: 806-817.
[42] Lassen MR, Raskob GE, Gallus A, et al, ADVANCE-2 Investigators. Apixiban versus Enoxaparin for thromboprophylaxis after knee replacement (ADVANCE-2): a randomized double-blind trial. Lancet 2010; 375(9717): 807-815.
[43] Lassen MR, Gallus A, Raskob GE, et al, for the ADVANCE-3 Investigators. Apixiban versus enoxaparin for thromboprophylaxis after hip replacement. N Engl J Med 2010; 363: 2487-2498.
[44] Raskob G, Cohen AT, Eriksson BI, et al. Oral direct factor Xa inhibition with edoxaban for thromboprophylaxis after elective total hip replacement: a randomized double-blind dose-response study. J Thromb Haemost 2010; 104(3): 642-649.
[45] Fuji T, Wang CJ, Fujita S, et al. Safety and efficacy of edoxaban, an oral factor Xa inhibitor, versus enoxaparain for thromboprophylaxis after total knee arthroplasty: the stars e-3 trial. Thromb Res 2014; 134(6): 1198-1204.

第三部分

围术期新颖诊疗与准备计划

9. 术前贫血的评估和治疗

安吉特·J. 坎萨格拉[a,*]　米艾拉·S. 斯蒂芬[b]

关键词

手术前期 • 输血 • 外科手术 • 优化 • 患者血液管理

关键点

- 术前贫血是外科手术前最常见的血液疾病。
- 术前贫血与输注红细胞（RBC）概率增加相关，而这又与发病率和死亡率增加以及住院时间延长有关。
- 对可能发生大量失血的择期手术患者进行术前优化，并通过尽量减少术中失血的策略可显著减少术后输血并改善预后。
- 尽早术前评估以协调患者血红蛋白和铁储备的优化。
- 纠正术前贫血是否能改善手术预后还需要进一步的研究。

简介

定义

贫血是指与同年龄人群相比血液循环中的红细胞数量减少以及血液携氧能力随之降低的状态[1]。世界卫生组织（WHO）将贫血定义为成年（≥15 岁）男性血红蛋白值低于 130 g/L，成年（≥15 岁）非妊娠女性血红蛋白值低于 120 g/L[2,3]。当然 WHO 也承认这个临界值的界定有些独断，多数实验室是将正常健康人群血红蛋白值分布的最低 2.5% 的界值定义为贫血[2]。

---

a 美国马萨诸塞州斯普林菲尔德市伯尼大街 376 号塔夫茨大学贝斯泰医学中心血液学和肿瘤学科，邮编：01199

b 美国马萨诸塞州斯普林菲尔德市板栗街 759 号 S2660 信箱，塔夫茨大学医院医学部全科医学科，邮编：01199

* 通信作者

邮箱：ankit.kansagramd@baystatehealth.org

流行病学

普通人群患病率

在美国,普通人群贫血患病率约为 5%,其中尤以学龄前儿童、孕妇和老年人群更为易感。在 65 岁以上的人群中,贫血患病率可上升至 11%[4],而 85 岁以上的人群患病率超过 30%[5]。

外科手术患者患病率

据报道,外科手术患者贫血患病率因贫血的界定标准、研究群体和手术类型不同而有所不同。在 2000 年之后发表的研究中,术前贫血发病率在所有接受非心脏外科手术的退伍军人中为 34%,在结直肠手术患者中为 46%,在髋关节和膝关节手术患者中为 25%~45%,在行髋关节骨折手术的老年患者中为 46%,而在行结肠切除术的晚期结肠癌患者中术前贫血率达 75%[5,6]。

尽管有控制失血的技术,大型外科手术(特别是心脏、骨科、妇科和肿瘤手术)仍然存在出血和失血的情况。例如,接受大型矫形外科手术的患者可能会在围手术期丢失多达 1 L 的血液。

老年患者和那些有并发症(如肾脏疾病、恶性肿瘤、心力衰竭和糖尿病)的患者,贫血风险会增加[5]。女性患者与男性相比,患贫血的风险也更大,这可能是因为女性的循环血量相对男性较少,在失血量相同的情况下导致术后贫血发生的可能性更大[7]。

2011 年,美国同种异体全血/红细胞的供应量约为 1 450 万单位,输血量为 1 370 万单位。据估计,每年 60%~70% 的 RBC 输注给了外科手术患者[9,10]。美国 2011 年全血/红细胞输注率为 44.0 单位/1 000 人,虽然低于 2008 年,但仍远远高于加拿大和欧洲国家报道的输血率[11]。目前认为,输血减少包括降低外科手术患者输血率是改善血液管理实践的一个指标。

术前优化和贫血评估

贫血评估是否应纳入术前风险评估和优化的范畴?

术前评估主要有以下两个方面的作用:① 对患者进行风险分层,以助于医疗服务人员和患者及其家属充分了解即将进行的外科手术的风险;② 主动识别和优化术前可补救因素,从而提高患者获得良好预后的机会。

虽然已经有研究发现贫血与术后输血、发病率和死亡率增加有关,但贫血患者往往没有优化就接受手术,并且经常是在手术前几天才检测血红蛋白,因此几乎没有机会对贫血进行检查和治疗干预[12,13]。原因之一可能是因为存在贫血很容易通过输血纠正的观念,使得临床医师认为这并不是一个需要在手术前解决的问题。术前评估提供了主动识别和管理贫血的机会,还可避免术后贫血和输血。

哪些手术需要术前检测血红蛋白,应该何时检测?

贫血筛查应当个体化,根据患者的症状、年龄、并发症和手术类型及预估失血量等来进行筛查。

一般来说,全血细胞计数主要应用于:
- 预计会大量失血的手术(失血量>15%估计血容量)
- 预计会中度失血的手术(失血量>10%估计血容量)和
  - 已知或疑似贫血,或
  - 已确定的凝血异常,或
  - 已知或疑似存在 RBC 抗体,或
  - 症状性贫血

对于低风险手术或健康年轻患者拟行预计失血极少的手术来说,血红蛋白检测并不是必需的。

术前访视提供了择期手术之前及时发现和处理围术期贫血的机会。是否需要完善贫血的诊断性评估,取决于贫血的严重程度和手术的紧急性,且每个病例必须单独评估。因此,为了妥善管理贫血患者,必须在手术前至少 3~4 周检测血红蛋白值。

术前目标血红蛋白值是多少?

一般来说,接受择期手术的患者没有一个与正常范围不同的标准;然而,是否推迟手术以待患者达到这一标准,必须依据患者和手术类型进行个体化分析决定。

只有少数几个高质量研究评估了术前血红蛋白对手术预后的影响。其中一项研究纳入由于宗教原因拒绝输血的患者群体,发现术前血红蛋白水平低于 70 g/L 的患者死亡率有所增加[14]。确定血红蛋白阈值时还需要参考其他因素,包括患者年龄和并发症。一项大型回顾性研究纳入 310 311 名、年龄≥65 岁、接受非心脏外科大手术的退伍军人,吴(Wu)及其同事[15]在研究中发现患者血细胞比容(Hct)与正常范围相比每降低 1%,则术后病死率增加 1.6%。

通过将允许失血量替换为实际估算失血量,将最低可接受 Hct 值替换为术后 Hct 值,对术中允许失血量的计算公式进行修正,可以得到术后血红蛋白/Hct 的近似估计。此外还考虑到除术中失血外,血液稀释、术后炎症细胞因子释放、胃肠吸收减少和促红细胞生成素产生减少也会加重术后贫血[16-19]。

允许失血量的计算公式参见:https://www.openanesthesia.org/maximum_

abl_calculation/。

允许失血量＝估算血容量×(初始 Hct－最低可接受 Hct)/初始 Hct

平均血容量＝75 mL/kg(成年男性),65 mL/kg(成年女性)

何时应推迟手术进行贫血诊断和治疗?

最近的几项共识指南建议择期手术前应常规进行贫血管理[20,21]。择期手术为术前诊断贫血和优化血红蛋白提供了机会,如有可能,术前意外检查出的贫血患者应在评估和治疗结束后重新安排手术。

2011年,输血替代品促进网络(由来自包括美国在内的13个国家的多学科医师团队组成)发表了关于择期矫形外科手术患者贫血检测、评估和管理的临床实践指南。对于任何可能出现严重失血的手术均应考虑这些推荐意见[20]。

该组织有以下建议:

1. 患者应在预定手术 28 天前检测血红蛋白水平。
2. 手术前目标血红蛋白值应在正常范围内。
3. 如果确诊贫血,应做进一步检测以评估是否存在营养缺乏、慢性肾功能不全和(或)慢性炎症性疾病。
4. 营养不良应得到治疗,促红细胞生成素刺激剂(ESAs)可用于已排除或已纠正营养不良的患者。

择期手术前评估贫血的流程如图 9-1 所示。

术前贫血、围术期输血和术后结局

术前贫血会导致术后贫血和增加 RBC 输注的概率[22-24],它本身就与预后不良相关[25]。在一项纳入 6 000 多名非心脏外科手术患者的大型研究中,贫血亚组患者比术前无贫血患者需要的血液多 5 倍以上[26]。

几项回顾性观察研究指出,输血与感染、缺血并发症和死亡的发生率增加有关[12,13],而且术前贫血与术后并发症增多、住院时间延长和死亡率增高相关[15,26-29]。术前贫血、术后贫血和输血之间相互关联,而体质虚弱的患者更有可能需要输血和容易发生并发症。要确定每个因素的独立影响颇具挑战性,贫血则通常是某个影响手术预后的潜在疾病的征象。

随机对照试验发现,限制性输血组(血红蛋白值＜80 g/L)和开放性输血组(血红蛋白值≥100 g/L)患者的死亡率之间没有差别[30,31],但是这些研究并没有明确指出围术期贫血对预后的影响。

9.术前贫血的评估和治疗 131

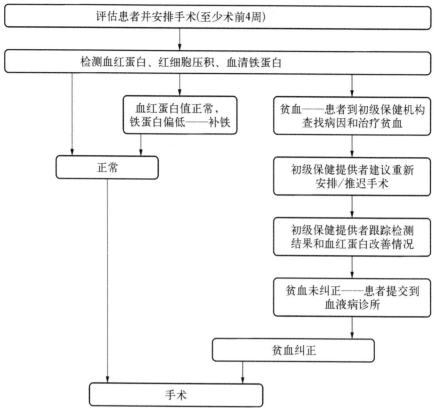

图9-1 择期手术患者术前贫血处理流程图

对于设有能够进行风险评估和优化的术前诊所的医院,可以在诊所进行贫血评估和管理。

死亡率

术前贫血是某些类型的手术后患者院内、30天和90天死亡率的独立危险因素。一项大型回顾性研究分析国家外科质量改进计划数据库资料发现,既存贫血的患者(尤其是同时合并心血管疾病时)死亡风险增加,术后30天内心肌梗死、卒中、肾功能不全或死亡的综合结局风险增加[6]。

术后并发症

绝大多数证据表明,术前贫血对择期和急诊手术患者的术后结局和并发症都有不利影响。在髋部骨折的患者中,入院时的贫血与住院时间延长、再入院率增加以及术后功能障碍加重有关[32-34]。在择期的心脏和非心脏手术的患者中,既存贫血与发生感染并发症、呼吸衰竭、肾衰竭、老年患者谵妄和围术期心脏事件等的风险增加有关[28,35-37]。贫血与择期矫形外科手术后患者功能结局的关系尚不清楚,近期有部分研究发现术后贫血与生活质量和功能结局无关[38,39]。

贫血评估

患有贫血或贫血风险的患者术前评估如下:
1. 详细的病史和手术史
2. 回顾以前的医疗记录
3. 体格检查
4. 检查现有的实验室结果
5. 必要时进一步实验室检查

贫血的3个主要原因:
- 失血
- 红细胞生成不足
- 红细胞破坏增加

病史

病史采集应包括出血症状、可能与贫血有关的慢性疾病、既往贫血病史、用药史和与贫血有关的症状。

框9-1里简要罗列了有助于评估贫血的病史采集线索[3,40]。

回答以下问题有助于确定进一步检查的框架:
1. 患者是否有出血(现在或过去)?
2. 患者是否铁缺乏?如果是,原因何在?
3. 患者是否叶酸或维生素B_{12}缺乏?如果是,原因何在?
4. 患者是否存在骨髓抑制?如果是,原因何在?
5. 有无红细胞破坏增加的证据?

框9-1 贫血的病因

急性或慢性失血
- 胃肠道(即呕血或便血)
- 泌尿生殖道(即血尿)
- 呼吸道(即咯血或鼻出血)
- 月经史
- 近期手术史[直接损伤或继发出血(如心导管术后腹膜后出血)]

慢性疾病
- 肾脏疾病
- 炎症性疾病(如类风湿关节炎或炎症性肠病)
- 充血性心力衰竭

- 人工心脏瓣膜
- 恶性肿瘤
- 传染性疾病(如 HIV)
- 肝病
- 肠吸收不良,乳糜泻

既往贫血史和治疗史
- 输血史
- 脾切除术
- 献血

用药史
- 非甾体类抗炎药
- 抗菌药物(如头孢菌素和磺胺类药)
- 化疗药物
- 氨苯砜
- 抗癫痫药(如苯妥英和卡马西平)
- 草药和非处方药

家族史
- 镰状细胞贫血
- 地中海贫血
- 遗传性球形红细胞增多症

个人史
- 营养状况,尤其是老年人的营养状况(如只包含茶和吐司的饮食)
- 饮酒

症状、体征和体格检查

贫血相关症状由以下两个因素导致:组织氧供减少和急性出血患者低血容量导致的附加效应。然而,许多患者虽然有贫血,但无症状或仅有轻微症状,只在常规术前化验发现贫血。

患者的常见主诉包括倦怠、疲乏无力、头晕目眩、胸痛和运动耐力降低等。患有慢性贫血或先天性贫血症的患者[如镰状细胞病(SCD)和遗传性球形红细胞增多症]可能直到血红蛋白降低至不足 50 g/L 时才会出现症状。

体检发现贫血患者苍白、黄疸或巩膜黄染等提示可能为溶血性贫血。其他潜在疾病的体征包括心脏杂音、肝脾肿大、淋巴结肿大、皮肤瘀点瘀斑或肛诊指套染血等[3]。

实验室检查

贫血的初步实验室检查包括全血细胞计数、外周血涂片和网织红细胞计数。图 9-2 描述了贫血诊断的操作步骤。

两个重要的 RBC 指数对确定贫血的病因有所帮助,它们是平均红细胞体积

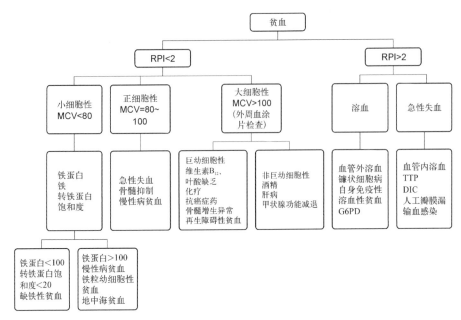

图 9-2　贫血鉴别诊断流程图

该图所列并非详尽无遗,只列举了最常见的病因。DIC,弥散性血管内凝血;G6PD,葡萄糖-6-磷酸脱氢酶缺乏症;MCV,平均红细胞体积;RPI,网织红细胞生成指数;TTP,血栓性血小板减少症。图中黑体字内容表示实验室结果。(经许可改编自 Vieth JT, Lane DR. Anemia. Emerg Med Clin North Am 2014; 32(3): 613-628; 数据来源自 Patel MS, Carson JL. Anemia in the preoperative patient. Anesthesiol Clin 2009; 27(4): 751-760.)

(MCV)(即 RBC 的大小)和网织红细胞生成指数(RPI)(通过对贫血程度和网织红细胞成熟时间的校正来测量网织红细胞的反应)。大多数实验室报告会计算 RPI 值,如果没有的话,可以用下列公式计算:RPI = 网织红细胞(%)×(Hct÷45)×(1÷RMT)。网织红细胞成熟时间(RMT)用来校正提前释放入血的网织红细胞的生存期限,网织红细胞提前释放提示红细胞生成增加。参照以下原则可以确定网织红细胞成熟时间。患者 Hct 值和网织红细胞成熟时间有对应关系:

- Hct = 36～45,成熟时间 = 1.0
- Hct = 26～35,成熟时间 = 1.5
- Hct = 16～25,成熟时间 = 2
- Hct≤15,成熟时间 = 2.5
- RPI>2 表示骨髓增生反应适当,见于失血或溶血
- 失血和溶血的进一步鉴别步骤包括
  - 失血原因评估:详细的病史、粪便潜血检查,必要时内窥镜/结肠镜检查。
  - 溶血评估:乳酸脱氢酶、结合珠蛋白和外周血涂片。直接胆红素和乳酸脱氢酶升高,结合珠蛋白水平降低同时伴随直接和间接抗球蛋白试

验(Coombs test)阳性提示溶血。
- 需要做外周血涂片检查以发现潜在疾病的线索,血红蛋白电泳可能也有帮助。表 9-1 描述了各种外周血涂片检查结果。

表 9-1 常见外周血涂片结果及其相关疾病

异常外周血涂片结果	相 关 疾 病
裂红细胞	微血管病性溶血性贫血
	溶血反应
球形红细胞	遗传性球形红细胞增多症
	自身免疫性溶血性贫血
镰状细胞	SCD
芒刺细胞	慢性肾衰竭
靶形红细胞	血红蛋白病
	IDA
泪滴状红细胞	成白红细胞增多综合征,如骨髓纤维化和骨髓增生异常
有核红细胞	严重溶血反应
	骨髓疾病,如骨髓纤维化
细胞缗钱状排列	多发性骨髓瘤
原始细胞	白血病
	淋巴瘤
	骨髓增生异常
破碎细胞	慢性淋巴细胞性白血病

经许可改编自 Vieth JT, Lane DR. Anemia. Emerg Med Clin North Am 2014;32(3):613-628;数据来源自 Bain BJ. Diagnosis from the blood smear. N Engl J Med 2005;353(5):498-507.

- RPI<2 表示造血障碍性贫血或机体对贫血的骨髓反应不适当/减弱。
- 进一步化验包括检测平均红细胞体积(MCV)将贫血分为小细胞性、正细胞性或大细胞性,和外周血涂片。图 9-2 还列举了根据 MCV 分类的最常见贫血的原因。表 9-2 列举了有助于鉴别贫血最常见原因[缺铁性贫血(IDA)和慢性病贫血]的实验室参数。

表 9-2 小细胞性贫血的鉴别诊断

低色素性贫血病因	血清铁(Fe)	铁蛋白	总铁结合力	饱和度
铁缺乏	降低	低(<100)	增加	降低(<16%)
慢性病贫血	降低	正常	降低	降低
地中海贫血	正常/增加	正常	正常	正常/增加

经许可改编自 Vieth JT, Lane DR. Anemia. Emerg Med Clin North Am 2014;32(3):613-628;数据来源自 Goodnough LT, Maniatis A, Earnshaw P, et al. Detection, evaluation, and management of preoperative anaemia in the elective orthopaedic surgical patient: NATA guidelines. Br J Anaesth 2011;106(1):13-22.

新近诊断为贫血的患者如存在下列情况,推荐术前进行血液学咨询:

1. 血液循环中有异常细胞(如有核红细胞和原始细胞)。
2. 粒细胞、淋巴细胞、单核细胞或血小板的绝对计数增多/减少,提示可能存在复杂的血液系统疾病(如白血病、再生障碍性贫血、骨髓增生异常或骨髓增殖性肿瘤)。
3. 充分治疗 3~4 周贫血无改善。

贫血的治疗

围术期贫血的管理主要根据贫血的原因和手术的紧迫性决定。

营养不良

缺铁性贫血

一旦被诊断为 IDA,应着重找到其潜在原因(如失血)并进行治疗。硫酸亚铁纠正缺铁简便价廉。治疗成人 IDA 的常用剂量为铁元素 150~200 mg/d。目前有各种铁制剂,包括硫酸亚铁 325 mg(铁元素 65 mg)或葡萄糖酸亚铁 325 mg(铁元素 36 mg)每天服用 2~3 次。没有证据表明哪种铁制剂更为有效。口服铁剂在酸性的胃环境中更容易吸收,常和抗坏血酸同时服用。治疗开始的最初几天内患者的自我感觉即明显改善,3 周以后血红蛋白大约提升 20 g/L。偶尔可能有患者对口服铁剂没有反应,需要静脉注射铁剂并进一步确定潜在病因。常见的原因包括患者缺乏依从性、同时使用抗酸药、幽门螺杆菌感染、吸收不良(如乳糜泻)和持续的血液丢失等[40,41]。

维生素 B_{12} 或叶酸缺乏

胃肠手术患者(胃大部切除术或减肥手术)、纯素食主义者和地中海饮食的妊娠妇女都有维生素 B_{12} 缺乏的风险。治疗可给予肌内注射维生素 B_{12} 1 000 μg/d,连续 7 天,随后每周 1 000 μg,连续 4 周。治疗以后,血红蛋白浓度一般在 10 天内开始上升,8 周内恢复正常。叶酸缺乏症在美国非常罕见,治疗予叶酸 1 mg/d 口服,连续用药 1~4 个月[42]。

刺激红细胞生成

一些随机对照试验评估了 ESAs 在纠正术前贫血,并避免或减少某些手术(矫形、心血管和肿瘤手术)术后输血中的作用。ASA 术前血液管理工作组推荐特定患者群体(如肾功能不全、慢性病贫血和拒绝输血)使用 ESAs 或使用 ESAs 同时补铁[43]。

目前推荐的围术期重组人红细胞生成素(普罗克瑞)的用法参见其包装说

明书[44]：
- 300 U/kg/d，皮下注射，疗程 15 天：术前 10 天每天 1 次，手术当天 1 次，术后再连续应用 4 天，或者
- 600 U/kg，皮下注射，分别于术前第 21 天、第 14 天、第 7 天和手术当天共计 4 次。

说明书还建议在重组人红细胞生成素治疗期间应进行深静脉血栓预防。术前贫血的住院患者使用 ESAs 时的预防措施和禁忌如下[44,45]：
- 未控制的高血压（收缩压＞160 mmHg，舒张压＞90 mmHg）
- 红细胞生成素蛋白类药物治疗后发生的纯红细胞再生障碍性贫血
- 既往血栓性血管事件病史（心肌梗死/脑血管意外/短暂性脑缺血发作/深静脉血栓形成/肺栓塞）。用 ESAs 使血红蛋白值＞110 g/L 将增加严重心血管不良反应的风险
- 既往癫痫发作病史
- 存在术前深静脉血栓形成的危险因素（例如，关节制动和骨折）
- 高凝疾病状态（例如，狼疮抗凝物阳性）
- 在过去 3 年内诊断为恶性肿瘤或接受恶性肿瘤治疗的，并不是绝对禁忌，应根据患者的具体情况决定，如果需要接受 ESAs 治疗，应严密监测并保持血红蛋白≤135 g/L

红细胞输注

同种异体输血

2006 年，ASA 成立了一个特别工作组，为围术期血液管理制定新的指南。在 2015 年 2 月的一份更新报告中，ASA 特别工作组强烈推荐限制性输血策略，建议血红蛋白＜60 g/L 时输注 RBCs。当血红蛋白值在 60～100 g/L 时，患者是否需要接受输血应根据具体情况，比如潜在的或实际活动性出血（出血速度和出血量）、血管内容量状态、脏器缺血的表现和心肺功能储备是否充足等来决定[43]。

该工作组还建议采用间歇式重新评估法来进行逐单位输血。在 2015 年发布的更新指南中，该工作组支持使用输血算法，尤其是以血栓弹性测试为指导的输血算法和血液成分输注顺序计划。ASA 推举限制性输血策略作为围术期五大明智选择措施之一。

自体输血

在过去几年，预贮式自体献血（PADs）的使用量持续下降。与 2008 年相比，2011 年自体输血量减少了 59.4%。2011 年大约有一半的自体献血没有投入使用[11]。这种下降由多种因素综合决定，包括同种异体输血传播疾病的实际的和可感知的风险降低、采用更好的患者血液管理（PBM）实践以及 PAD 项目越来

越多的物流和成本限制。国内各学会建议 PADs 只针对那些拒绝必要的同种异体输血(如因宗教信仰原因拒绝输血)和因体内存在红细胞同种异体抗体且稀有血液可能供应不足的患者。此外,还有那些预计至少有 50% 的可能性输血量≥3 个单位的健康个体也可能采用 PADs[46]。

镰状细胞病(SCD)患者的术前贫血管理

SCD 患者行外科手术的围术期并发症风险极高。手术应激和创伤可以增加贫血和镰状细胞形成的概率,常常需要输注红细胞来保证血液携氧能力和稀释镰状细胞。SCD 术前输血替代方案研究是一项多中心随机对照试验,该试验证实当术前血红蛋白值提升至 100 g/L 时,接受中等风险手术的 SCD 患者术后并发症的风险降低。根据以上研究结果,负责审议 SCD 管理建议的专家小组推荐,任何涉及全身麻醉的手术操作前应输注 RBC 将术前血红蛋白值提升至 100 g/L[47,48]。

对于那些接受羟基脲治疗、拟行高风险手术(如神经外科手术、长时间麻醉或心脏搭桥术)或者携带 HB‑SC 或 HB‑SB+ 地中海贫血的 SCD 患者,应当考虑接受血液学咨询。

患者血液管理(PBM)

PBM 是近些年新出现的术语,是一种以患者为中心、以证据为基础的多学科方法,旨在改善可能需要输血的患者的医护质量[7,49-51]。

PBM 包含 3 个主要核心内容:
1. 优化术前血容量和红细胞数量,包括贫血的筛查、评估和管理
2. 减少失血和血液保护模式
3. 以患者为中心的输血决策

例如,如果患者的铁缺乏症得到治疗和有足够的时间生成红细胞,就可以避免许多输血。但是要确保及时诊断和治疗贫血仍然是一个巨大的挑战。PBM 计划的实施为解决围术期贫血和减少输血需求提供了很好的机会。然而这需要一个包括初级保健提供者、外科医生、输血专家、麻醉医师和医院在内的协作策略,最重要的是需要改变医护人员的观念。

小结

术前贫血是手术前最常见的血液系统疾病,它的最常见原因是铁缺乏。术前贫血与红细胞输血的可能性增加有关,而这又与发病率和死亡率增加以及住

院时间延长有关。由于存在误解，认为贫血很容易通过输血来纠正，因而在术前评估中贫血常常被忽视。应当尽早在术前对患者进行评估，以协调优化血红蛋白水平，而且如果可能的话，对于意外发现的术前贫血患者，应在贫血评估和治疗完成后重新安排手术时间。

（马剑波　翻译，张萍　审校）

参考文献

[1] Skjelbakken T, Langbakk B, Dahl IM, et al. Haemoglobin and anaemia in a gender perspective: the Tromso Study. Eur J Haematol 2005; 74(5): 381-388.
[2] Bryan LJ, Zakai NA. Why is my patient anemic? Hematol Oncol Clin North Am 2012; 26(2): 205-230, vii.
[3] Vieth JT, Lane DR. Anemia. Emerg Med Clin North Am 2014; 32(3): 613-628.
[4] Dubois RW, Goodnough LT, Ershler WB, et al. Identification, diagnosis, and management of anemia in adult ambulatory patients treated by primary care physicians: evidence-based and consensus recommendations. Curr Med Res Opin 2006; 22(2): 385-395.
[5] Shander A, Knight K, Thurer R, et al. Prevalence and outcomes of anemia in surgery: a systematic review of the literature. Am J Med 2004; 116(Suppl 7A): 58S-69S.
[6] Leichtle SW, Mouawad NJ, Lampman R, et al. Does preoperative anemia adversely affect colon and rectal surgery outcomes? J Am Coll Surg 2011; 212(2): 187-194.
[7] Munoz M, Gómez-Ramírez S, Kozek-Langeneker S, et al. 'Fit to fly': overcoming barriers to preoperative haemoglobin optimization in surgical patientsdagger. Br J Anaesth 2015; 115(1): 15-24.
[8] McLean E, Cogswell M, Egli I, et al. Worldwide prevalence of anaemia, WHO Vitamin and Mineral Nutrition Information System, 1993-2005. Public Health Nutr 2009; 12(4): 444-454.
[9] Wells AW, Mounter PJ, Chapman CE, et al. Where does blood go? Prospective observational study of red cell transfusion in north England. BMJ 2002; 325(7368): 803.
[10] Patel MS, Carson JL. Anemia in the preoperative patient. Anesthesiol Clin 2009; 27(4): 751-760.
[11] Whitaker BI. The 2011, National Blood collection and utilization survery report. 2011. Available at: http://www.aabb.org/research/hemovigilance/bloodsurvey/Documents/11-nbcus-report.pdf. Accessed July 27, 2015.
[12] Shokoohi A, Stanworth S, Mistry D, et al. The risks of red cell transfusion for hip fracture surgery in the elderly. Vox Sang 2012; 103(3): 223-230.
[13] Weber WP, Zwahlen M, Reck S, et al. The association of preoperative anemia and perioperative allogeneic blood transfusion with the risk of surgical site infection. Transfusion 2009; 49(9): 1964-1970.
[14] Carson JL, Noveck H, Berlin JA, et al. Mortality and morbidity in patients with very low postoperative Hb levels who decline blood transfusion. Transfusion 2002; 42(7): 812-818.
[15] Wu WC, Schifftner TL, Henderson WG, et al. Preoperative hematocrit levels and postoperative outcomes in older patients undergoing noncardiac surgery. JAMA 2007; 297(22): 2481-2488.

[16] Weiss G, Goodnough LT. Anemia of chronic disease. N Engl J Med 2005; 352(10): 1011-1023.

[17] Tilg H, Ulmer H, Kaser A, et al. Role of IL-10 for induction of anemia during inflammation. J Immunol 2002; 169(4): 2204-2209.

[18] Clemens J, Spivak JL. Serum immunoreactive erythropoietin during the perioperative period. Surgery 1994; 115(4): 510-515.

[19] Garcia-Erce JA, Cuenca J, Muñoz M, et al. Perioperative stimulation of erythropoiesis with intravenous iron and erythropoietin reduces transfusion requirements in patients with hip fracture. A prospective observational study. Vox Sang 2005; 88(4): 235-243.

[20] Goodnough LT, Maniatis A, Earnshaw P, et al. Detection, evaluation, and management of preoperative anaemia in the elective orthopaedic surgical patient: NATA guidelines. Br J Anaesth 2011; 106(1): 13-22.

[21] Leal-Noval SR, Muñoz M, Asuero M, et al. Spanish consensus statement on alter-natives to allogeneic blood transfusion: the 2013 update of the "Seville Document". Blood Transfus 2013; 11(4): 585-610.

[22] Melis M, McLoughlin JM, Dean EM, et al. Correlations between neoadjuvant treatment, anemia, and perioperative complications in patients undergoing esophagectomy for cancer. J Surg Res 2009; 153(1): 114-120.

[23] Gombotz H, Rehak PH, Shander A, et al. Blood use in elective surgery: the Austrian benchmark study. Transfusion 2007; 47(8): 1468-1480.

[24] Spahn DR. Anemia and patient blood management in hip and knee surgery: a systematic review of the literature. Anesthesiology 2010; 113(2): 482-495.

[25] Glance LG, Dick AW, Mukamel DB, et al. Association between intraoperative blood transfusion and mortality and morbidity in patients undergoing noncardiac surgery. Anesthesiology 2011; 114(2): 283-292.

[26] Dunne JR, Malone D, Tracy JK, et al. Perioperative anemia: an independent risk factor for infection, mortality, and resource utilization in surgery. J Surg Res 2002; 102(2): 237-244.

[27] Hagino T, Ochiai S, Sato E, et al. The relationship between anemia at admission and outcome in patients older than 60 years with hip fracture. J Orthop Traumatol 2009; 10(3): 119-122.

[28] Kulier A, Levin J, Moser R, et al. Impact of preoperative anemia on outcome in patients undergoing coronary artery bypass graft surgery. Circulation 2007; 116(5): 471-479.

[29] Beattie WS, Karkouti K, Wijeysundera DN, et al. Risk associated with preoperative anemia in noncardiac surgery: a single-center cohort study. Anesthesiology 2009; 110(3): 574-581.

[30] Carson JL, Terrin ML, Noveck H, et al. Liberal or restrictive transfusion in high-risk patients after hip surgery. N Engl J Med 2011; 365(26): 2453-2462.

[31] Foss NB, Kristensen MT, Jensen PS, et al. The effects of liberal versus restrictive transfusion thresholds on ambulation after hip fracture surgery. Transfusion 2009; 49(2): 227-234.

[32] Gruson KI, Aharonoff GB, Egol KA, et al. The relationship between admission hemoglobin level and outcome after hip fracture. J Orthop Trauma 2002; 16(1): 39-44.

[33] Halm EA, Wang JJ, Boockvar K, et al. The effect of perioperative anemia on clinical and functional outcomes in patients with hip fracture. J Orthop Trauma 2004; 18(6): 369-374.

[34] Lawrence VA, Silverstein JH, Cornell JE, et al. Higher Hb level is associated with better early functional recovery after hip fracture repair. Transfusion 2003; 43(12): 1717-1722.

[35] Carson JL, Duff A, Poses RM, et al. Effect of anaemia and cardiovascular disease on surgical mortality and morbidity. Lancet 1996; 348(9034): 1055-1060.

[36] Musallam KM, Tamim HM, Richards T, et al. Preoperative anaemia and postoperative outcomes in non-cardiac surgery: a retrospective cohort study. Lancet 2011; 378(9800): 1396–1407.

[37] Marcantonio ER, Goldman L, Orav EJ, et al. The association of intraoperative factors with the development of postoperative delirium. Am J Med 1998; 105(5): 380–384.

[38] Vuille-Lessard E, Boudreault D, Girard F, et al. Postoperative anemia does not impede functional outcome and quality of life early after hip and knee arthroplasties. Transfusion 2012; 52(2): 261–270.

[39] So-Osman C, Nelissen R, Brand R, et al. Postoperative anemia after joint replacement surgery is not related to quality of life during the first two weeks postoperatively. Transfusion 2011; 51(1): 71–81.

[40] Hershko C, Camaschella C. How I treat unexplained refractory iron deficiency anemia. Blood 2014; 123(3): 326–333.

[41] Tefferi A. Anemia in adults: a contemporary approach to diagnosis. Mayo Clin Proc 2003; 78(10): 1274–1280.

[42] Stabler SP. Clinical practice. Vitamin B12 deficiency. N Engl J Med 2013; 368(2): 149–160.

[43] American Society of Anesthesiologists Task Force on Perioperative Blood Management. Practice guidelines for perioperative blood management: an updated report by the American Society of Anesthesiologists Task Force on Perioperative Blood Management. Anesthesiology 2015; 122(2): 241–275.

[44] Procrit [Package Insert]. Available at: http://assets.procrit.com/shared/product/procrit/procrit-prescribing-information.pdf. Accessed July 27, 2015.

[45] Ralley FE. Erythropoietin and intravenous iron in PBM. Transfus Apher Sci 2014; 50(1): 16–19.

[46] Vassallo R, Goldman M, Germain M, et al. Preoperative autologous blood donation: waning indications in an era of improved blood safety. Transfus Med Rev 2015; 29(4): 268–275.

[47] Howard J, Malfroy M, Llewelyn C, et al. The Transfusion Alternatives Preoperatively in Sickle Cell Disease (TAPS) study: a randomised, controlled, multicentre clinical trial. Lancet 2013; 381(9870): 930–938.

[48] Yawn BP, Buchanan GR, Afenyi-Annan AN, et al. Management of sickle cell disease: summary of the 2014 evidence-based report by expert panel members. JAMA 2014; 312(10): 1033–1048.

[49] Building a Better Patient Blood Management Program. 2015. Available at: http://www.aabb.org/pbm/Documents/AABB-PBM-Whitepaper.pdf. Accessed July 27, 2015.

[50] Isbister JP. The three-pillar matrix of patient blood management — an overview. Best Pract Res Clin Anaesthesiol 2013; 27(1): 69–84.

[51] What is Patient Blood Management. Available at: http://www.blood.gov.au/patient-blood-management-pbm-whatispbm. Accessed July 27, 2015.

10. 术前营养与预康复

卢彻·咖普塔 唐·J.甘*

关键词

营养・预康复・术前优化・功能能力・免疫营养

关键点

- 识别营养不良的患者利于我们在手术前采取措施优化其营养状况。
- 清流质碳水化合物饮料的开发,可以使患者在非空腹状态下进入手术室,从而降低术后胰岛素抵抗和术后低血糖的发生。
- 体能训练培训项目能显著改善患有严重合并病(如,心力衰竭、缺血性心脏病和慢性阻塞性肺病)患者的体能状况和临床预后。
- 6分钟步行测试是一项简单易行且不需要昂贵设备的运动耐量评价测试。
- 通过心肺功能运动测试可以评估术前风险,制订后续训练计划,在训练项目结束后作为危险分层和衡量改善进度的指标,从而为每一位患者制订术前个体化训练方案。

引言

加速康复外科(ERAS)是曾名为快速通道方案的自然演变,旨在通过一系列术前、术中和术后干预措施,加速患者从重大外科手术和麻醉中康复。要达到这样的目标需要制订一些措施,以尽量降低手术应激的影响,并鼓励患者在术后早期尽快主动活动和参与术后康复。根据循证医学方案,患者的护理需要医护团队(包括术前门诊、术中和术后团队)各个成员之间的协调。协同护理联合循证临床管理干预措施是加速康复策略的两大支柱。而营养和预康复则是加速康复外科路径的两个重要方面。

美国纽约州斯托尼布鲁克市 L4-060 号石溪大学医学院健康科学中心麻醉科,邮编:11794
* 通信作者。美国纽约州斯托尼布鲁克市石溪大学麻醉科,邮编:11794
邮箱:tong.gan@stonybrookmedicine.edu

术前营养评估和优化

手术患者的营养不良患病率因手术类型和患者总体人数而异。高龄、体重减轻和缺乏营养支持的患者营养不良的风险更大[1]。手术患者术前存在营养不良与术后并发症风险增加、住院时间延长、肠功能恢复延迟[2,3]、再入院率升高[4]以及术后死亡发生率增加有关。因此围术期营养状况正受到越来越多的关注,多个医学相关组织已经颁布多部共识指南来解决这个问题[5-8]。其中就包括来自加速康复外科学会的择期结肠手术和直肠/骨盆手术[9]的加速康复外科指南。

加速康复外科的主要目标之一是优化患者的术前营养状况,并制订相关策略预防围手术期导致负氮平衡的饥饿状况发生[6]。通过饮用营养补充饮料[10]和避免整夜禁食,术后发生胰岛素抵抗的风险也能相应降低[11]。

术前检测营养不良

加速康复外科学会的早期指南主要是针对结直肠手术。肿瘤相关恶病质和经口摄食减少(部分原因在于胃肠道梗阻)导致这类人群较常发生营养不良和体重减轻。此外,营养不良在术后生存和对外科治疗的反应方面仍然是预后不良的预测指标[6,12,13]。

尽管已经在开发术前营养风险筛查工具上面投入了大量的精力,目前仍不清楚究竟哪一种筛查系统能更好地预测出营养相关并发症的风险。传统的人体营养评估系统采用体重、血清营养素水平(如低水平的人血白蛋白、前白蛋白和转甲状腺素蛋白)、皮褶厚度和肌肉力量功能测定等指标,由于在术前确定实际营养风险的作用有限,已经失去了人们的青睐。于是人们将一些不同的测量方法纳入主观评分系统,包括主观全面评分(SGA)问卷调查[14]、营养风险筛查(NRS)2002[15]、赖利 NRS 评分[16]和营养风险指标(NRI)评分系统(表 10-1)。客观和主观营养评估工具相结合可能比单用客观或主观工具更有效。

表 10-1 术前营养风险筛查

评分系统	检测指标	级别
SGA[17]	患者病史(体重改变、进食量变化、胃肠道症状和功能能力变化)和体格检查(皮下脂肪丢失、肌肉萎缩、踝或骶尾部水肿和腹水)	SGA A:营养良好 SGA B:中度营养不良 SGA C:严重营养不良

(续表)

评分系统	检 测 指 标	级 别
NRS[18]	根据营养不良和疾病严重程度两项评分将患者分为4级(无、轻度、中度和重度营养不良风险)。每一项分值为0~3分,总分0~6分,任何总分≥3分的患者为有营养风险。	1分:患者因慢性疾病的并发症入院治疗,体质虚弱但能经常下床活动。绝大多数情况下能通过口服饮食或替代品满足患者蛋白质需要量的增加。 2分:患者因病卧床,如重大腹部外科手术后或严重感染。虽然多数情况下需要人工喂养,但这些措施还是能满足患者蛋白质需要量的大幅增加。 3分:患者需要重症监护,接受辅助通气、肌松剂等治疗措施。
赖利NRS评分[16]	评估下列信息:体重减轻(减轻的数值和持续时间);成人体质指数[体重kg/身高的平方(m^2)]和儿童身高体重百分位数值表;进食(食欲、摄食能力、有无腹泻);应激因素(身体状况对营养需求的影响)	7~15分:高风险 4~6分:中等风险 0~3分:低风险
NRI[19]	评估近期体重减轻和人血白蛋白水平。 NRI = (1.489 × 人血白蛋白[g/L]) + (41.7×目前体重/原有体重)	≥97.5% 营养良好 83.5%~97.5% 中度营养不良 <83.5% 严重营养不良

数据来源自参考文献[16-19]。

一旦确定患者具有营养风险,应立即开始口服营养补充,同时营养师应该参与到患者的后续营养治疗。虽然对于进行营养补充的持续时间缺乏共识,但是人们似乎最常推荐5~7天[5]。假如认定患者有重度营养风险(如体重减轻>10%~15%/6个月;体质指数<18.5 kg/m^2;SGA评分C级(表10-1);人血白蛋白<30 g/L),应考虑推迟手术,使营养缺乏得到纠正,或者至少部分纠正。

全胃肠外营养的作用

虽然肠内营养能刺激激素分泌,促进门静脉循环,并保护肠黏膜的屏障和免疫功能,但往往由于已经存在的肠道功能障碍而不能有效实施。因此,肠内联合肠外营养支持通常作为全肠内营养的替代方案。全胃肠外营养(TPN)是弥补肠内营养不足的一种常用营养支持手段。

TPN溶液含有脂肪乳、维生素和微量元素,能提供全面的营养支持。但是

TPN 的应用也存在包括气胸、血胸、电解质紊乱、再喂养综合征和中心静脉导管感染等在内的风险。因此建议术前 TPN 以 7~10 天为宜。

周围静脉肠外营养(PPN)方案因其较 TPN 应用相对便利也被广泛使用,但其通常不能提供足够的能量和营养素来满足全营养支持。已经生产出改良 PPN 溶液,其中含有葡萄糖和氨基酸的二合一配方制剂或者脂肪乳剂[20]。但即使有这些配方,PPN 溶液中仍常常缺乏多种维生素和微量元素。

避免胰岛素抵抗和术后高血糖

重大的手术创伤造成短暂的胰岛素敏感性降低(这将导致葡萄糖生成增加和组织摄取葡萄糖减少)和糖原合成减少,引发高血糖症[21]。高血糖症不仅会增加并发症的风险[22,23],而且术后积极控制血糖可能会导致低血糖及其相关负效应。

术前应用碳水化合物治疗能够减少术后胰岛素抵抗的发生,已成为多模式快速通道外科或 ERAS 流程的一部分。研究认为术前摄取碳水化合物饮料、微创手术方法、采用硬膜外麻醉和避免术前营养不良能够提升术后胰岛素敏感性[10]。在最近的禁食指南中,已经废止从午夜到手术日完全禁食水的传统禁食规定,因为有充分的证据表明,麻醉诱导前 2 小时口服清流质能显著改善患者胰岛素敏感性[24,25]。术前碳水化合物治疗模拟进食早餐后的正常代谢反应[24],即刺激内源性胰岛素释放,能有效阻断整夜禁食的代谢状态并减少手术应激反应诱发的外周胰岛素抵抗。

人们已经开发出好几种商品化的术前碳水化合物饮料配方,但目前在美国上市的仅有刻力发(Clearfast)一种。每 12 盎司①刻力发含有 21 g 单糖,38 g 多糖和 230 卡②能量。佳得乐(Gatorade)比刻力发便宜,它能提供单糖(80 g/12 盎司)和能量(80 卡/盎司),但不含多糖。全盛佳得乐(Gatorade prime)是佳得乐的另一个配方产品,每 12 盎司可以提供更多的营养素(69 g 单糖,6 g 多糖和 300 卡能量),适合作为预算有限的医疗单位实施 ERAS 的营养替代品。史密斯及其同事[26]进行的一项科克伦(Cochrane)研究涉及 27 项临床试验和 1 976 名受试者,有意思的是,他们发现术前碳水化合物治疗跟安慰剂或禁食相比,对缩短择期手术成年患者的住院时间仅有微弱的影响,而这种影响几乎没有临床意义。同时他们发现,与安慰剂或禁食相比,术前碳水化合物治疗并未增加或降低术后并发症的发生率。然而,研究人员警告说,纳入的许多试验在设计中缺乏足够的

---

① 盎司(oz),质量的英制单位,1 oz = 28.349 5 g。——译注
② 卡(cal),热量的非法定计量单位,1 cal = 4.184 J。——译注

盲法，因此很难对本研究结果下一个明确的结论。

免疫营养

最近的研究表明，无论患者的基础营养状况如何，术前口服补充具有特异性免疫调节功能物质（如谷氨酰胺、精氨酸和ω-3脂肪酸）的营养配方制剂均可改善手术预后[27-29]。已有研究证实，ω-3-脂肪酸家族的长链多不饱和脂肪酸特有的合成和免疫调理作用对围术期患者大有裨益[30]。

谷氨酰胺不仅是代谢燃料的来源还能保护小肠功能，具有至关重要的作用[31]。此外谷氨酰胺还有助于在大手术中保护T淋巴细胞的反应性[32]。精氨酸作为非必需氨基酸，它能刺激T淋巴细胞的功能，并通过生成一氧化氮改善微循环。

临床研究尚未证实在早期动物模型中观察到的免疫营养的积极作用[33]。然而，最近对不同配方免疫营养的综述和荟萃分析表明，围术期免疫营养能改善外科手术预后[34]。但关于应用免疫营养治疗的时机（术前、术中还是术后）以及最佳剂量目前仍不十分清楚。

预康复：体力活动和健康结局

预康复是指增强个体的功能能力，使其能承受压力性事件的过程[35]。例如，择期手术前进行的体育锻炼培训项目就是预康复的一种。

越来越多的证据表明，良好的功能能力在几乎所有的健康和疾病领域中都有诸多益处[36]，而缺乏体力活动所导致的功能能力低下是我们这一代人所面临的最重要的公共卫生问题之一[37]。

同样，在合并有冠状动脉疾病[38]、心力衰竭[39]、高血压病、糖尿病、慢性阻塞性肺疾病（COPD）、抑郁症、痴呆、慢性肾脏疾病、恶性肿瘤和卒中[40]等基础疾病的患者中，体型更匀称且体力活动更多的患者预后更佳。此外，有证据表明，体力活动增加能降低2型糖尿病、骨质疏松症、肥胖症、抑郁症等慢性疾病和某些肿瘤如乳腺癌、肾癌和结肠癌的发病率。尽管体能训练可能略微增加如心肌缺血等并发症的风险，甚至导致训练期间死亡，但身体状况增强的整体获益远超这一短暂的高风险期[40]。

预康复：生理挑战前的锻炼培训

术前锻炼培训对于患有严重心肺疾病的患者来说安全可行。实际上，已经证明体力锻炼培训项目能有效改善患有严重合并病(如心力衰竭、缺血性心肌病和COPD)患者的身体素质和临床结局。[40]

恶性肿瘤患者通常需要在外科干预前数周接受新辅助化疗和放疗,放化疗后还需要6~12周的恢复期。恢复期的存在为重大肿瘤手术前的患者提供了一个训练时间窗,在此之前为了缩短从诊断到手术的时间,往往妨碍了术前锻炼的实施。一项ERAS方案纳入接受择期结直肠肿瘤手术的患者群体,其前期非随机数据资料显示,实施以心肺功能运动测试(CPET)为指导、有组织地反应性间歇锻炼培训是切实可行的。

在新辅助放化疗之后、手术治疗之前,这个培训项目每周会在医院进行3次,为期6周[41]。对照组人群由因后勤原因(如家离医院较远)无法参加锻炼计划的患者组成。还有一项针对ERAS的后续随机化研究,研究对象为拟行择期结直肠肿瘤手术的患者,目前正在评估以CPET为指导的有组织地反应性间歇锻炼培训对维持新辅助放化疗治疗后患者身体素质的有效性[42]。

简言之,递增式运动测试可以用来衡量预康复锻炼培训方案的有效性。有效的训练方案应能增加机体无氧阈值(AT)和(或)最大氧耗量($VO_2\,peak$)。这两个变量测量可靠,可用于比较来自不同临床中心的患者群体和不同临床试验中的结果。当然,术前锻炼培训项目能否改善发病率和死亡率还值得进一步探究。

锻炼方案

有没有证据表明术前锻炼能导致更好的手术预后呢?尽管锻炼培训在包括COPD、卒中、心力衰竭和间歇性跛行[43]等多种情况下都是有效的,但这些干预措施的总体长期效益尚缺乏充分的评估。

高风险的患者可能从预康复方案中获益。这些方案包括增强耐力和力量的训练、高强度训练计划以及应用营养补充剂和药物治疗,常常需借助CPET评估方案的有效性[44]。CPET将呼出气成分分析(氧气和二氧化碳浓度)和通气流量测定相结合,从而计算出一系列固定的外部负荷范围内不同生理应激条件下的氧耗量(VO_2)和二氧化碳生成量[40]。

在临床实践和临床试验中,广泛采用递增式运动测试评估脚踏车运动(递增式斜坡试验)的耐力界限。递增式运动测试能准确测定运动能力,还能在出现异常状况时确定运动节点[45]。这项锻炼规范具有以下优势:评估整个功能能力范围内的运动反应,允许对正常或反常的运动反应进行评价,能够识别功能性锻炼的临界点以及为训练或康复目标提供合适的参考。此外,起始运动量低,高强度锻炼时间短。整套项目包括8~12分钟的运动。

经典的测试项目包括 3 分钟静息测试、3 分钟无负重骑车(无阻力骑车)、随后持续爬坡直至力竭。CPET 可以确定围术期有氧运动能力,后者由无氧阈值(AT)测得。AT 是无氧代谢生成的三磷腺苷(ATP)开始补充有氧代谢 ATP 合成时的 VO_2。AT 还是气体交换过程中 CO_2 生成量增加超过 VO_2 的节点。

所以人们认为达到或超过 AT 时会引发心肌缺血,而 AT 较低的患者有早期缺血风险。因此,AT 在患者危险分层时非常有用(表 10-2)[44]。

表 10-2 AT 用于患者危险分层

AT 值(mL/min/kg)	建 议
>11	围术期死亡率<1%,一般无须高级别护理
≤11	围术期死亡率 18%,应考虑加强复苏,入住 PACU、高依赖病房或 ICU
<8	围术期死亡率 50%,应考虑入住 ICU 并做好长期驻留 ICU 的准备

缩写:ICU,加强监护病房;PACU,麻醉复苏室。
数据引自 Davies SJ, Wilson RJ. Preoperative optimization of the high-risk surgical patient. Br J Anaesth 2004;93(1):121-128.

迄今为止,有 24 项队列研究(纳入超过 4 000 名患者)表明身体素质(以 CPET 测得的变量来衡量)和术后结局之间存在显著一致的相关性[40]。

这些研究横跨 21 年(1993~2014 年),涉及的外科手术包括 5 例重大开腹手术、1 例结肠手术、1 例直肠手术、1 例膀胱切除术、5 例腹主动脉瘤修复术、1 例重大肝胆管手术、1 例肝切除术、1 例胰十二指肠切除术(Whipple)、3 例肝移植术、4 例上消化道手术和 2 例减肥术。研究中使用的指标是 AT、VO_2 peak 以及它们各自与风险阈值的关系。这些研究的预期结局也不相同,其中有 13 项研究以发病率为主要结局,11 项以死亡率为主要结局,3 项以发病率和死亡率作为主要结局。从这些研究中发现,AT 与风险阈值之间以及 VO_2 peak 与风险阈值之间存在相关性。有 4 项研究只测试了 AT 和风险阈值,它们也发现两者间显著关联。还有一项仅以 VO_2 peak 和 AT 为指标的研究发现这两者也有相关性。值得注意的是,只有一项研究表明,在 AT 或 VO_2 peak 与风险阈值之间没有相关性。

6 分钟步行测试

6 分钟步行测试(6MWT)是一项简单的测试,不需要昂贵的设备,只需要患者通过步行路线或走廊(最好是 30 m)在 6 分钟内尽可能走最远的距离。根据自身的疲劳程度,患者随时可以停步或减速,然后继续行走。虽然试验时还会监测其他数据,比如动脉血压和(或)心率、患者被迫停步的次数、行走速度甚至用便携式设备监测呼吸气体变化和氧饱和度,6分钟内的步行距离仍然是最简单有用的指标[46]。

因为6MWT仅持续很短的时间且实际行走在平坦的路面,而不是斜坡或起伏不平的路面上,有人设想在平坦路面行走6分钟并不能使患者达到最大功能能力,所以6MWT被认为是次大强度测试[46]。然而,大多数研究发现,6MWT的最长行走距离与最大运动强度测试达峰值时实际测得的VO_2之间有中到高度的相关性。还发现在6MWT结束时VO_2peak和VO_2具有极强的相关性[47]。实际上,步行测试结束时VO_2远远大于VO_2peak。由此可见,6MWT并不是一个次大强度测试。

恩莱特和谢利尔[48]设计了计算健康成年人6MWT行走距离的公式。公式如下:

男性6MWT步行距离(m) = 7.57×身高(m) − 5.02×年龄(y) − 1.76×体重(kg) − 309

女性6MWT步行距离(m) = 2.11×身高(m) − 5.78×年龄(y) − 2.29×体重(kg) + 667

这些数据还体现了人体测量变量、性别、年龄和6MWT距离之间的关系[49]。6MWT距离与年龄呈负相关[50],而且男性比女性的步行距离长将近76 m。

小结

综上所述,这些理念为个体化医疗提供了支持,从而在恰当的时间给适合的患者以恰当的治疗。术前识别营养不良的患者能让我们在手术前进行干预以优化患者的营养状况。某些情况下,可能需要TPN作为辅助或唯一治疗手段来实现这一目标。此外,术前禁食8 h的传统已被摒弃,新开发的碳水化合物饮料作为一种清流质,可以使患者在非空腹状态下进入手术室,从而降低术后胰岛素抵抗和术后低血糖的发生。

最后,根据CPET评估围术期风险、制订训练计划、用作风险分层以及分析训练项目后的改进措施,能够为每一位患者制订个体化的术前运动计划。基于现有的文献,这样的训练计划实施起来可能需要6周,但最佳干预持续时间还有待继续研究[42]。

(陈佳颖 翻译,张萍 审校)

参考文献

[1] Frances N, Kennedy RH, Ljungqvist L, et al. Manual of fast track recovery for colorectal surgery. London: Springer; 2012.

[2] Lohsiriwat V, Chinswangwatanakul V, Lohsiriwat S, et al. Hypoalbuminemia is a predictor of delayed postoperative bowel function and poor surgical outcomes in right-sided colon cancer patients. Asia Pac J Clin Nutr 2007; 16(2): 213-217.

[3] Lohsiriwat V, Lohsiriwat D, Boonnuch W, et al. Pre-operative hypoalbuminemia is a major risk factor for postoperative complications following rectal cancer surgery. World J Gastroenterol 2008; 14(8): 1248-1251.

[4] Zhang JQ, Curran T, McCallum JC, et al. Risk factors for readmission after lower extremity bypass in the American College of Surgeons National Surgery Quality Improvement Program. J Vasc Surg 2014; 59(5): 1331-1339.

[5] Weimann A, Braga M, Harsanyi L, et al. ESPEN guidelines on enteral nutrition: surgery including organ transplantation. Clin Nutr 2006; 25(2): 224-244.

[6] Braga M, Ljungqvist O, Soeters P, et al. ESPEN guidelines on parenteral nutrition: surgery. Clin Nutr 2009; 28(4): 378-386.

[7] Ukleja A, Freeman KL, Gilbert K, et al. Standards for nutrition support: adult hospitalized patients. Nutr Clin Pract 2010; 25(4): 403-414.

[8] Chambrier C, Sztark F. French clinical guidelines on perioperative nutrition. Update of the 1994 consensus conference on perioperative artificial nutrition for elective surgery in adults. J Visc Surg 2012; 149(5): e325-336.

[9] Nygren J, Thacker J, Carli F, et al. Guidelines for perioperative care in elective rectal/pelvic surgery: Enhanced Recovery After Surgery (ERAS(R)) Society recommendations. Clin Nutr 2012; 31(6): 801-816.

[10] Lassen K, Soop M, Nygren J, et al. Consensus review of optimal perioperative care in colorectal surgery enhanced recovery after surgery (ERAS) group recommendations. Arch Surg 2009; 144(10): 961-969.

[11] Ljungqvist O. Modulating postoperative insulin resistance by preoperative carbohydrate loading. Best Pract Res Clin Anaesthesiol 2009; 23(4): 401-409.

[12] Schiesser M, Kirchhoff P, Müller MK, et al. The correlation of nutrition risk index, nutrition risk score, and bioimpedance analysis with postoperative complications in patients undergoing gastrointestinal surgery. Surgery 2009; 145(5): 519-526.

[13] Sungurtekin H, Sungurtekin U, Hanci V, et al. Comparison of two nutrition assessment techniques in hospitalized patients. Nutrition 2004; 20(5): 428-432.

[14] Detsky AS, Baker JP, O'Rourke K, et al. Predicting nutrition-associated complications for patients undergoing gastrointestinal surgery. JPEN J Parenter Enteral Nutr 1987; 11(5): 440-446.

[15] Kondrup J, Allison SP, Elia M, et al. ESPEN guidelines for nutrition screening 2002. Clin Nutr 2003; 22(4): 415-421.

[16] Reilly HM, Martineau JK, Moran A, et al. Nutritional screening — evaluation and implementation of a simple nutrition risk score. Clin Nutr 1995; 14(5): 269-273.

[17] Detsky AS, McLaughlin JR, Baker JP, et al. What is subjective global assessment of nutritional status? JPEN J Parenter Enteral Nutr 1987; 11(1): 8-13.

[18] Kondrup J, Rasmussen HH, Hamberg O, et al. Nutritional risk screening (NRS 2002): a new method based on an analysis of controlled clinical trials. Clin Nutr 2003; 22(3): 321-336.

[19] Buzby GP, Knox LS, Crosby LO, et al. Study protocol: a randomized clinical trial of total

parenteral nutrition in malnourished surgical patients. Am J Clin Nutr 1988; 47(2 Suppl): 366-381.

[20] Liu MY, Tang HC, Hu SH, et al. Influence of preoperative peripheral parenteral nutrition with micronutrients after colorectal cancer patients. Biomed Res Int 2015; 2015: 535431.

[21] Thorell A, Nygren J, Ljungqvist O. Insulin resistance: a marker of surgical stress. Curr Opin Clin Nutr Metab Care 1999; 2(1): 69-78.

[22] Doenst T, Wijeysundera D, Karkouti K, et al. Hyperglycemia during cardiopulmonary bypass is an independent risk factor for mortality in patients undergoing cardiac surgery. J Thorac Cardiovasc Surg 2005; 130(4): 1144.

[23] Gustafsson UO, Thorell A, Soop M, et al. Haemoglobin A1c as a predictor of post-operative hyperglycaemia and complications after major colorectal surgery. Br J Surg 2009; 96(11): 1358-1364.

[24] Ljungqvist O, Soreide E. Preoperative fasting. Br J Surg 2003; 90(4): 400-406.

[25] Brady M, Kinn S, Stuart P. Preoperative fasting for adults to prevent perioperative complications. Cochrane Database Syst Rev 2003; (4): CD004423.

[26] Smith MD, McCall J, Plank L, et al. Preoperative carbohydrate treatment for enhancing recovery after elective surgery. Cochrane Database Syst Rev 2014; (8): CD009161.

[27] Braga M, Gianotti L, Nespoli L, et al. Nutritional approach in malnourished surgical patients: a prospective randomized study. Arch Surg 2002; 137(2): 174-180.

[28] Braga M, Gianotti L, Vignali A, et al. Preoperative oral arginine and n-3 fatty acid supplementation improves the immunometabolic host response and outcome after colorectal resection for cancer. Surgery 2002; 132(5): 805-814.

[29] Tepaske R, Velthuis H, Oudemans-van Straaten HM, et al. Effect of preoperative oral immune-enhancing nutritional supplement on patients at high risk of infection after cardiac surgery: a randomised placebo-controlled trial. Lancet 2001; 358(9283): 696-701.

[30] Ryan AM, Reynolds JV, Healy L, et al. Enteral nutrition enriched with eicosapentaenoic acid (EPA) preserves lean body mass following esophageal cancer surgery: results of a double-blinded randomized controlled trial. Ann Surg 2009; 249(3): 355-363.

[31] Zheng YM, Li F, Zhang MM, et al. Glutamine dipeptide for parenteral nutrition in abdominal surgery: a meta-analysis of randomized controlled trials. World J Gastroenterol 2006; 12(46): 7537-7541.

[32] O'Riordain MG, Fearon KC, Ross JA, et al. Glutamine-supplemented total parenteral nutrition enhances T-lymphocyte response in surgical patients undergoing colorectal resection. Ann Surg 1994; 220(2): 212-221.

[33] Lobo DN, Williams RN, Welch NT, et al. Early postoperative jejunostomy feeding with an immune modulating diet in patients undergoing resectional surgery for upper gastrointestinal cancer: a prospective, randomized, controlled, doubleblind study. Clin Nutr 2006; 25(5): 716-726.

[34] Zhu X, Herrera G, Ochoa JB. Immunosuppression and infection after major surgery: a nutritional deficiency. Crit Care Clin 2010; 26(3): 491-500, ix.

[35] Ditmyer MM, Topp R, Pifer M. Prehabilitation in preparation for orthopaedic surgery. Orthop Nurs 2002; 21(5): 43-51 [quiz: 52-54].

[36] Fiuza-Luces C, Garatachea N, Berger NA, et al. Exercise is the real polypill. Physiology (Bethesda) 2013; 28(5): 330-358.

[37] Kohl HW 3rd, Craig CL, Lambert EV, et al. The pandemic of physical inactivity: global action for public health. Lancet 2012; 380(9838): 294-305.

[38] Thompson PD, Franklin BA, Balady GJ, et al. Exercise and acute cardiovascular events

placing the risks into perspective: a scientific statement from the American Heart Association Council on Nutrition, Physical Activity, and Metabolism and the Council on Clinical Cardiology. Circulation 2007; 115(17): 2358-2368.

[39] Belardinelli R, Georgiou D, Cianci G, et al. Randomized, controlled trial of long-term moderate exercise training in chronic heart failure: effects on functional capacity, quality of life, and clinical outcome. Circulation 1999; 99(9): 1173-1182.

[40] Levett DZ, Grocott MP. Cardiopulmonary exercise testing, prehabilitation, and enhanced recovery after surgery (ERAS). Can J Anaesth 2015; 62(2): 131-142.

[41] West MA, Lythgoe D, Barben CP, et al. Cardiopulmonary exercise variables are associated with postoperative morbidity after major colonic surgery: a prospective blinded observational study. Br J Anaesth 2014; 112(4): 665-671.

[42] US National Institutes of Health. The effect of chemotherapy and surgery for cancer on exercise capacity. Clinicaltrials.gov. Identifier: NCT01325883.

[43] Lane R, Ellis B, Watson L, et al. Exercise for intermittent claudication. Cochrane Database Syst Rev 2014; (7): CD000990.

[44] Davies SJ, Wilson RJ. Preoperative optimization of the high-risk surgical patient. Br J Anaesth 2004; 93(1): 121-128.

[45] Whipp BJ, Davis JA, Torres F, et al. A test to determine parameters of aerobic function during exercise. J Appl Physiol Respir Environ Exerc Physiol 1981; 50(1): 217-221.

[46] Faggiano P, D'Aloia A, Gualeni A, et al. The 6 minute walking test in chronic heart failure: indications, interpretation and limitations from a review of the literature. Eur J Heart Fail 2004; 6(6): 687-691.

[47] Riley M, McParland J, Stanford CF, et al. Oxygen consumption during corridor walk testing in chronic cardiac failure. Eur Heart J 1992; 13(6): 789-793.

[48] Enright PL, Sherrill DL. Reference equations for the six-minute walk in healthy adults. Am J Respir Crit Care Med 1998; 158(5 Pt 1): 1384-1387.

[49] Hamilton DM, Haennel RG. Validity and reliability of the 6-minute walk test in a cardiac rehabilitation population. J Cardiopulm Rehabil 2000; 20(3): 156-164.

[50] Gibbons WJ, Fruchter N, Sloan S, et al. Reference values for a multiple repetition 6-minute walk test in healthy adults older than 20 years. J Cardiopulm Rehabil 2001; 21(2): 87-93.

第四部分

特殊患者的术前评估

11. 糖尿病患者的术前评估

乔舒亚·D. 米勒[a,*]　德博拉·C. 里奇曼[b]

关键词

糖尿病 • 血糖控制 • 高血糖 • 糖化血红蛋白 • 胰岛素泵 • 术前评估

关键点

- 糖尿病是一种慢性继发性疾病，涉及9%以上人群。
- 未控制的糖尿病可对手术预后产生近期和远期的影响。
- 糖尿病并发症几乎波及每一个器官，显著增加术前风险。
- 对拟行手术的糖尿病患者给予足够的重视以确保最佳的预后结果。

引言

美国糖尿病患者已经超过 2 900 万，预计到 2050 年，近 1/3 的人将患糖尿病[1,2]。90%～95%的糖尿病患者为 2 型，其余患者为 1 型或继发性糖尿病。美国用于诊治糖尿病的医疗成本高达 2 450 亿美元，其中直接经济成本达 176 亿美元。美国新发糖尿病患者由 1980 年的 493 000 人增加到 2013 年的 140 万人，翻了 3 倍[3]。而有趣的是，最近 5 年尽管肥胖发病率持续升高，而每年新发糖尿病患者数量有所下降。住院患者中，糖尿病是继循环系统疾病后第二常见的疾病[4]。

至少 50%的糖尿病患者在一生中会经历手术，28%的患者可能会经历冠脉搭桥术[5]。糖尿病会导致术后恢复期延长，住院天数延长，增加患者死亡率[6,7]。未控制的糖尿病引起的并发症可影响多器官功能，导致术前风险增加。本综述有助于临床医师提高对糖尿病患者术前评估和管理原则的认识。

---

a 美国纽约州斯托尼布鲁克市石溪大学医学中心医学部，邮编：11794 - 8480
b 美国纽约州斯托尼布鲁克市石溪大学医学中心麻醉科，邮编：11794 - 8480
* 通信作者
邮箱：Joshua.Miller@stonybrookmedicine.edu

患者评估概况

病史和体格检查是关键。要关注患者是否有糖尿病或高血糖病史。对于无明确糖尿病的诊断,但存在肥胖、代谢综合征,服用降糖药物或有糖尿病家族史的也要进行风险评估。术前评估首先要了解糖尿病的类型、病程时长、已知的并发症,及是否有控制血糖的经历等(框 11-1)。此评估将指导术前风险评级和药物治疗。

框 11-1 糖尿病术前风险评估要素

1. 糖尿病类型
2. 病程长短/初始诊断背景
3. 若为 1 型糖尿病:并存的其他自身免疫疾病,糖尿病酮症病史等
4. 已知的并发症
5. 相关的其他疾病
6. 糖尿病治疗史(口服药物,胰岛素类型和用药频次,最近药物治疗等)
7. 低血糖的发生频率和严重程度
8. 血红蛋白 A1c
9. 肾功能
10. 如果使用胰岛素泵,胰岛素的基本设置及初始计量等

分类

1 型糖尿病(T1DM)病因主要是自身免疫导致胰腺 β 细胞破坏,引起胰岛素减少(表 11-1)。理论上此型糖尿病仅发生于儿童患者,但当前成人也有较高发生率。T1DM 患者中有 8% 同时罹患其他自身免疫性疾病(肾上腺功能不全、自身免疫性甲状腺炎、重症肌无力等)[8]。T1DM 患者治疗措施主要是外源性胰岛素的使用,以替代生理性胰岛素的分泌(基础/初始剂量),用药方式是皮下注射(单次胰岛素日注射剂量)或持续皮下注射(胰岛素泵)。重要的是,基础剂量的胰岛素不能突然停止,以免导致糖尿病酮症。

2 型糖尿病(T2DM)病因较多,比如肥胖引起的胰岛素抵抗、胰腺胰岛素分泌缺陷无法维持血糖正常、胰高血糖素分泌增多、肝脏糖异生增加等。病因的加重会伴随 T2DM 的进一步发展。因此,糖尿病前期患者在术中同样会有类似的风险。

糖尿病也可继发于药物治疗(如糖皮质激素、抗排斥药物等)或其他胰腺疾病,比如胰腺炎,恶性肿瘤,或胰腺切除术后。

表 11-1　糖尿病的分类

类　型	危险因素	病　因	治疗原则
1 型糖尿病	患有其他自身免疫疾病	自身免疫性胰腺 β 细胞破坏	外源性胰岛素替代治疗（MDII 或 CSII）
2 型糖尿病	肥胖 家族史 年龄＞45 岁 GDM 病史	胰岛素抵抗 胰腺功能不全 胰高血糖素分泌异常增多/肝脏糖异生增多	改善胰岛素敏感性/胰腺分泌胰岛素水平 降低肝脏糖异生水平 加速胃排空/诱发早期饥饿等
继发型	急慢性胰腺炎 CFRD 胰腺切除术后 胰腺癌 应用糖皮质激素 抗排斥药物的使用	胰岛素抵抗 胰腺功能不全	原发病病因的控制

CFRD：囊性纤维化相关糖尿病；CSII：持续输注皮下胰岛素（胰岛素泵）；GDM：妊娠糖尿病；MDII：单次胰岛素皮下注射。

糖尿病并发症引起的术前风险因素

长期未控制的糖尿病导致的微血管和大血管病变,可增加术前风险(表 11-2)。糖尿病确诊后并发症的发展至少可持续 6 年时间[10,11]。综上所述,临床医师在术前了解患者血糖控制水平和已知的并发症对于顺利手术和术后恢复尤为重要。

表 11-2　糖尿病并发症和围术期风险

并　发　症	围术期风险
心血管疾病 　心肌缺血/梗死 　心搏骤停 　心脏衰竭等	围术期死亡的主要原因
膀胱疾病	尿潴留,尿道感染风险增加
胃肠道功能异常	胃排空延迟,反流风险增加
未发现的低血糖	术中加强血糖监测
肾病	避免使用肾脏毒性药物 适当利尿 肾功能监测
周围神经系统疾病	皮肤、黏膜溃疡风险增加

(续表)

并 发 症	围术期风险
视网膜病变	术中可能发生失明
手-关节病变	气管插管、摆体位及开放液路困难
免疫功能异常/伤口愈合不良	手术部位感染

UTI：尿路感染

糖尿病患者围术期心脏不良事件的发生很普遍。海伦伯格(Hollenberg)和其团队研究显示,糖尿病是引起术后心肌缺血的5个独立的风险因素之一。修订版心脏风险索引显示,需胰岛素治疗的糖尿病是引起心脏不良事件的5个临床风险指标之一。此索引涵盖了多数的心脏并发症,包括心脏骤停、心肌梗死、心脏衰竭和心脏传导阻滞等[12,13]。ACC/AHA指南建议要做心脏风险的术前评估[14]。

外科手术部位感染是糖尿病患者另外一个常见的并发症。高血糖相关的中性粒细胞功能不全是其原因之一[15]。免疫球蛋白的糖基化引起的免疫系统损坏也可能是感染风险增加的机制[16]。糖尿病若不能得到较好控制,很有可能是加速衰老的因素之一。因此,糖尿病患者的器官功能较健康同龄人的器官功能要差。

自主神经功能不全

如果通过术前评估患者有自主神经功能不全,围术期要减少其引起的风险(表11-2)。T1DM患者超过25%患有糖尿病相关的自主神经系统疾病,T2DM患者上述发病比例更高[17]。自主神经疾病病理生理机制较复杂,主要原因是高血糖导致细胞线体内自由基的释放,引起细胞内信号紊乱,以及Na^+/Ka^+-ATP泵功能异常。

胃肠道功能异常

胃排空延迟和胃扩张是糖尿病相关自主神经疾病的特征之一,迷走神经功能障碍是引起上述症状的原因之一。胃排空延迟易造成误吸,引起化学性肺炎,还可能伴随感染。吸入性肺炎的风险与吸入物的下述特征有关：高酸度(pH<2.5),高容量(>0.4 mL/kg)或其他特殊物质。麻醉诱导期降低误吸风险的措施有：① 使用促胃动力药,如甲氧氯普胺等加速胃排空；② 术前固体食物至少禁食8小时；③ 术前服用抗酸药物。

心脏自主神经功能紊乱

心血管功能是由交感和副交感神经系统共同调节的。心率、血压、心收缩力、心肌纤维电传导性和血管张力等均由自主神经系统控制。心脏自主神经功能紊乱(Cardiac autonomic neuropathy，CAN)在 1 型糖尿病和 2 型糖尿病中均可出现,严重者可危及生命[20-22]。CAN 可导致糖尿病患者早期因心脏病死亡,其严重程度也可反应糖尿病患者的病情进展程度[23-25]。除死亡风险外,糖尿病并发 CAN 患者易发生麻醉诱导期血压不稳定,术中经常会用到血管加压素纠正血压[5]。

其他术中风险包括对气管插管血流动力学反应迟钝,以及低体温等[26]。严重低体温可导致伤口愈合不良和手术部位感染风险增加。低体温可影响某些麻醉药物的机体代谢水平。血药浓度持续较高可产生 CAN 的另一风险:对呼吸动力不足导致的低血氧反应迟钝[27]。CAN 患者发生心肺功能不全的风险增加,有些可能突发死亡,与麻醉无关[21,28,29]。CAN 患者较易发生缺血性卒中。CAN 引起的静息状态下缺血可延长心肌缺血和心肌梗死的治疗时程。心肌缺血可能没有典型心绞痛的症状,疲劳、眩晕、呼吸困难、发汗、心悸、恶心呕吐等均可能为心肌缺血的唯一症状。

其他术中风险包括对气管插管血流动力学反应迟钝,以及低体温等[26]。严重低体温可导致伤口愈合不良和手术部位感染风险增加。低体温可影响某些麻醉药物的机体代谢水平。血药浓度持续较高可产生 CAN 的另一风险:对呼吸动力不足导致的低血氧反应迟钝[27]。CAN 患者发生心肺功能不全的风险增加,有些可能突发死亡,与麻醉无关[21,28,29]。CAN 患者较易发生缺血性卒中。CAN 引起的静息状态下缺血可延长心肌缺血和心肌梗死的治疗时程。心肌缺血可能没有典型心绞痛的症状,疲劳、眩晕、呼吸困难、发汗、心悸、恶心呕吐等均可能为心肌缺血的唯一症状(表 11-3)。

表 11-3 自主神经功能不全的常见临床表现

影响器官和系统	症　状	注　释
心脏自主神经系统疾病	心动过速 心律不齐 体位性低血压 运动耐力降低,眩晕,静止期缺血,压力感受器功能异常	交感神经兴奋 CAN 的早期表现 心率、血压和心输出量不稳定的表现
泌尿生殖系统	阳痿 尿潴留	
胃肠道系统	胃肠道功能不全 腹泻	
外周神经功能紊乱	异常发汗 无法感知低血糖	

糖尿病患者并存的其他疾病

上文已指出，T1DM 患者可并存其他自身免疫系统疾病。此类疾病在术前风险评估中应个体化分析。继发性糖尿病根据原发疾病不同有不同的特征：

- 囊性纤维化可能是糖尿病的病因之一。
- 慢性胰腺炎通常有慢性疼痛症状，患者经常使用大剂量的阿片类药物，可能在术中对麻醉和镇痛药物不敏感。
- 器官移植抗排斥药物和糖皮质激素的使用可导致高血糖和糖尿病，器官移植病史和当前状态均需要评估。

高血糖是由于原发病导致一系列代谢性症状（高血压、高血糖、肥胖、高血脂等）中的一种。肥胖引起的围术期风险主要有睡眠呼吸暂停、气管插管困难、术中摆体位困难以及术后并发症增多等。最近一项关于肥胖相关疾病的研究表明，减脂手术患者中，并存代谢性症状的患者较其他患者更易发生肺部并发症，增加死亡率[31]。

降糖药物评估

表 11-4 列出了围术期评估时较常见的口服降糖药和胰岛素。熟悉围术期所使用药物的作用机制和禁忌证非常重要。

表 11-4 口服降糖药与胰岛素

口服降糖药

种类	药物名称	作用机制	代谢途径	评估事项
α-葡糖糖苷酶抑制剂	阿卡波糖	延长碳水化合物消化时间，降低餐后血糖	胃肠道，尿液分泌	易引起胃肠胀气和腹泻，围术期限制服用
双胍类	二甲双胍，二甲双胍缓释片	减少肝脏糖异生，改善胰岛素敏感性	经尿液排出，不经肝脏代谢	充血性心衰及肝肾衰竭患者存在乳酸酸中毒风险；术前停用 24～48 h
DPP-4 抑制剂	阿格列汀，利拉利汀，沙格列汀，西他列汀，维格列汀	促进肠促胰岛素分泌，降低胰高血糖素分泌	微量，经肝脏代谢	较少引起低血糖，胰腺炎患者限制服用

(续表)

种 类	药物名称	作用机制	代谢途径	评估事项
肠促胰岛素样药物（GLP-1激动剂）	阿必鲁肽,度拉糖肽,艾塞那肽,利拉鲁肽	模仿葡萄糖作用,减轻饥饿感,减肥	微量代谢,经尿排出	可能引起恶心和胃排空延迟,胰腺炎患者慎用,围术期禁用
格列奈类	那格列奈,瑞格列奈	促进胰腺ATP-依赖的胰岛素分泌	经肝脏代谢,经粪便排出	低血糖风险较高,肾衰患者禁用,围术期禁用
钠-葡萄糖共转运蛋白2抑制剂	卡格列净,达格列净,恩格列净	促进葡萄糖经肾脏排出	转化为葡萄糖醛酸,经肾脏排出	增加外阴念珠菌病和输尿管感染的风险,有糖尿病酮症的报道
磺脲类	格列美脲（Glimepiride）,格列吡嗪（Glipizide）,格列本脲（Glibenclamide）	增加胰腺β细胞分泌胰岛素	经肝代谢,经尿路和肠道排出	低血糖风险增加,肾衰患者禁用,围术期禁用
噻唑烷二酮	吡格列酮,罗格列酮	通过活化过氧化酶增殖物活化受体,增加胰岛素敏感性	经肝代谢,经尿路和肠道排出	充血性心衰患者慎用,围术期禁用

缩略词：DPP-4,二肽基肽酶；GLP-1,类葡萄糖样肽1

胰 岛 素

举 例	商品名	围术期注意事项
超短效(起效时间<15 min,维持时间3个小时)		
门冬胰岛素 赖脯胰岛素 赖谷胰岛素	诺和锐 优泌乐 安万特	围术期纠正高血糖;尤其适用于肾衰竭患者
短效(起效时间1 h,维持时间5～6 h)		
常规胰岛素	优泌林-R 诺和灵-R	围术期静脉注射使用
中效(起效时间2～4 h,维持时间10～15 h)		
NPH	优泌林-N 诺和灵-N	适用于持续肠道管饲和孕妇,(多数作为基础胰岛素使用)

(续表)

举例	商品名	围术期注意事项
长效(起效时间 0.5～2 h,维持时间 20～24 h) 地特胰岛素 甘精胰岛素	诺和平 来得时	胰岛素由静脉注射转为皮下注射至少在 30～60 min 后,才能使用此药物
复合型胰岛素(中效＋超短效或短效) NPH/门冬胰岛素 NPH/赖脯人胰岛素 NPH/常规胰岛素	诺和锐 70/30 优泌乐 70/30 优泌乐 75/25 优泌乐 50/50 优泌林 70/30 诺和灵 70/30	限于门诊使用,住院时常规改为短效＋长效胰岛素,必要时请内分泌科医师会诊决定
浓缩胰岛素 U-300 U-500	Toujeo 优泌林-R U500	高度特殊使用,需要内分泌科医师指导

缩略词：NPH,中性鱼精蛋白锌胰岛素

  新的降糖药物用于临床越来越多。尽管对经典降糖药物如二甲双胍、胰岛素增敏药物和促胰岛素分泌药物较熟悉,但是对新降糖药的评估还没有共识,如钠-葡萄糖共转运蛋白 2(sodium-glucose cotransporter-2,SGLT2)抑制剂,胰高血糖素样肽-1,二肽基肽酶-4 抑制剂等。

  二甲双胍是一种缩二胍类药物,经肾脏清除。有关使用此药引起患者乳酸升高的争论一直存在[32]。鉴于此药有肾损伤、血流动力学不稳定、潜在需要射线透视的风险,美国内镜医师协会和美国糖尿病协会不推荐住院患者使用此类药物[33]。尽管有指南允许血清肌酐正常患者可持续使用二甲双胍[34],但多数情况下指南建议在择期手术前 24～48 小时停用此类药物。由于长期使用 SGLT2 抑制剂有酮症风险,建议术前 24～48 小时停用此类药物。促胰岛素分泌药物如磺脲类和格列奈类,由于禁食或肾功能不全的原因易引起术中低血糖,建议术晨或术前一天晚上停用。

  控制降糖药物的使用经常导致围术期高血糖。围术期血儿茶酚胺浓度升高,引起相对性低胰岛素血症,会进一步提高围术期血糖水平。指南建议使用短效胰岛素并加强麻醉前血糖监测,可控制术中高血糖。这种控制高血糖的方案同样适用于患者术后恢复正常饮食后。患者出院时若肾功能稳定、饮食正常、全身状况良好,且无其他外科特殊要求可恢复既往口服降糖药物。为保证安全,治疗方案过渡期需要与患者的糖尿病个人医师沟通。

术前体格检查病变

气道

常规术前气道评估适用于糖尿病患者，但不会完全避免困难气道。糖尿病患者骨和肌肉功能由于关节和韧带的糖基化可能出现异常，最常见于颈椎和掌骨，茎突舌骨肌也经常被累及。手-关节病变是此种并发症的统称，超过50%的糖尿病患者有此类体征。手-关节病变易引起皮肤和软组织紧张，关节活动度受限等。粘连性关节囊炎引起肩痛、掌筋膜挛缩和指屈肌腱炎等均较常见。

治疗措施包括改善血糖水平、功能锻炼、解热镇痛抗炎药物的使用等。经典的"祈祷"姿势（双手掌心相对，最大限度地并拢）是最常用的锻炼方法。纳达尔（Nadal）和其团队[35]发现掌纹异常或缺如对预测糖尿病患者困难气道100%敏感。这种病理体征还可能导致开放液路和摆体位困难。

心血管系统

需要对糖尿病患者进行标准的术前心血管系统评估，包括是否有心衰、脑血管和外周血管疾病、糖尿病足以及外周神经疾病等。

自主神经功能

床旁可评估自主神经功能不全的体征（表11-5）。副交感神经系统发生异常通常要早于交感神经系统。

表11-5 自主神经系统功能不全评估

实验		反应
Valsalva动作		开始时加快心率，动作结束时心率下降
心率变化	由仰卧位转到直立位1 min之内做6次深呼吸（重复3 min）	心率最快增加15次，最慢时减少30次 最快心率与最慢心率相差应大于15次（相差＜5次/min提示严重功能不全）
血压变化	仰卧位测量1次，转换为直立位2 min后测量1次 持续5 min后舒张压上升	血压正常情况下不会下降＞10 mmHg（如果下降＞20 mmHg提示严重功能不全） 正常应上升＞16 mmHg

手术部位感染检查

应在术前对患者皮肤感染情况进行评估，并进行口腔护理，防止感染灶的扩散,尤其是高风险患者(如关节置换、心脏搭桥等)。

术前实验室检查

术前常规进行血糖和肾功能测定。如果入院前 3 个月未测定糖化血红蛋白(HbA1c)值,或家庭控制血糖不理想,要进行 HbA1c 测定,应为其数值能反应近 2~3 个月血糖控制水平。HbA1c 值升高预示术后有较大风险,需要考虑延期手术,以获得较好的药物治疗。关于术前最佳的 HbA1c 值,建议大于正常值的 9%时需要延期手术,具体还要结合手术类型等。

HbA1c 升高可导致血糖水平升高、C-反应蛋白水平升高、并发症增多等[36,37]。术前高血糖是心脏病患者行非心脏手术的一个独立风险因素[9]。

美国心脏病协会指南建议糖尿病患者行心电图检查。疑似代谢综合征患者或糖尿病患者建议检查血 HbA1c 水平。如患者并存脱水、糖尿病酮症(DKA)、高渗高糖状态(HHS)等,建议行电解质及静脉血气分析。针对可能出现的 DKA 或 HHS,要制定相应的管理措施。

术前宣教

任何手术在术前都要对患者进行健康宣教,包括合理饮食、适当锻炼、正确口服药物等。强烈建议禁止吸烟。对睡眠呼吸暂停的患者应当使用持续气道正压通气。美国麻醉医师协会提供了详尽的术前饮食建议[39]。如果有误吸风险,建议延迟术前禁食时间。

麻醉计划

糖尿病患者手术应安排在当天的第一台,便于最大程度控制血糖水平。某些短小的急诊手术,患者甚至可以在正常时间少量进食早餐,达到稳定的血糖水平。长时间的较大手术患者有代谢紊乱的风险,须行术中血糖监测,便于及时纠正。

在术前准备期间需要对患者血糖水平进行核对。如存在低血糖须静脉输注液体,且手术要安排在血糖正常患者之前进行。有专业机构对围术期血糖监测频次制定指南。麻醉状态下应每小时测定 1 次血糖,在病情不稳定患者频次要增加。术前高血糖患者应当使用短效胰岛素纠正。皮下注射胰岛素适用于大多数患者,然而静脉注射胰岛素起效更确切,尤其使用于侵入性操作较多者。只要术前血糖得到较好控制,高血糖并不是麻醉的禁忌证。1 型糖尿病患者高血糖应评估是否存在糖尿病酮症或高渗高糖状态,如并存上述情况须暂停手术,直到代谢状态纠正。

术中血糖监测

由于缺乏实验数据的连贯性,住院患者统一的血糖控制目标值较难建立。

考虑到严格血糖控制只适用于某些特殊的住院患者，美国糖尿病协会制定了不同住院患者的血糖控制目标(框 11-2)[40]。

框 11-2　美国糖尿病协会建议的住院患者目标血糖值

危重病患者
- 血糖长期超过 10.8 mmol/L 的患者初始使用胰岛素治疗时，维持血糖目标值在 7.8~10.8 mmol/L。
- 如果临床上允许且能保证安全，可以更严格控制血糖。
- 考虑使用静脉滴注胰岛素。

非危重病患者
- 餐前血糖目标值低于 7.8 mmol/L，随机血糖目标值低于 10.8 mmol/L。
- 如果临床上允许且能保证安全，可以更严格控制血糖。

用药选择
- 多数情况下住院患者不建议使用口服降糖药物。
- 胰岛素使用应与碳水化合物摄入相对应；不建议单独使用胰岛素迅速控制血糖。

围术期临床医师需要熟练掌握血滴式测定(point-of-care，POC)血糖测量仪的用法。只有特定的 POC 仪器才被常规用于临床和重症患者，由于不良的外周灌注、低血压、休克、低体温及酸碱平衡紊乱等都会影响测定值的稳定性。指尖血或毛细血管血样不适用于某些大手术(如心胸、大血管或冠脉搭桥手术等)，取动脉或静脉血测定血糖可能更适用于此类手术(表 11-5)。

术后血糖控制

手术应激导致术后交感神经兴奋，同时糖原分解和游离脂肪酸释放增多，导致血糖升高。关于术后的血糖控制水平文献中仍有争议[40-43]。尽管住院患者术后血糖控制目标值有一定的范围波动，但是有证据表明某些特殊术后人群血糖要得到严格控制。心脏手术术后严格控制血糖对病情有利，此结果来源于一项持续 17 年的前瞻性研究"波兰糖尿病项目"，此研究中心胸手术的患者术后常规使用胰岛素。值得注意的是，静脉注射胰岛素使术后胸骨深部创口感染减少(DSWI)近 66%，每名患者平均节约医疗成本 4638 美元[44]。术后血糖升高导致 DSWI 发生率显著上升，增加住院天数和死亡率。

常规医疗结构和第三赔付方都意识到围术期控制血糖水平能降低医疗成本。联合委员会的外科护理改善工程(SCIP，国家医疗质量机构的分支)建议麻醉后 18~24 个小时严格控制血糖水平(血糖≤10.2 mmol/L)。2015 年初，联合委员会暂停了控制术后血糖的 SCIP-INF-4 措施，认为这样会影响医护人员提供服务[45]。也有研究显示术后严格控制血糖会导致低血糖。然而，这些措施会提高医护人员控制围术期血糖的意识。因此，作者建议持续关注围术期血糖控制和安全有效的胰岛素使用方案。

持续皮下注射胰岛素（胰岛素泵）

近年来胰岛素泵技术得到明显改善。尽管多数泵使用者为 T1DM，然而越来越多 T2DM 也开始使用。术前评估一定会遇到使用胰岛素泵的糖尿病患者。胰岛素泵的原理是模拟健康的胰腺持续输注基础量的胰岛素，同时可以在餐后提供单次冲击量。药物通过埋入皮下的套管持续输注，2～3 天更换 1 次。单位时间输注速率根据正常胰腺分泌胰岛素的趋势设定（例如，黎明效应时肝脏糖原分解增多，胰岛素抵抗增强）。冲击量的设定根据胰岛素-糖水化合物比例（用餐后）和矫正因素等。尽管最近持续血糖监测系统（CGMS）得到较大改善并被充分利用，但是仍没有一种闭环式的胰岛素泵输注系统。有些泵 + CGMS 结合系统能够在机体出现低血糖时自动停止给药，这种胰岛素自动药物管理系统无疑在未来会有较大用途。

在术中胰岛素泵的使用根据患者术中的整体情况和多方面因素整体考虑，以保证患者安全。内分泌科的介入是必要的，能帮助术中外科团队更好地掌握患者情况。手术类型影响胰岛素持续输注的速率。如果决定术中要继续使用胰岛素泵，外科医师必须要清楚胰岛素泵的位置，确定其是否影响手术的操作。如果是这样，作者建议术中可以停用胰岛素泵，改为术前皮下或静脉使用胰岛素来替代。在大多数外科中心，用泵患者接受高风险的心脏、大血管、或开腹手术前都已改为静脉注射胰岛素。在低风险、短小手术中可以继续使用胰岛素泵，但要加强术中血糖监测（框 11 - 2）。

总结/讨论

糖尿病是一种慢性继发性疾病，影响 9% 的人群。没有得到良好控制的糖尿病可导致短期和长期的术后并发症，影响几乎每个器官和系统，增加围术期风险。现今的治疗措施如胰岛素替代治疗、更完善的监测以及参考循证的指南等，能减少围术期和术后并发症。在术中一定要对糖尿病患者进行严密监测，保证患者的安全。

（于雄伟　翻译，金华　审校）

参考文献

[1] American Diabetes Association. 2015 diabetes fact sheet. Available at：http：//professional.

diabetes.org/admin/UserFiles/0 - Sean/Documents/Fast_Facts_3 - 2015. pdf. Accessed September 5, 2015.

[2] Danaei G, Finucane MM, Lu Y, et al. National, regional, and global trends in fasting plasma glucose and diabetes prevalence since 1980: systematic analysis of health examination surveys and epidemiological studies with 370 country-years and 2.7 million participants. Lancet 2011; 378(9785): 31-40.

[3] Geiss LS, Wang J, Cheng YJ, et al. Prevalence and incidence trends for diagnosed diabetes among adults aged 20 to 79 years, United States, 1980-2012. JAMA 2014; 312(12): 1218-1226.

[4] Centers for Disease Control and Prevention. Distribution of first-listed diagnoses among hospital discharges with diabetes as any-listed diagnosis, adults aged 18 years and older, United States, 2010. Available at: http://www.cdc.gov/diabetes/statistics/hosp/adulttable1.htm.

[5] Burgos LG, Ebert TJ, Asiddao C, et al. Increased intraoperative cardiovascular morbidity in diabetics with autonomic neuropathy. Anesthesiology 1989; 70(4): 591-597.

[6] Gandhi GY, Nuttall GA, Abel MD, et al. Intraoperative hyperglycemia and perioperative outcomes in cardiac surgery patients. Mayo Clin Proc 2005; 80(7): 862-866.

[7] Lauruschkat AH, Arnrich B, Albert AA, et al. Prevalence and risks of undiagnosed diabetes mellitus in patients undergoing coronary artery bypass grafting. Circulation 2005; 112(16): 2397-2402.

[8] Kota SK, Meher LK, Jammula S, et al. Clinical profile of coexisting conditions in type 1 diabetes mellitus patients. Diabetes Metab Syndr 2012; 6(2): 70-76.

[9] Noordzij PG, Boersma E, Schreiner F, et al. Increased preoperative glucose levels are associated with perioperative mortality in patients undergoing noncardiac, nonvascular surgery. Eur J Endocrinol 2007; 156(1): 137-142.

[10] U.K. prospective diabetes study 16. Overview of 6 years' therapy of type II diabetes: a progressive disease. U.K. Prospective Diabetes Study Group. Diabetes 1995; 44(11): 1249-1258.

[11] Fonseca VA. Defining and characterizing the progression of type 2 diabetes. Diabetes Care 2009; 32(Suppl 2): S151-156.

[12] Hollenberg M, Mangano DT, Browner WS, et al. Predictors of postoperative myocardial ischemia in patients undergoing noncardiac surgery. The Study of Perioperative Ischemia Research Group. JAMA 1992; 268(2): 205-209.

[13] Lee TH, Marcantonio ER, Mangione CM, et al. Derivation and prospective validation of a simple index for prediction of cardiac risk of major noncardiac surgery. Circulation 1999; 100(10): 1043-1049.

[14] Fleisher LA, Fleischmann KE, Auerbach AD, et al. 2014 ACC/AHA guideline on perioperative cardiovascular evaluation and management of patients undergoing noncardiac surgery: executive summary: a report of the American College of Cardiology/American Heart Association Task Force on practice guidelines. Developed in collaboration with the American College of Surgeons, American Society of Anesthesiologists, American Society of Echocardiography, American Society of Nuclear Cardiology, Heart Rhythm Society, Society for Cardiovascular Angiography and Interventions, Society of Cardiovascular Anesthesiologists, and Society of Vascular Medicine Endorsed by the Society of Hospital Medicine. J Nucl Cardiol 2015; 22(1): 162-215.

[15] Delamaire M, Maugendre D, Moreno M, et al. Impaired leucocyte functions in diabetic patients. Diabet Med 1997; 14(1): 29-34.

[16] Black CT, Hennessey PJ, Andrassy RJ. Short-term hyperglycemia depresses immunity through nonenzymatic glycosylation of circulating immunoglobulin. J Trauma 1990; 30(7): 830 - 832 [discussion: 32 - 3].

[17] Ziegler D, Dannehl K, Muhlen H, et al. Prevalence of cardiovascular autonomic dysfunction assessed by spectral analysis, vector analysis, and standard tests of heart rate variation and blood pressure responses at various stages of diabetic neuropathy. Diabet Med 1992; 9(9): 806 - 814.

[18] Balcioglu AS, Muderrisoglu H. Diabetes and cardiac autonomic neuropathy: clinical manifestations, cardiovascular consequences, diagnosis and treatment. World J Diabetes 2015; 6(1): 80 - 91.

[19] Wright RA, Clemente R, Wathen R. Diabetic gastroparesis: an abnormality of gastric emptying of solids. Am J Med Sci 1985; 289(6): 240 - 242.

[20] Charlson ME, MacKenzie CR, Gold JP. Preoperative autonomic function abnormalities in patients with diabetes mellitus and patients with hypertension. J Am Coll Surg 1994; 179(1): 1 - 10.

[21] Ewing DJ, Campbell IW, Clarke BF. The natural history of diabetic autonomic neuropathy. Q J Med 1980; 49(193): 95 - 108.

[22] Maser RE, Mitchell BD, Vinik AI, et al. The association between cardiovascular autonomic neuropathy and mortality in individuals with diabetes: a meta-analysis. Diabetes Care 2003; 26(6): 1895 - 1901.

[23] Orchard TJ, LLoyd CE, Maser RE, et al. Why does diabetic autonomic neuropathy predict IDDM mortality? An analysis from the Pittsburgh Epidemiology of Diabetes Complications Study. Diabetes Res Clin Pract 1996; 34(Suppl): S165 - 171.

[24] Vinik AI, Maser RE, Mitchell BD, et al. Diabetic autonomic neuropathy. Diabetes Care 2003; 26(5): 1553 - 1579.

[25] Vinik AI, Ziegler D. Diabetic cardiovascular autonomic neuropathy. Circulation 2007; 115(3): 387 - 397.

[26] Kitamura A, Hoshino T, Kon T, et al. Patients with diabetic neuropathy are at risk of a greater intraoperative reduction in core temperature. Anesthesiology 2000; 92(5): 1311 - 1318.

[27] Sobotka PA, Liss HP, Vinik AI. Impaired hypoxic ventilatory drive in diabetic patients with autonomic neuropathy. J Clin Endocrinol Metab 1986; 62(4): 658 - 663.

[28] Ewing DJ, Campbell IW, Clarke BF. Assessment of cardiovascular effects in diabetic autonomic neuropathy and prognostic implications. Ann Intern Med 1980; 92(2 Pt 2): 308 - 311.

[29] Page MM, Watkins PJ. Cardiorespiratory arrest and diabetic autonomic neuropathy. Lancet 1978; 1(8054): 14 - 16.

[30] Ko SH, Song KH, Park SA, et al. Cardiovascular autonomic dysfunction predicts acute ischaemic stroke in patients with type 2 diabetes mellitus: a 7 - year follow up study. Diabet Med 2008; 25(10): 1171 - 1177.

[31] Schumann R, Shikora SA, Sigl JC, et al. Association of metabolic syndrome and surgical factors with pulmonary adverse events, and longitudinal mortality in bariatric surgery. Br J Anaesth 2015; 114(1): 83 - 90.

[32] Vreven R, De Kock M. Metformin lactic acidosis and anaesthesia: myth or reality? Acta Anaesthesiol Belg 2005; 56(3): 297 - 302.

[33] Moghissi ES, Korytkowski MT, DiNardo M, et al. American Association of Clinical Endocrinologists and American Diabetes Association consensus statement on inpatient

glycemic control. Endocr Pract 2009; 15(4): 353-369.
[34] Radiologists RCo. Metformin: updated guidance for use in diabetics with renal impairment. 2009. Available at: https://www.rcn.org.uk/_data/assets/pdf_file/0011/258743/BFCR097_Metformin.pdf.
[35] Nadal JL, Fernandez BG, Escobar IC, et al. The palm print as a sensitive predictor of difficult laryngoscopy in diabetics. Acta Anaesthesiol Scand 1998; 42(2): 199-203.
[36] Gustafsson UO, Thorell A, Soop M, et al. Haemoglobin A1c as a predictor of postoperative hyperglycaemia and complications after major colorectal surgery. Br JSurg 2009; 96(11): 1358-1364.
[37] Moitra VK, Greenberg J, Arunajadai S, et al. The relationship between glycosylated hemoglobin and perioperative glucose control in patients with diabetes.Can J Anaesth 2010; 57(4): 322-329.
[38] Kitabchi AE, Umpierrez GE, Miles JM, et al. Hyperglycemic crises in adult patients with diabetes. Diabetes Care 2009; 32(7): 1335-1343.
[39] American Society of Anesthesiologists Committee. Practice guidelines for preoperative fasting and the use of pharmacologic agents to reduce the risk of pulmonary aspiration: application to healthy patients undergoing elective procedures: an updated report by the American Society of Anesthesiologists Committee on Standards and Practice Parameters. Anesthesiology 2011; 114(3): 495-511.
[40] Association AD. Standards of medical care in diabetes. Diabetes Care 2015; 38(Suppl 1): S80-85.
[41] van den Berghe G, Wouters P, Weekers F, et al. Intensive insulin therapy in critically ill patients. N Engl J Med 2001; 345(19): 1359-1367.
[42] Van den Berghe G, Wilmer A, Hermans G, et al. Intensive insulin therapy in the medical ICU. N Engl J Med 2006; 354(5): 449-461.
[43] NICE-SUGAR Study Investigators, Finfer S, Chittock DR, et al. Intensive versus conventional glucose control in critically ill patients. N Engl J Med 2009; 360(13): 1283-1297.
[44] Furnary AP, Wu Y. Clinical effects of hyperglycemia in the cardiac surgery population: the Portland Diabetic Project. Endocr Pract 2006; 12(Suppl 3): 22-26.
[45] The Joint Commission. Secondary suspension of data collection for performance measure SCIP-Inf-4. Available at: http://www.jointcommission.org/assets/1/23/jconline_January_28_15.pdf. Accessed September 5, 2015.

12. 老年患者的术前评估

贾斯廷·G.尼特尔 特洛伊·S.怀尔兹*

关键词

术前的 • 老年病学的 • 老龄患者 • 外科手术 • 虚弱 • 功能状态 • 谵妄 • 营养

关键点

- 老年患者随着年龄的增加,并发症和器官功能损害的发生率增加,需要特有的术前评估方式。
- 老年患者术前综合评估包括对其并发症、神经认知功能、感觉障碍、药物使用情况、身体功能状态、虚弱状态及营养和临床情况的系统评价。
- 谵妄是老年患者具有代表性的围术期常见并发症之一,对患者的预后有很大的影响,因此术前应识别其发生的风险。
- 综合评估对老年患者风险识别非常重要,然而评估后对其危险因素和功能障碍作有针对地治疗,将能改善患者预后。
- 老年患者手术及其他围术期决策应以顺其自然为目标导向,需要对每个患者的潜在利益和风险进行实际评估。

简介

目前在美国,65 岁及以上的老年人占总人口的 13%,预计到 2030 年将超过 20%[1]。该人群与人口统计比例不相称的占用医疗保健资源,老年人群占所有患者住院天数的 43%,占门诊手术的 32.1% 和住院手术的 35.3%[2,3]。老年患

基金:NIA 1UH2AG050312-01(特洛伊·S.怀尔兹博士)。
作者没有任何情况需要声明。
美国密苏里州圣路易斯市南欧几里大道 660 号大学 8054 邮箱华盛顿大学医学院麻醉学系,邮编:63110。
* 通信作者
邮箱:wildest@anest.wustl.edu

者在健康保健支出中所占比例同样过高[2]。这种医疗资源的使用模式是由多种年龄相关因素导致的,这些因素包括:并发症的患病率增加,累积的疾病暴露对身体的损害导致越来越多老年患者健康受到威胁。除了众所周知的并发症之外,年龄相关的正常功能和个体情况变化进一步延缓了机体的恢复。当老年患者进行手术时,这些易损因素可能导致术后不良结果,包括延长住院时间,需特殊的护理设备而入院,逐渐丧失个人行动能力或死亡。如果这些风险因素在术前和围术期间未得到识别和缓解,术后恢复将更困难。

近来美国外科医学院全国手术质量改善项目(ACS NSQIP)和美国老年医学会(AGS)联合发行的指南中提出了一个正式框架,用于老年患者多领域的常规术前评估[1]。如在线 ACS NSQIP 风险计算器作为风险估算、多因素、程序特异性工具,正逐渐将术前特点转化为特定手术后各种并发症的风险估算,手术范围包括从创伤小的到创伤大的手术[4,5]。随着具体风险的识别,术前评估应该用来确定公认的可能会出现的术后结果,以便重新评估患者的治疗目标,以及确保治疗决策适当均衡。对于将进行手术的患者,应该预期可能的并发症,并提前减小可变风险因素。

神经认知与行为评估

据估计,在 71 岁以上的美国人中,痴呆性认知功能障碍和非痴呆性认知功能障碍的比例分别占 14% 和 22%[6]。最近的 ACS NSQIP-AGS 指南指出,老年患者最优化的术前评估,包括推荐术前进行常规的神经认知评估来发现这些认知障碍[1]。早期识别神经认知缺陷将影响整个术前评估,包括病史的可靠性、必要的围手术期教育和决策制定。此外,术前检查对于诊断术后新发的功能障碍以及预测术后并发症,如谵妄和功能依赖是至关重要的。虽然存在多个可行的认知评估方法,但是 Mini-Cog Assessment 在评估注意力和执行能力方面,是一种快速的(大约 3 分钟)、易于使用的和经较多研究的方法[7]。除认知评估之外,ACS NSQIP-AGS 指南强烈推荐对术前抑郁和滥用药物进行筛查[1]。

心脏评估

围术期心脏并发症,如心肌梗死在接受大手术的成年人中是相对常见的,且与后续死亡率相关[8],但老年患者比其他年龄组的患者更易发生围术期心脏事件[9]。在老年人群中围术期心脏事件的危险因素更为普遍,像糖尿病,以及长时间暴露于这些危险因素的人。老年患者术前应接受心脏危险分级、心脏检测和应用基于循证的优化策略[10]。在非老年患者中,术前心脏优化应该围绕着减少风险的治疗进行,这些治疗将在围术期以外独立地进行[10]。术前心肌血运重建在非心脏外科手术进行的很少。这可能对老年患者而言是个不可取的策略,基于上述原因,老年患者可能不宜进行冠状动脉旁路移植术或再次冠状动脉旁路移植术,并且其健康目标可能与血运重建术后预期疗程不一致。老年患者更常规有用的术前策略,包括优化医疗和认真考虑增加的心脏风险将如何影响手术决策。存在多种危险分层指数用于评估围术期心脏并发症的风险,而 NSQIP 风险计算器[5]是一个基于网络计算的风险评估工具,由 2014 ACC/AHA 指南推荐,用于围术期接受非心脏手术患者的心血管病的评估和管理[10],该工具将患者年龄和功能依赖作为参考因素。

肺评估

呼吸系统并发症和住院时间延长、成本增加[11]以及长期死亡率增加有关[12],年龄和机体功能减退已被认为是术后肺部并发症的最确定因素[13]。其他风险因素见框 12-1。术前人血白蛋白的检测可能有助于识别高风险的患者,但其他诊断性检测一般不推荐用来改善风险评估[13],且这些诊断通常不能帮助识别可变的因素。吸烟是一个可变的危险因素,任何时候应该尽可能鼓励戒烟,理想的是术前戒烟 4 周以上[14]。有证据表明,术前物理康复可以减少肺炎和住院时间,但缺乏降低死亡率的证据[15]。功能依赖是普遍存在于老年患者中重要的危险因素,但是否能改善机体功能从而改善围术期的肺部事件是未知的。

框 12-1　肺部术后并发症的危险因素分析

患者相关的因素
年龄>60 岁
慢性阻塞性肺疾病
ASA II 级或 II 级以上
功能性依赖[a]
充血性心力衰竭
阻塞性睡眠呼吸暂停
肺动脉高压
目前吸烟
感觉功能障碍[b]
术前脓毒血症
6 个月内体重下降超过 10%
人血白蛋白<0.51 mmol/L
血清肌酐>133 mmol/L
手术相关因素
手术时间>3 小时

手术部位c
急诊手术
全身麻醉
围术期输血
术后残留的肌松药
非危险因素
肥胖
控制良好的哮喘
糖尿病

a 完全依赖是不能进行任何的日常生活活动。部分依赖是指一些日常生活活动需要设备或装置,以及其他人的帮助。
b 重度意识模糊或神志不清的患者指呼之能应或对轻度触觉刺激有反应,或指在目前的病情下精神状态发生改变或出现谵妄。
c 最高风险的指标:上腹部的、胸部的、神经外科的、头部和颈部、血管的手术(例如:主动脉瘤修补术)

功能评估

功能受限,例如不能完成基本的和复杂的任务,且这种复杂的任务对于判断人的独立能力很重要,可预测围术期并发症[13]、院外监管制度[16]和死亡率[17]。活动障碍与术后谵妄、肺炎和手术部位感染有关[13,18,19]。这种功能缺陷存在于许多老年人,无论他们是否患有共存性疾病[20]。

可以用针对特定项目或功能的仪器来测量患者维持正常独立功能的能力;这些可以通过面谈、观察或客观测试来评估(框 12-2)。日常生活活动(ADL)卡茨仪器把基本的活动进行评分,它把基本的活动看作是与所有人相关,如独立洗澡,穿衣和行动的能力[21]。用日常生活活动(IADLs)量来表衡量更高水平的活动,包括药物管理、购物和运输能力[22],其他的功能评估针对其个人能力或结合其他功能。例如,起立行走试验是一个需要力量、移动性和平衡能力共同来完成的任务,可通过它来识别跌倒风险[23]。

框 12-2 功能评估

日常生活活动[21]
洗澡
穿衣
上厕所
搬运
禁欲
进食

工具性日常生活能力[22]
电话能力
购物
烹饪
家务活动
洗衣
运送
用药管理
财务处理
其他
肌力
平衡力
步态
步行速度
转移能力

功能状态评估应纳入老年患者术前评估[1],除了对整体风险评估有重要意义外,针对活动和感觉障碍等一些问题,可进行特定的干预,如提升居家安全性,从而减少跌倒风险。也可以和患者及家属讨论,术后是否需要短暂的或永久的监护设施的辅助。

谵妄

谵妄是一种多因素疾病,其特点是注意力涣散,思维紊乱,常发生在围手术期。谵妄是老年手术患者中最常见的术后并发症之一,发病率高达50%[24]。谵妄与不良结局密切相关,比如延长住院时间、增加医疗费用、术后认知功能障碍和死亡率。可惜谵妄不易被确诊,可能与临床上检测手段不足有关系,大部分谵妄患者表现为活动亢进型,且缺乏更为典型的行为特征。即便是能预测或诊断了谵妄,也缺乏有证据支持的预防和治疗方案。基于上述原因,如今谵妄成为围术期研究、教育和质量提高的一个热门方向。

尽管围手术期有许多不定因素均可能引起术后谵妄的发生,但仍有一些因素可以在术前确定。近期美国老年病协会公布了预防和治疗谵妄的指南[25],包括建议对所有老年患者行外科手术前行谵妄危险因素的筛查(框12-3)。

虽然很少有确切的方法降低谵妄发生,但可用术后谵妄发生的危险因素进行评估,注意避免术后谵妄发生的诱因和加强术后监测。让有听力障碍的患者携带助听器到医院,可以暂停使用有高风险诱导谵妄发生的药物,术后重点进行谵妄的评估。框12-4列举了对有术后谵妄风险患者的其他干预和治疗措施。术前提前向患者和家属介绍术后谵妄也同样重要;介绍内容包括术后谵妄的特

框 12-3 术后发生谵妄的危险因素

- 年龄大于 65 岁
- 认知功能障碍
- 严重疾病合并并发症
- 听力或视力障碍
- 髋部骨折
- 存在感染
- 没有充分阵痛
- 消极
- 乙醚(吸入麻醉药)使用
- 睡眠剥夺或干扰
- 肾功能不全
- 贫血
- 缺氧或高碳酸血症
- 营养不良
- 脱水
- 电解质异常(高钠或低钠血症)
- 功能状态低下
- 不可移动的或限制移动的
- 合并用药并且含有精神药物(苯二氮䓬类、抗胆碱能类、抗组胺类、抗精神病药物)
- 尿潴留和便秘的风险
- 存在导尿管
- 主动脉手术

框 12-4 谵妄的管理

- 再评估
- 知觉辅助仪器(即助听器、眼镜)
- 健康的睡眠
- 早期活动
- 充分阵痛
- 避免高危药物和多种药物混合使用
- 最小的导尿管和留置导管,尽量缩短留置时间
- 认知功能的刺激
- 家庭支持和干预

征,常规病程,及如何管理。应该大力鼓励患者家属参与围术期谵妄的治疗,这对反复再定位和认知刺激有着重要作用。

药物管理

老年患者的生理变化可影响药物的作用,这些变化包括胃肠吸收功能障碍,

肝肾血流量减少,脂肪组织增加,全身水分减少,萎缩的肌肉,这些因素影响药物的药代动力学和药效学,可能导致围术期不良事件的发生[26]。

就诊的老年患者可能在家使用多种药物,通常包括非处方药物和不同厂商出产的药物。一些镇静药物常规使用于门诊和围手术期老年患者,而老年患者使用镇静药时,药效可能会增强,尤其注意与具有类似作用的药物联合应用时;类似作用的药物包括苯二氮䓬类,治疗失眠的药物以及镇痛药。有些药物老年患者作为家庭用药时,将会增加围术期体位性低血压和摔倒的风险,如三环抗抑郁药、抗组胺药和抗尿失禁药物。另外,老年患者使用的特殊的药物可与麻醉药物的特异性相互作用;比如,用于治疗老年痴呆症的乙酰胆碱酯酶抑制剂多奈哌齐可以与肌松药相互作用[27]。药物使用标准专门提出有些药物慎用于老年群体,比如贝尔标准[28]和老年人处方筛查工具(STOPP)[29]。用这些标准确定围术期可能需要停用的药物,从而避免不良事件的发生。有些药物对于老年患者围术期使用获益大于不良反应,但又存在潜在危险因素的药物,对不良反应提高警惕,且避免药物的相互作用后可以继续服用。

营养

手术和术后恢复过程会造成高分解代谢状态,消耗每个手术患者的营养储备,然而对于老年患者而言尤其危险。老年患者营养不良患病率相当高,有38.7%的老年住院患者和超过50%的老年康复患者被确定为营养不良[30]。营养不良患者术后感染风险、伤口愈合不良、伤口破裂、住院时间延长和死亡率均会增加[31,32]。因此,对所有拟行手术的老年患者都进行术前营养筛查很重要。营养筛查有许多筛查手段,如主观整体评估(SGA)和营养风险筛查(NRS)方法,然而患者的身高和体重是基本因素,简单的实验室检查如白蛋白水平,询问患者最近的体重减轻情况[33,34]。在初次筛选时被确认为营养不良的患者应该由营养师来再次评估,以在手术前进行尽可能的营养优化。此外,还可以与营养师合作规划患者围术期的营养需求并鉴别可能出现并发症的患者,如术后再喂养综合征。

虚弱

在某种程度上,对患者术前评估的内容总是超出病史评估,术前评估包括对患者身体、社会和神经心理状况的综合评估。根据医师对老年患者的治疗经验,这些非正式评估的内容可以用于鉴别不能耐受特殊治疗的患者。尽管如此,能否行外科手术治疗也常用年龄来评定。

现在人们普遍认为,年龄是虚弱的独立高危因素,这使得老年患者风险评估方面有了重大进展,年龄也是鉴别虚弱的其中一种方法。"虚弱"被广义地定义为存在于老年人群中一种抵御能力减弱的情形,且容易导致对健康不利的结局[35],但虚弱的基本原因及如何监测,这些问题一直备受关注[35,36]。一种观点认为虚弱是一种有生物学基础的表型,外在表现为行动缓慢、乏力、反应迟缓、易疲倦和瘦弱;诊断虚弱至少要上述表现的 3 个[20]。虚弱指数是另一种通用的方法,某种累积疾病或明显的功能障碍达 75 种可表示虚弱的发病情况;评估的标准数量,诊断阈值和严重程度分级取决于所采用的个体虚弱指数[37]。尽管虚弱的定义和监测手段可能因模型而异,但已反复证明诊断为虚弱的患者生存率减低,生存率随应用的模型和虚弱严重程度的变化而变化[36,37]。虚弱的评估正应用于临床,同样也作为术前评估的一部分。虚弱患者增加了各种手术的围术期并发症的风险,包括一般的手术,心脏、胸部、耳朵、鼻子、喉咙、泌尿系统的手术等[38-43]。虽然已经报道了各种虚弱的评估方法,但是尚未有理想的评估方法应用于临床,特别是术前评估方面。一般而言,采用更多标准的虚弱评估方法在风险识别方面更有针对性,但以更具有挑战性的成本为代价。

尽管各种各样的虚弱的评估方法能够确定更多的围术期危险因素,但我们不清楚是否可以在术前能够将危险因素改善或缓解,而我们也不清楚这种干预是否能够改善围术期预后。手术前进行预康复对虚弱患者有潜在预防作用,这是一个有趣的方向[44,45]。实验研究证明,用血管紧张素转换酶抑制剂、睾酮等激素或维生素 D 等补充剂改善肌肉质量尚未产生预期益处[46-48]。

老年综合评估

根据最近的 ACS NSQIP–AGS 建议,可将本文讨论的患者评估组成部分结合使用,制定一个多领域的术前评估[1]。对老年患者的这种多方面评价与老年综合评估的想法相似,这些评估方式首次应用和研究在围术期以外。已证明在社区居民中实行老年综合评估可以降低死亡率和延长独立生活能力[49]。然而,在实施老年综合评估方案治疗时会有明显的变化,重要的是用该方案治疗时会有更大的积极效应,因为老年综合评估治疗方案是,基于评估患者而采用多种结构化方法推荐执行的[49]。将老年综合评估方案也应用于术前评估,评估效果不确定,评估效果可能取决于通过何种机制来发现患者存在的问题[50]。因此,开展术前老年综合评估的关键在于,规划纳入哪些领域,如何评估纳入的每个领域,以及评估结果将如何转化为改善医疗质量;理想情况下,术前老年综合评估的评估结果应影响风险评估,决策,术前优化,麻醉计划,围术期监测,术后住院和出院后计划。

手术决策

随着老年患者手术并发症和发病率风险的增加,老年患者的手术决策将慎之又慎。决策过程经常由基层医疗机构或其他转诊医师开始,通过外科咨询,直到手术当天才结束。外科医师经常通过术前病史询问,从而识别和处理某些危险因素,这些危险因素可能影响患者的手术和长期预后。麻醉医师掌握多学科知识,尤其在处理围术期并发症和早期康复中的并发症方面,因而麻醉医师非常适合实施术前风险评估和手术决策。老年患者手术决策方法推荐参照:http://jama.jamanetwork.com/article.aspx? articleid=1874486♯jca140004f1。

老年患者的术前评估应包括对决策能力的评估。决策能力要求在考虑个人医疗条件、预期疗效、潜在益处和潜在风险的情况下,选择合理的治疗方案[51]。尽管年龄本身并不代表决策能力丧失,但老年患者神经认知功能减退和其他并发症发病率较高,从而可能影响老年患者的决策能力,对于所有老年患者都应该考虑这个问题。

老年人群的术前决策,优先结合手术预期获益和围术期风险进行切实评估是很重要的。尽管术前决策在所有年龄组中都很重要,但在接受高风险手术的老年患者中尤为重要,此类患者应该在术前优先将健康和寿命作为目标导向的进行讨论,使用一个量表进行评估,正像鲁本(Reuben)所描述的[52]。有些患者,术前评估所决定的治疗计划,可能与患者通过深思熟虑后的预期目标是一致的。准备行高风险手术的患者中,有些患者显然从未有机会思考或向家人、朋友和治疗者阐明他或她的人生期望。患者对寿命的长短、独立性、活动性、身体机能的控制、免于疼痛、避免住院、避免长期入院治疗和有能力做有价值的娱乐活动等期望值不同,这些期望限制了针对患者的治疗决策[53]。没有一个简单或最佳的方法,能够实现患者健康期望和治疗决策统一,这是一个耗时且难以说清的问题。但可以通过类似"对话项目"[54]和"五个愿望"[55]的方式与患者讨论其健康愿望,从而为医师和家人提供有用的信息。患者列出的健康期望在术前是有用的,可以使得医疗决策与患者的健康期望保持一致;患者列出的健康期望在术后同样有用,当患者术后遇到难以抉择时,可以根据其所期望替患者做出选择。除了得到患者的期望以外,应该确定并获得法律授权文书,如预先指令和决策者代理[56]。然而,对于既没有法律文书,又没有分享医疗保健期望的患者,请记住用能想到的方法来代替上面所缺的。

即便是患者的健康期望已经明确地干扰了医疗决策,外科医师和老年患者经常都没有将上述因素考虑到手术决策中,从而变成高风险手术[57]。老年患者可能会面对不合理的手术风险,基于如下原因:

因为他们觉得有义务选择可能延续生命的治疗

因为他们相信手术并发症可被成功制止

因为他们认为围术期死亡是无痛苦的[57]

当患者面临高风险手术决策时,采用结构化决策将可能是有益的,而不是选择支持或反对治疗,但几种可选择的治疗方案之间的选择,会有不同的健康受益和风险。

(周翔 杨也天 翻译,张富荣 审校)

参考文献

[1] Chow WB, Rosenthal RA, Merkow RP, et al. Optimal preoperative assessment of the geriatric surgical patient: a best practices guideline from the American College of Surgeons National Surgical Quality Improvement Program and the American Geriatrics Society. J Am Coll Surg 2012; 215(4): 453-466.

[2] Hall MJ, DeFrances CJ, Williams SN. National hospital discharge survey: 2007 summary. Natl Health Stat Report 2010; (29): 1-20, 24.

[3] Cullen KA, Hall MJ, Golosinskiy A. Ambulatory surgery in the United States, 2006. Natl Health Stat Rep 2009; 11: 1-25.

[4] Bilimoria KY, Liu Y, Paruch JL, et al. Development and evaluation of the universal ACS NSQIP surgical risk calculator: a decision aid and informed consent tool for patients and surgeons. J Am Coll Surg 2013; 217(5): 833-842.e1-3.

[5] ACS NSQIP Surgical Risk Calculator. Available at: http://riskcalculator.facs.org/. Accessed August 14, 2015.

[6] Plassman BL, Langa KM, Fisher GG, et al. Prevalence of cognitive impairment without dementia in the United States. Ann Intern Med 2008; 148(6): 427-434.

[7] Borson S, Scanlan JM, Chen P, et al. The Mini-Cog as a screen for dementia: validation in a population-based sample. J Am Geriatr Soc 2003; 51(10): 1451-1454.

[8] Devereaux PJ, Xavier D, Pogue J, et al. Characteristics and short-term prognosis of perioperative myocardial infarction in patients undergoing noncardiac surgery: a cohort study. Ann Intern Med 2011; 154(8): 523-528.

[9] Davenport DL, Ferraris VA, Hosokawa P, et al. Multivariable predictors of postoperative cardiac adverse events after general and vascular surgery: results from the patient safety in surgery study. J Am Coll Surg 2007; 204(6): 1199-1210.

[10] Fleisher LA, Fleischmann KE, Auerbach AD, et al. 2014 ACC/AHA guideline on perioperative cardiovascular evaluation and management of patients undergoing noncardiac surgery: a report of the American College of Cardiology/American Heart Association Task Force on Practice Guidelines. Circulation 2014; 130(24): e278-333.

[11] Dimick JB, Chen SL, Taheri PA, et al. Hospital costs associated with surgical complications: a report from the private-sector National Surgical Quality Improvement Program. J Am Coll Surg 2004; 199(4): 531-537.

[12] Manku K, Bacchetti P, Leung JM. Prognostic significance of postoperative inhospital complications in elderly patients. I. Long-term survival. Anesth Analg 2003; 96(2): 583-589.

[13] Smetana GW, Lawrence VA, Cornell JE, American College of Physicians. Preoperative pulmonary risk stratification for noncardiothoracic surgery: systematic review for the American College of Physicians. Ann Intern Med 2006; 144(8): 581-595.

[14] Wong J, Lam DP, Abrishami A, et al. Short-term preoperative smoking cessation and postoperative complications: a systematic review and meta-analysis. Can J Anaesth 2012; 59(3): 268-279.

[15] Hulzebos EHJ, Smit Y, Helders PPJM, et al. Preoperative physical therapy for elective cardiac surgery patients. Cochrane Database Syst Rev 2012; (11): CD010118.

[16] Robinson TN, Wallace JI, Wu DS, et al. Accumulated frailty characteristics predict postoperative discharge institutionalization in the geriatric patient. J Am Coll Surg 2011; 213(1): 37-42.

[17] Robinson TN, Eiseman B, Wallace JI, et al. Redefining geriatric preoperative assessment using frailty, disability and co-morbidity. Trans Meet Am Surg Assoc Am Surg Assoc 2009; 127: 93-99.

[18] Brouquet A, Cudennec T, Benoist S, et al. Impaired mobility, ASA status and administration of tramadol are risk factors for postoperative delirium in patients aged 75 years or more after major abdominal surgery. Ann Surg 2010; 251(4): 759-765.

[19] Chen T-Y, Anderson DJ, Chopra T, et al. Poor functional status is an independent predictor of surgical site infections due to methicillin-resistant staphylococcus aureusin older Adults. J Am Geriatr Soc 2010; 58(3): 527-532.

[20] Fried LP, Tangen CM, Walston J, et al. Frailty in older adults: evidence for a phenotype. J Gerontol A Biol Sci Med Sci 2001; 56(3): M 146-156.

[21] Katz S, Ford AB, Moskowitz RW, et al. Studies of illness in the aged: the index of ADL: a standardized measure of biological and psychosocial function. JAMA 1963; 185(12): 914-919.

[22] Lawton MP, Brody EM. Assessment of older people: self-maintaining and instrumental activities of daily living. Gerontologist 1969; 9(3): 179-186.

[23] Shumway-Cook A, Brauer S, Woollacott M. Predicting the probability for falls in community-dwelling older adults using the Timed Up & Go Test. Phys Ther 2000; 80(9): 896-903.

[24] Inouye SK, Westendorp RGJ, Saczynski JS. Delirium in elderly people. Lancet 2014; 383 (9920): 911-22.

[25] American Geriatrics Society Expert Panel on Postoperative Delirium in Older Adults. American Geriatrics Society abstracted clinical practice guideline for postoperative delirium in older adults. J Am Geriatr Soc 2014; 63(1): 142-150.

[26] Bressler R, Bahl JJ. Principles of drug therapy for the elderly patient. Mayo Clin Proc 2003; 78(12): 1564-1577.

[27] Crowe S, Collins L. Suxamethonium and donepezil: a cause of prolonged paralysis. Anesthesiology 2003; 98(2): 574-575.

[28] American Geriatrics Society 2012 Beers Criteria Update Expert Panel. American Geriatrics Society updated Beers criteria for potentially inappropriate medication use in older adults. J Am Geriatr Soc 2012; 60(4): 616-631.

[29] Gallagher P, Ryan C, Byrne S, et al. STOPP (screening tool of older person's prescriptions) and START (screening tool to alert doctors to right treatment). Consensus validation. Int J Clin Pharmacol Ther 2008; 46(2): 72-83.

[30] Kaiser MJ, Bauer JM, Rämsch C, et al. Frequency of malnutrition in older adults: a multinational perspective using the mini nutritional assessment. J Am Geriatr Soc 2010;

58(9)：1734-1738.

[31] Hiesmayr M, Schindler K, Pernicka E, et al. Decreased food intake is a risk factor for mortality in hospitalised patients: the NutritionDay survey 2006. Clin Nutr 2009; 28(5): 484-491.

[32] Correia M, Waitzberg DL. The impact of malnutrition on morbidity, mortality, length of hospital stay and costs evaluated through a multivariate model analysis. Clin Nutr 2003; 22(3): 235-239.

[33] Detsky AS, McLaughlin JR, Baker JP, et al. What is subjective global assessment of nutritional status? JPEN J Parenter Enteral Nutr 1987; 11(1): 8-13.

[34] Kondrup J, Rasmussen HH, Hamberg O, et al. Nutritional risk screening (NRS 2002): a new method based on an analysis of controlled clinical trials. Clin Nutr 2003; 22(3): 321-336.

[35] Walston J, Hadley EC, Ferrucci L, et al. Research agenda for frailty in older adults: toward a better understanding of physiology and etiology: summary from the American Geriatrics Society/National Institute on aging research conference on frailty in older adults. J Am Geriatr Soc 2006; 54(6): 991-1001.

[36] Rockwood K, Andrew M, Mitnitski A. A comparison of two approaches to measuring frailty in elderly people. J Gerontol A Biol Sci Med Sci 2007; 62(7): 738-743.

[37] Shamliyan T, Talley KMC, Ramakrishnan R, et al. Association of frailty with survival: A systematic literature review. Ageing Res Rev 2013; 12(2): 719-736.

[38] Bagnall NM, Faiz O, Darzi A, et al. What is the utility of preoperative frailty assessment for risk stratification in cardiac surgery? Interact Cardiovasc Thorac Surg 2013; 17(2): 398-402.

[39] Patel KV, Brennan KL, Brennan ML, et al. Association of a modified frailty index with mortality after femoral neck fracture in patients aged 60 years and older. Clin Orthop Relat Res 2013; 472(3): 1010-1017.

[40] Cohen R-R, Lagoo-Deenadayalan SA, Heflin MT, et al. Exploring predictors of complication in older surgical patients: a deficit accumulation index and the braden scale. J Am Geriatr Soc 2012; 60(9): 1609-1615.

[41] Adams P, Ghanem T, Stachler R, et al. Frailty as a predictor of morbidity and mortality in inpatient head and neck surgery. JAMA Otolaryngol Head Neck Surg 2013; 139(8): 783-787.

[42] Makary MA, Segev DL, Pronovost PJ, et al. Frailty as a predictor of surgical outcomes in older patients. J Am Coll Surg 2010; 210(6): 901-908.

[43] Robinson TN, Wu DS, Pointer L, et al. Simple frailty score predicts postoperative complications across surgical specialties. Am J Surg 2013; 206(4): 544-550.

[44] Gillis C, Li C, Lee L, et al. Prehabilitation versus rehabilitation: a randomized control trial in patients undergoing colorectal resection for cancer. Anesthesiology 2014; 121(5): 937-947.

[45] Swank AM, Kachelman JB, Bibeau W, et al. Prehabilitation before total knee arthroplasty increases strength and function in older adults with severe osteoarthritis. J Strength Cond Res 2011; 25(2): 318-325.

[46] Sumukadas D, Band M, Miller S, et al. Do ACE inhibitors improve the response to exercise training in functionally impaired older adults? A randomized controlled trial. J Gerontol A Biol Sci Med Sci 2014; 69(6): 736-743.

[47] Laosa O, Alonso C, Castro M, et al. Pharmaceutical interventions for frailty and sarcopenia. Curr Pharm Des 2014; 20(18): 3068-3082.

[48] Rizzoli R, Boonen S, Brandi ML, et al. Vitamin D supplementation in elderly or postmenopausal women: a 2013 update of the 2008 recommendations from the European Society for Clinical and Economic Aspects of Osteoporosis and Osteoarthritis (ESCEO). Curr Med Res Opin 2013; 29(4): 305-313.

[49] Stuck AE, Siu AL, Wieland GD, et al. Comprehensive geriatric assessment: a meta-analysis of controlled trials. Lancet 1993; 342(8878): 1032-1036.

[50] Partridge JSL, Harari D, Martin FC, et al. The impact of pre-operative comprehensive geriatric assessment on postoperative outcomes in older patients undergoing scheduled surgery: a systematic review. Anaesthesia 2014; 69(Suppl 1): 8-16.

[51] Appelbaum PS. Clinical practice. Assessment of patients' competence to consent to treatment. N Engl J Med 2007; 357(18): 1834-1840.

[52] Reuben DB. Medical care for the final years of life:"when you're 83, it's not going to be 20 years." JAMA 2009; 302(24): 2686-2694.

[53] Fried TR, Bradley EH, Towle VR, et al. Understanding the treatment preferences of seriously ill patients. N Engl J Med 2002; 346(14): 1061-1066.

[54] The Conversation Project. Available at: http://theconversationproject.org/. Accessed August 14, 2015.

[55] Five Wishes. Aging with Dignity: Five Wishes. Available at: https://www.agingwithdignity.org/five-wishes.php. Accessed August 14, 2015.

[56] Grimaldo DA, Wiener-Kronish JP, Jurson T, et al. A randomized, controlled trial of advanced care planning discussions during preoperative evaluations. Anesthesiology 2001; 95(1): 43-50 [discussion: 5A].

[57] Nabozny MJ, Kruser JM, Steffens NM, et al. Constructing High-Stakes Surgical Decisions. Ann Surg 2015: 1-7. http://dx.doi.org/10.1097/SLA.0000000000001081.

13. 植入式装置患者的围术期评估与管理

安娜·科斯塔 德博拉·C.里奇曼

关键词

心血管植入式电子装置(CIED)•自动埋藏式心复律除颤仪•起搏器•电磁干扰(EMI)•术前评估•围术期管理•心室辅助装置(VAD)

关键点

携带植入式装置接受非相关手术患者的术前评估,包括:
- 基础疾患及其相关并发症
- 治疗方法和不良反应
- 手术和麻醉对疾患的影响
- 手术和麻醉对植入式装置的影响
- 围术期管理应有计划预防
  - 患者损伤
  - 装置损坏
  - 装置故障

引言

21世纪技术上的惊人进步也促进了医疗领域的发展。多年来,应用于患者治疗的器械装置虽不少,但随着知识的增长,复杂而精细的植入式电子装置不论在使用的数量上还是在类别上都已今非昔比。1957年植入一位玻利维亚牧师的首台起搏器,由9V车载电瓶驱动重达80磅[①],牧师的心储备不可能承受如

作者没有财务情况需要声明。
德博拉·C.里奇曼是围术期评估与质量改善协会的副主席(SPAQI)。
美国纽约州斯托尼布鲁克市尼科尔路101号石溪医学中心麻醉科,邮编:11794-8480
通信作者,邮箱:ana.costa@stonybrookmedicine.edu

① 磅(lb),质量的英制单位,1 lb≈0.453 kg——译注

此之重;今天的植入装置重仅数克并配有遥控充电电池,进步确实令人瞩目。

对于携带植入装置接受非相关手术患者的围术期管理,应了解相关装置及其风险,要求植入装置的基础疾患以及患者正在服用的药物。本文着重阐述心血管植入式装置和神经刺激器,并扼要介绍其他装置。

植入式装置的评估、风险和管理原则均大同小异。

心血管植入式电子装置

心血管植入式装置的增长数量引人注目。随着人们寿命的延长和各种心脏疾患的出现,已设计开发出不少旨在辅助心脏疾患患者心功能的装置,尽可能延长其预期寿命。心血管植入式电子装置(CIED)广义上包括永久性起搏器(PPM)、埋藏式心复律除颤仪(ICD)、心脏再同步化治疗仪和植入式循环记录仪。美国1997~2004年CIED植入情况的一份分析报告表明,PPM和ICD植入率分别上升了19%和60%[1]。

近年来,随着CIED类型和功能的不断完善,携带这些装置患者的围术期管理已有明显变化。在启用CIED情况下,如何确保患者术中安全面临挑战,鉴于快速变化的CIED技术、广泛使用的电磁干扰(EMI)源及模棱两可的建议,要求有相关指南和述评予以规范,为此,ACC/AHA/美国心律学会(HRS)于2008年发布了CIED植入指南和具体建议[2];由ACC、AHA和美国胸外科医师学会牵头,以HRS/ASA专家共识的形式于2011年发布了携带CIED患者术前管理指南[3]。本节主要讨论:携带CIED患者接受手术或需麻醉医师在场的任何操作时,实用的术前评估与管理。

就掌握患者既往及当前医疗状况而言,包括其植入式装置现状与维护方案,术前评估非常重要。对于携带CIED的患者,有关其植入的具体指征、型号、功能及维护均须直接与其CIED团队[电生理技师、心内医师、主要经治医师和厂商(如可能)]交流。包括麻醉医师和手术小组在内的围术期团队,应与CIED团队沟通手术操作的具体特性,包括可能的EMI源、液体与电解质管理、围术期遥测的可行性及预期的术后管理。若患者自己的CIED团队联系不上,应请公共机构的CIED团队会诊、评估,在充分检审装置的情况下,提出具体意见。CIED制造商及其行业雇佣的专职人员(IEAP)可就围术期处理提出专家建议,但IEAP不能决定围术期具体管理[4]。

影响CIED功能的理化因素众多,包括:
- EMI,现代社会与手术室环境中无处不在
- 肌电(寒战和肌震颤)
- 电解质紊乱

- pH 波动
- 输血
- 化疗

可能的电磁干扰源及其后果

现代生活中潜在的 EMI 源无处不在,如电视、手机、电脑、微波炉、机场金属探测器及手术设备等[5]。EMI 干扰 CIED 可致：频率干扰、脉冲发生器损坏、电极损坏和不当的电重置,具体影响取决于 CIED 类型与功能、自带的抗干扰模式、患者心率与心律和术中保护装置的有效性。

在美国,单极电刀或双极电凝的能量是标准手术操作期间最主要的 EMI 源。电刀采用聚焦的射频电流达到止血、切割或分离目的。单极电刀通过小电极板将电流导向组织,是手术室最常见 CIED 的 EMI 源,其有可能使 PPM 重新程序化；导致 CIED 因误感知单极信号为患者自身电刺激信号而产生抑制；引起 CIED 启动不必要的快速型心律失常治疗模式；导致脉冲器发生电重置[6-8],若术前预防措施得当,上述情况十分少见,但在标准预防措施下,单极电刀导致 PPM 故障的病例报道也有一些[9]。双极电凝因电流弱且仅在两极间流动[10],一般不干扰 CIED 功能,但其仅有止血作用,而单极电刀则有组织切割、分离与止血作用。近年来,随着电极和脉冲器在设计上的改进以及 CIED 基础程序、抗 EMI 能力的提升,设备故障已罕见,如起搏失效和重新程序化。在有植入式循环记录仪情况下,EMI 有可能导致其重置而丢失所有已存储的数据,为此术前应由患者自己的 CIED 团队提取循环仪中已记录的数据。

重要的是,围术期医师应了解术中 EMI 怎样干扰 CIED 的性能,最常见的干扰形式是对电刀电流的感知过度、噪声反转功能和电重置方式的启动,而脉冲发生器受损或故障,以及因起搏阈值升高引起电极与心肌接触界面的损害已十分罕见,除非 EMI 电流直接作用于脉冲发生器或电极[7]。只要电刀电回路距离脉冲发生器与电极超过 6 英寸①,不大可能发生干扰或脉冲器损毁情形。阴极板位置应确保 EMI 电流回路不会在 CIED 发生器上方交叉越过[11,12]。

手术室 EMI 最常见的干扰形式是感知过度,即 CIED 将电刀电流误感知为心脏内在的电活动。感知过度可抑制 PPM 起搏；也可启动 ICD 不当的抗心动过速治疗模式(起搏或除颤),这反可引发心律失常[13]。一般来说,ICD 对高频电流的感知需数秒时间,才会启动其抗心动过速治疗模式,故而若使用单极电刀,通常建议一次使用时间不超过 4~5 s。HRS/ASA 专家共识述及脐以下手术感知过度、脉冲发生器或电极损坏风险极小,诚是,CIED 就无须重新程控,也不

---

① 英寸(in),长度的英制单位,1 in = 25.4 mm——译注

必将磁铁置其上方[3]，但整个围术期有必要备块磁铁。

磁铁

装置对磁铁的响应取决于类型、厂商和程控仪。在脉冲发生器上方放块磁铁，可程控 PPM 至无响应或转至非同步起搏方式，起搏频率则与厂商和脉冲器的电池寿命有关，电池寿命短，PPM 只能以下限频率起搏，这在术中是不利的。在 ICD 上方放块磁铁，可防止感知过度而需禁用其心动过速治疗功能。但总的来说，磁铁不会关闭当代 ICD 的起搏功能，换言之，不会使 ICD 转为非同步方式，为此与 CIED 团队的充分沟通就显得十分重要，特别是在这种情况下：有赖于 ICD 起搏的患者要接受 EMI 明显的手术，诚是，CIED 团队可重新程控心动过速与心动过缓两种治疗模式；对于携带心脏再同步化治疗仪或双室 ICD 患者，禁用起搏功能可影响到血动学的稳定性，因为心室起搏对每搏量有优化作用[14]。

心血管植入式电子装置故障

脉冲器损坏、感知故障或起搏失效可导致 CIED 故障。当代起搏器装配有分钟通气量传感器，活动时可适应性地提高起搏频率，围术期若未禁用此功能，PPM 有可能被误以为有故障，因为 EMI 可改变机体阻抗，导致 PPM 起搏频率加快[15,16]。如 EMI 电流直接接触到 CIED，可引起电重置现象，这种情形在放疗期间较常见[17,18]。电重置可致 CIED 参数设置复原到设备及其厂商设定的默认状态。操作一旦结束，应仔细检审装置，如可能，可重新程控。

MRI

普遍认为 MRI 可干扰起搏，导致 CIED 输出全面受抑，为此，多年来都认为 MRI 是 CIED 的绝对禁忌证。但近期研究表明，如满足以下条件：携带 PPM 患者也可扫描 MRI；主磁场强度为 0.5 T；胸腔位于磁孔外；PPM 设在非同步方式；控制射频辐射；现场有恰当的监测条件[19,20]。

影响心血管植入式电子装置功能的其他因素

肌动有可能被误感知为心脏收缩，应避免；磁铁会使 PPM 转为非同步起搏方式，携带起搏器患者应避免此并发症。应禁用自动埋藏式心复律除颤仪，以防止不必要的电击发放(shock delivery)形式。

可干扰夺获阈值的化学性变化无法避免，但在容积描记波上可见机械性夺获缺失，一旦出现，应调高起搏器振幅。仔细检审化疗患者装置，如需术前重新程控。

术前评估

最重要的是，手术团队与 CIED 团队间开放式的充分交流。

应从手术团队获得的信息包括：
- 具体操作及手术部位
- 单极电刀及其使用部位
- 其他 EMI 源
- 患者体位
- 麻醉方案
- 预期大量失血和/或体液转移
- 手术场所（人员、设备、物资充足的手术室）
- 术后治疗（家庭、住院、远程指导）
- 可能的并发症

应从 CIED 团队获得的信息包括：
- 围术期 CIED 维护方案
- CIED 类型与功能
- 厂商与型号
- 植入的具体指征
- 装置最后一次的检审信息（PPM 为过去 1 年内、ICD 为过去半年内[3]）
- 电池寿命
- CIED 程控参数（起搏方式、下限频率、ICD 治疗方式、电击发放的最低频率）
- 患者对起搏器的依赖性
- 基础心律
- 起搏阈值
- 装置对磁铁置放的响应
- 磁铁移除后，装置可恢复其原设定参数

术中管理

术中管理应考虑：
- 脐部以上是否使用单极电刀或射频消融，如用，是否有方案：禁用 ICD 有关心动过速治疗功能或设置 PPM 至非同步起搏方式，是采用重新程控方式还是在其上方置放磁铁（由 CIED 团队提出最可靠的方法）。
- 对于脐部以上不使用单极电刀或射频消融的手术，不必禁用 ICD 心动过速功能或设置 PPM 至非同步起搏方式。
- 术前应监测心电图（ECG），并将监护仪的增益设在能识别起搏波水平。
- 对于携带 PPM 或 ICD 患者，应要求所有围术期治疗场所都有备用的外部除颤器。

- 除颤垫须预先置放在高危患者以及在紧急情况下术中体位有碍于迅速置放的患者身上。
- 应为所有携带 CIED 患者备块适用的磁铁。
- 所有携带 PPM 或 ICD 患者均须监测容积描记波或动脉压力波,以确认电学上的夺获已转为机械上的收缩。
- 对于中心静脉导管置于躯干上部患者应小心移动,以免信号识别有误和电极受损。

在发表于 2015 年 10 月的 1 篇观察性研究中,提到了经皮植入右心室的无线微型起搏器的发展状况,相对于传统 PPM,有望降低电极位移率和囊袋感染率,但距充分肯定尚有时日。以上针对携带普通起搏器手术患者的术前评估建议和术中注意事项,是否适用于携带无线微型起搏器患者,有待进一步研究[22]。

心室辅助装置

机械辅助循环支持跨学科登记处(INTERMACS)发布的有关心室辅助装置(VADs)最新报告表明,2006～2012 年接受植入式左心 VADs(LVADs)成人患者超过 6 500 例[23]。美国的心力衰竭发病率随老年人口的持续增长而大幅攀升,对于终末期心力衰竭患者而言,VAD 是个重要辅助装置,可作为心脏移植(BTT)及待移植患者的桥接疗法(BTC)、终点治疗措施(DT)、极少数康复或复苏患者的过渡手段。虽然多数 VADs 是以 BTT 或 BTC 为目的而植入的,但作为 DT 也常见,根据 INTERMACS 统计,2012 年作为 DT 而植入 LVADs 患者超过 40%。随着 VADs 技术及其管理的改进,VADs 患者寿命延长,携带 VADs 接受非心脏手术患者人数不少[24],显然,手术团队明了这类患者在围术期管理方面面临的挑战至关重要。

参与围术期评估与管理的人员,应包括熟悉携带 VADs 接受非心脏手术患者管理的手术团队、灌注医师和 VAD 技师。术前评估的关键在于综合权衡以下各方面:翔实的病史、体格检查、药物、凝血状态、体能、携带 LVADs 患者右室心肌功能、耗电量、电池寿命以及围术期场所合适的充电条件。

围术期管理须考虑抗凝、预防性使用抗生素、麻醉方法、特定手术合理的改良方法和恰当的监测措施。对于非搏动性血流患者,监测面临挑战,脉搏氧饱和度与无创血压等通过振荡原理实现监测的方法会因此变得困难,倒也并非不可能,但多数手术显然宜置入动脉测压管;对于携带连续性血流(CF)装置患者,脑血氧饱和度可反映其额叶皮层氧合情况。

2010 年以来,作为 DT 的所有 INTERMACS 病例都植入了 CF 装置,相对于搏动性血流装置患者,CF 装置患者生存率较高、并发症较少[25,26],间歇性降低

CF装置的流率,可监测脉搏氧饱和度与无创血压。

置放中心静脉导管和肺动脉导管的适应证与非VAD患者一致。当代LVADs可估算心输出量,如美产HeartMate II(加利福尼亚普莱森顿Thoratec公司)。经食管超声心动图仍然是评估前负荷、VADs性能和右室功能的重要工具[27]。

血动学方面的特殊考虑

接受LVADs患者在血动学方面的特殊考虑,包括:
- 前负荷依赖性:LVADs不似正常心脏可依据Frank-Starling定理适应性调节心输出量,只能依赖于前负荷的变化。
- 右室功能不全:很多接受LVADs患者都有右室功能不全,LVADs可降低左心室压力,室间隔左移,右心室顺应性升高但收缩性降低[28,29],应仔细维持恰当的前负荷,避免过度充盈和肺血管阻力升高,否则右心室张力更大。接受VADs并成功施行腹腔镜手术的病例表明,围术期监测呼气末CO_2很重要,以免高碳酸血症致肺血管阻力升高。
- 后负荷:应维持在术前耐受水平,因为后负荷增加意味着CF的LVADs输出量降低。
- 抗凝治疗:除了选用HeartMate牌装置患者在一段时间内无须抗凝外[30],多数VAD患者均需抗凝治疗,常选用华法林。
- EMI似乎不干扰当代VAD功能,但术前还是应评估分析所有EMI源及其位置,并与厂商沟通[25]。

神经刺激器

"有脉冲器,亦可刺激",这听起来颇突兀的评论,反映了神经刺激器的欣欣向荣和说明书内外用法明显增多的局面,这使得21世纪的麻醉医师常常面对携带这类装置的患者。本节并非详细综述神经刺激器及其应用的疾病,而是讨论围术期管理的原则,并介绍不同类型刺激器(表13-1)涉及患者安全问题。

表13-1 神经刺激器类型

装　　置	适　应　证
深部脑刺激器	帕金森病 特发性震颤 抑郁症 强迫症
脊髓刺激器	慢性疼痛

(续表)

装 置	适 应 证
颈动脉窦压力感受器激活治疗仪	高血压抗药性
迷走神经刺激器	难治性癫痫
人工耳蜗植入器(刺激听神经耳蜗支)	感音神经性听力丧失
膀胱刺激器	神经源性膀胱症状
舌下神经刺激器	阻塞性睡眠呼吸暂停
枕大神经刺激器	头痛或偏头痛
胃蠕动调节器	胃轻瘫综合征
膈神经刺激器	膈肌无力 直接植入于肌萎缩性脊髓侧索硬化症患者膈肌

这类装置的特有风险(表13-2)是偶发的EMI导致电极电流异常,引发烧伤而致患者损伤,若电极位于中枢神经系统(CNS)内,后果可能是灾难性的,神经刺激器因损坏而需更换,患者异常痛苦,而且费用高昂。若装置故障,症状复发,虽然这通常表现为不适,但也可能存在危险(如癫痫失控)。其他较轻的影响包括干扰床旁检查(如ECG伪影)与禁忌行某些诊断性操作(MRI与老型号装置均不兼容,但与新型号兼容;CT扫描有金属伪影)。装置与治疗间的相互作用是另一个值得关注的问题,射频消融、电除颤、电休克、体外震波碎石或植入另一带脉冲器的装置后,均应仔细检审神经刺激器(或CIED)。

表13-2 植入式神经刺激器的相关风险

风险(按由重到轻顺序)		后 果
患者损伤	致残和致死	烧伤、感染
装置损坏	费用上升	疼痛与不便
装置故障	患者不适感	无刺激、刺激不足或刺激过度
干扰监测		漏诊
禁忌行某些操作或检查(ESWL/AICD/MRI/射频消融)	绝对的 相对的	调整治疗方案

深部脑刺激器

深部脑刺激器(DBS)是经手术将电极埋植于双侧苍白球内核或丘脑下核,通过延长导线与脉冲发生器连接,而施加刺激,脉冲发生器一般植于上胸部。刺激上述脑区可逆转帕金森综合征的困扰:震颤和肌强直,患者的遥控器可用于夜间关闭装置,以延长电池寿命,但对于肌强直患者,需 DBS 始终处于工作状态。DBS 取代了 20 世纪 50 年代的不可逆性苍白球切开术,其适应证主要是帕金森病(PD),新近也用于慢性疼痛、强迫症、肌力障碍及抑郁症[31-33]。

PD 患者症状明显缓解,用药量减少,但围术期风险与其他 PD 患者一样,如延髓功能不全、误吸风险、术后康复缓慢、药物不良反应及其相互作用(单胺氧化酶抑制剂与麻醉药),此外还有神经刺激器的特有风险。术后因口服及吸收能力变差 PD 症状常恶化,加之缺乏有效的静脉用药,正常的口服能力与肠道功能对患者的康复至关重要。

有关携带 DBS 患者施行手术和麻醉的文献报道不多,但报道的病例数却在上升,有些病例是在经治医师尚未充分熟悉 DBS 特性情况下施行的,多数患者也没发生与装置相关的并发症,倒是在充分熟悉装置情况下,出现了几例神经损伤的不良后果[34,35]。

对于植入 DBS 后又施行手术的患者,在管理方面具有参考价值的报道很少,借助有限文献,作者提出了一种指导管理的临床路径[33,36](图 13-1),该路径也可针对其他神经刺激器患者加以调整并应用。

术前注意事项	
联系经治神经科医师	• 获取最新临床资料 • 围术期使用左旋多巴和卡比多巴的建议剂量 • 术后随访

询问患者	植入 DBS 的具体指征
	  A. PD
	    • 震颤或肌强直
	    • 关闭 DBS 时的表现
	  B. 其他:如特发性震颤、OCD
	脉冲器位置(或胸片)
	装置卡:拷贝
	确认电池类型

胸片(如需)	确认脉冲器位置
联系 DBS 团队(麻醉科和神经科)	临床治疗上注意保持一致性 签名:_____ 联系方式:_____ 签名:_____ 联系方式:_____

（续表）

拷贝此路径给手术医师	• 协调患者、神经科评估医师和装置代表到场时间 • 提醒手术医师术中有关注意事项
联系装置厂商	（如需）有代表到手术室关闭装置否 公司：_____ 电话：1-800-_____
计划安排	术日，预约： • 神经科评估时间 • 装置代表到场时间（一般不需第1例到场） 告知手术室注意装置登记 电话：_____ 告知术前接送人员（手术日前晚查对最后安排） 电话：_____ 告知麻醉科主任
患者带遥控器否	住院期间能短暂关闭装置否（如 ECG 时）
术中注意事项	
仅使用双极电凝	尽可能降低装置损坏和 CNS 损伤概率 • 以患者遥控器关闭装置 • 装置代表设置输出电压为 0 　○ 此操作适用于 Soletra 装置（美国明尼苏达州明尼阿波利斯市美敦力公司产）及 Kinetra 电池（产地同上） 　○ 新型的 Activa 电池（产地同上）无须此操作
预防性使用抗生素	降低 CNS 植入式装置感染率
全身麻醉	装置关闭后会出现肌强直或通气不足
适当使用止吐药	PD 患者不用氟哌利多和甲氧氯普胺
术后注意事项：	
重新激活装置	需有存储的基础频率和振幅设置值
严密的神经科随访	适度调整用药剂量 • 术后吸收能力不稳定
通气不足	装置激活后肌强直一般可迅速逆转
康复	PD 患者术后康复时间较长 • 门诊手术患者需入院

麻醉"团队"成员/电话[#S]：_____ 神经"团队"成员/电话[#S]：_____

图 13-1 携带深部脑刺激器接受手术和麻醉患者的临床管理路径（纽约市石溪医学中心设计并应用）

脊髓刺激器

皮下脊髓刺激器通常埋植于下腹部或臀部,电极植于从颈部至骶部椎管硬膜外腔内所需节段,适用于:
- 慢性疼痛
  - 反射性交感神经营养障碍性疼痛
  - 缺血性疼痛
  - 脊柱退行性病变引起的疼痛
- 痉挛状态
- 蛛网膜炎
- 神经病变

脊髓刺激器系基于闸门学说,刺激脊髓神经根可阻断痛觉信号的传递而利于缓解疼痛。患者手中的遥控器可实现对装置的遥控充电,也可根据症状调整刺激参数,如体位性疼痛患者处于无痛体位时,可调小刺激量甚至关闭装置,最新的脊髓刺激器对体位改变具有自适应功能[36]。携带脊髓刺激器患者应评估其基础疾患,往往会因阿片类药耐受性高而要求多模式镇痛,术后镇痛尽量完善,这类慢痛患者多伴有焦虑和抑郁。因慢性进行性神经疾患引起的慢痛综合征,如多发性硬化症,应评估肌力情况,重点在于明确有无呼吸及延髓功能不全。

因顾虑损坏电极,椎管内麻醉与镇痛相对禁忌。

迷走神经刺激器

直接刺激颈段迷走神经已成功治愈对抗癫痫药疗效甚微的难治性癫痫,至少,发作次数有明显减少。与其他刺激器一样,患者损伤、装置损坏或 EMI 所致的风险都无法避免,为此建议术中禁用[37],所幸,期间有麻醉药的作用,控制发作不是个问题,但术后装置应尽快激活,否则有发作次数增加风险,因为术后 NPO 状态和/或恶心,以及吸收能力不稳定,导致服药不规律、甚至规律情况下也是这样;手术应激也可致术后发作阈值下降。

膈神经和膈肌刺激器

膈神经刺激器开始是用于治疗膈神经损伤所致的呼吸窘迫,如冠脉搭桥术后相关性神经热损伤或其他膈神经创伤、颈椎损伤等,疗效并不理想,现已很少用于这种情形。最近,膈肌刺激器成功植入于肌萎缩性脊髓侧索硬化症(ALS)患者,其可直接刺激膈肌,而不是胸腔膈神经。为保证效果,植入膈肌刺激器患者需同时满足两个指征,一是在神经生理检测或透视检查上有膈肌可兴奋的征象;二是具备以下慢性通气不足表现中的任何一条:用力肺活量低于预期值

50%,或最大吸气压低于 60 cmH$_2$O,或 PCO$_2$ 大于或等于 45 mmHg,或睡眠状态下动脉血氧饱和度连续 5 分钟低于 88%。接受刺激器患者开始会有个调整期,需每天增加使用时间。初步结果显示其可延长存活时间(16 个月)、推迟无创通气起始时间(9 个月)并改善睡眠质量[38,39]。但全身麻醉下行刺激器植入术患者属于高危,术后难于撤机是真正风险所在,为此术前应进行充分论证。近期有个述评认为现有研究都存在样本量嫌小及方法学上有瑕疵问题,据此提出该领域尚待深入。此外,因 ALS 进展快,长期结果很难准确评价[38]。ALS 伴呼吸功能不全患者膈肌起搏研究项目(DiPALS)首次在该人群中开展了随机对照试验,结果发表于 2015 年 9 月,研究共纳入了 ALS 患者 74 例,植入组存活较短,且不良事件更多,不建议 ALS 患者常规行膈肌起搏,除非是选择的特定病例[40]。

舌下神经刺激器

舌下神经刺激器是治疗阻塞性睡眠呼吸暂停相对新的一种装置,通过刺激舌下神经,提高颏舌肌张力,舌体前伸而解除梗阻[41],疗效不错,但舒适性差,难以耐受。

携带此装置患者的评估重点在于阻塞性睡眠呼吸暂停的严重程度及其相关并发症,包括肥胖、困难插管、肥胖性低通气综合征等。麻醉管理包括非阿片类药的使用方法和合理的术后监测。

其他植入式装置

其他植入式装置还有很多,包括鞘内、腹内、肝内、动脉内和静脉内给药泵,用于:

- 镇痛
- 控制痉挛
- 化疗
- 输注胰岛素
- 抗凝治疗

1898 年,奥古斯都·比尔(Augustus Bier)采用可卡因在他自己及助手身上完成了首例腰麻手术。20 世纪初,日本和美国的学者在可卡因中复合了吗啡。1973 年《科学》杂志首次报道了 CNS 阿片受体,1976 年认识到麻醉性镇痛药可直接在脊髓水平起效[42-44],将阿片类药直接注入脑脊液用于镇痛的药量比其他途径低得多,不良反应自然也少。1979 年首次采用鞘内给药治疗癌痛[45],同年首例连续腰麻用于分娩镇痛。1981 年首次报道了植入式镇痛泵[46]。随着微电子机械系统与纳米技术[47]的进步,用于慢痛治疗的植入式给药泵变得普遍且实用,其后,为不同治疗目的在各部位泵注过很多药物,包括靶向化疗[48,49]。

携带给药泵患者术前评估原则:

a. 评估基础疾患及其并发症。

b. 评估泵注药物及其不良反应与药物间相互作用。

c. 评估围术期 EMI 导致给药泵故障、剂量不足(停药)或过量(不良反应多)的风险。

d. 围术期暂停泵药期间,应以肝素盐水冲洗泵药管和加药管,以保持通畅。

小结

CIED 和神经刺激器在设计与功能上的进步,极大地改善了全球数百万计患者的生存状况及生活质量。重要的是,手术团队应厘清携带植入式装置患者的围术期评估与管理的错综复杂关系,与 CIED 团队或神经刺激器顾问开放式充分沟通也是术前评估必不可少的;术中管理则有赖于对 EMI 源及其影响、血动学优化技术、防止装置故障安全机制的全面了解和训练有素的管理团队。

携带植入式装置接受非相关手术患者的术前评估包括:采集基础疾患及其相关并发症与并发症的信息;熟悉治疗方法及药物或其他干预措施的不良反应;明了手术与麻醉对疾患的疗效及其对植入装置的影响。围术期评估与管理重点在于预防不良后果,尤其是患者损伤、装置损坏与故障。本领域的技术标准和学会指南在不断更新中。值得一提的是,厂商的建议是患者围术期管理便利的参考意见。

(李庭燕　荣易　翻译,魏辉明　审校)

参考文献

[1] Zhan C, Baine WB, Sedrakyan A, et al. Cardiac device implantation in the United States from 1997 through 2004: a population-based analysis. J Gen Intern Med 2008; 23(Suppl 1): 13 - 19.

[2] Epstein AE, DiMarco JP, Ellenbogen KA, et al. ACC/AHA/HRS 2008 Guidelines for Device-Based Therapy of Cardiac Rhythm Abnormalities: a report of the American College of Cardiology/American Heart Association Task Force on Practice Guidelines (Writing Committee to Revise the ACC/AHA/NASPE 2002 Guideline Update for Implantation of Cardiac Pacemakers and Antiarrhythmia Devices) developed in collaboration with the American Association for Thoracic Surgery and Society of Thoracic Surgeons. Circulation 2008; 117(21): e350 - 408.

[3] Crossley GH, Poole JE, Rozner MA, et al. The Heart Rhythm Society (HRS)/American

Society of Anesthesiologists (ASA) Expert Consensus Statement on the perioperative management of patients with implantable defibrillators, pacemakers and arrhythmia monitors: facilities and patient management this document was developed as a joint project with the American Society of Anesthesiologists (ASA), and in collaboration with the American Heart Association (AHA), and the Society of Thoracic Surgeons (STS). Heart Rhythm 2011; 8(7): 1114-1154.

[4] Lindsay BD, Estes NA 3rd, Maloney JD, et al, Heart Rhythm Society. Heart rhythm society policy statement update: recommendations on the role of industry employed allied professionals (IEAPs). Heart Rhythm 2008; 5(11): e8-10.

[5] Niehaus M, Tebbenjohanns J. Electromagnetic interference in patients with implanted pacemakers or cardioverter-defibrillators. Heart 2001; 86(3): 246-248.

[6] Belott PH, Sands S, Warren J. Resetting of DDD pacemakers due to EMI. Pacing Clin Electrophysiol 1984; 7(2): 169-172.

[7] Levine PA, Balady GJ, Lazar HL, et al. Electrocautery and pacemakers: management of the paced patient subject to electrocautery. Ann Thorac Surg 1986; 41(3): 313-317.

[8] Atlee J. Arrhythmias and pacemakers, practical management for anesthesia and Critical care medicine. 1st edition. Philadelphia: WB Saunders; 1996.

[9] Mangar D, Atlas GM, Kane PB. Electrocautery-induced pacemaker malfunction during surgery. Can J Anaesth 1991; 38(5): 616-618.

[10] Lee D, Sharp VJ, Konety BR. Use of bipolar power source for transurethral resection of bladder tumor in patient with implanted pacemaker. Urology 2005; 66(1): 194.

[11] Chauvin M, Crenner F, Brechenmacher C. Interaction between permanent cardiac pacing and electrocautery: the significance of electrode position. Pacing Clin Electrophysiol 1992; 15(11 Pt 2): 2028-2033.

[12] Robinson TN, Varosy PD, Guillaume G, et al. Effect of radiofrequency energy emitted from monopolar "Bovie" instruments on cardiac implantable electronic devices. J Am Coll Surg 2014; 219(3): 399-406.

[13] Casavant D, Haffajee C, Stevens S, et al. Aborted implantable cardioverter defibrillator shock during facial electrosurgery. Pacing Clin Electrophysiol 1998; 21(6): 1325-1326.

[14] Ho JK, Mahajan A. Cardiac resynchronization therapy for treatment of heart failure. Anesth Analg 2010; 111 (6): 1353 - 61. Implantable Devices 197 Downloaded from ClinicalKey.com at President and Fellows of Harvard College on behalf of Harvard University February 09, 2017. For personal use only. No other uses without permission. Copyright © 2017. Elsevier Inc. All rights reserved.

[15] Van Hemel NM, Hamerlijnck RP, Pronk KJ, et al. Upper limit ventricular stimulation in respiratory rate responsive pacing due to electrocautery. Pacing Clin Electrophysiol 1989; 12(11): 1720-1723.

[16] Wong DT, Middleton W. Electrocautery-induced tachycardia in a rate-responsive pacemaker. Anesthesiology 2001; 94(4): 710-711.

[17] Katzenberg CA, Marcus FI, Heusinkveld RS, et al. Pacemaker failure due to radiation therapy. Pacing Clin Electrophysiol 1982; 5(2): 156-159.

[18] Rozner M. Pacemaker misinformation in the perioperative period: programming around the problem. Anesth Analg 2004; 99(6): 1582-1584.

[19] Lauck G, von Smekal A, Wolke S, et al. Effects of nuclear magnetic resonance imaging on cardiac pacemakers. Pacing Clin Electrophysiol 1995; 18(8): 1549-1555.

[20] Sommer T, Vahlhaus C, Lauck G, et al. MR imaging and cardiac pacemakers: invitro evaluation and in-vivo studies in 51 patients at 0.5 T. Radiology 2000; 215(3): 869-879.

[21] Web site SJ. Chemotherapy 2010. Available at: professional.sjm.com/emi/meddental/. Accessed July 13, 2015.
[22] Reddy VY, Exner DV, Cantillon DJ, et al. Percutaneous implantation of an entirely intracardiac leadless pacemaker. N Engl J Med 2015; 373(12): 1125-1135.
[23] Kirklin JK, Naftel DC, Kormos RL, et al. Fifth INTERMACS annual report: risk factor analysis from more than 6,000 mechanical circulatory support patients. J Heart Lung Transplant 2013; 32(2): 141-156.
[24] Barbara DW, Wetzel DR, Pulido JN, et al. The perioperative management of patients with left ventricular assist devices undergoing noncardiac surgery. Mayo Clin Proc 2013; 88(7): 674-682.
[25] Hessel EA 2nd. Management of patients with implanted ventricular assist devices for noncardiac surgery: a clinical review. Semin Cardiothorac Vasc Anesth 2014; 18(1): 57-70.
[26] Slininger KA, Haddadin AS, Mangi AA. Perioperative management of patients with left ventricular assist devices undergoing noncardiac surgery. J Cardiothorac Vasc Anesth 2013; 27(4): 752-759.
[27] Thunberg CA, Gaitan BD, Arabia FA, et al. Ventricular assist devices today and tomorrow. J Cardiothorac Vasc Anesth 2010; 24(4): 656-680.
[28] Stone ME, Soong W, Krol M, et al. The anesthetic considerations in patients with ventricular assist devices presenting for noncardiac surgery: a review of eight cases. Anesth Analg 2002; 95(1): 42-49.
[29] Santamore WP, Gray LA Jr. Left ventricular contributions to right ventricular systolic function during LVAD support. Ann Thorac Surg 1996; 61(1): 350-356.
[30] Bhat G, Kumar S, Aggarwal A, et al. Experience with noncardiac surgery in destination therapy left ventricular assist devices patients. ASAIO J 2012; 58(4): 396-401.
[31] Okun MS. Deep-brain stimulation for Parkinson's disease. N Engl J Med 2012; 367(16): 1529-1538.
[32] Davies RG. Deep brain stimulators and anaesthesia. Br J Anaesth 2005; 95(3): 424.
[33] Poon CC, Irwin MG. Anaesthesia for deep brain stimulation and in patients with implanted neurostimulator devices. Br J Anaesth 2009; 103(2): 152-165.
[34] Roark C, Whicher S, Abosch A. Reversible neurological symptoms caused by diathermy in a patient with deep brain stimulators: case report. Neurosurgery 2008; 62(1): E256 [discussion: E256]. 198 Costa & Richman Downloaded from ClinicalKey.com at President and Fellows of Harvard College on behalf of Harvard University February 09, 2017. For personal use only. No other uses without permission. Copyright © 2017. Elsevier Inc. All rights reserved.
[35] Nutt JG, Anderson VC, Peacock JH, et al. DBS and diathermy interaction induces severe CNS damage. Neurology 2001; 56(10): 1384-1386.
[36] Medtronic neurostimulator website. Available at: https://professional.medtronic.com/index.htm. Accessed August 8, 2015.
[37] VNS website. Available at: http://us.cyberonics.com/en/vns-therapy-for-epilepsy/healthcare-professionals. Accessed August 8, 2015.
[38] ALS-FDA page. Available at: http://www.accessdata.fda.gov/cdrh_docs/pdf10/H100006b.pdf. Accessed August 9, 2015.
[39] Scherer K, Bedlack RS. Diaphragm pacing in amyotrophic lateral sclerosis: a literature review. Muscle Nerve 2012; 46(1): 1-8.
[40] DiPALS Writing Committee, DiPALS Study Group Collaborators. Safety and efficacy of

diaphragm pacing in patients with respiratory insufficiency due to amyotrophic lateral sclerosis (DiPALS): a multicentre, open-label, randomised controlled trial. Lancet Neurol 2015; 14(9): 883-892.

[41] Strollo PJ Jr, Soose RJ, Maurer JT, et al. Upper-airway stimulation for obstructive sleep apnea. N Engl J Med 2014; 370(2): 139-149.

[42] Bier A. Versuche über Cocainisirung des Ruckenmarkes. Deutsche Zeitschrift für Chirurgie 1899; 51(3): 361-369.

[43] Pert CB, Snyder SH. Opiate receptor: demonstration in nervous tissue. Science 1973; 179(4077): 1011-1014.

[44] Yaksh TL, Rudy TA. Analgesia mediated by a direct spinal action of narcotics. Science 1976; 192(4246): 1357-1358.

[45] Wang JK, Nauss LA, Thomas JE. Pain relief by intrathecally applied morphine in man. Anesthesiology 1979; 50(2): 149-151.

[46] Onofrio BM, Yaksh TL, Arnold PG. Continuous low-dose intrathecal morphine administration in the treatment of chronic pain of malignant origin. Mayo Clin Proc 1981; 56(8): 516-520.

[47] Meng E, Hoang T. MEMS-enabled implantable drug infusion pumps for laboratory animal research, preclinical, and clinical applications. Adv Drug Deliv Rev 2012; 64(14): 1628-1638.

[48] Stearns L, Boortz-Marx R, Du Pen S, et al. Intrathecal drug delivery for the management of cancer pain: a multidisciplinary consensus of best clinical practices. J Support Oncol 2005; 3(6): 399-408.

[49] Deer TR, Smith HS, Burton AW, et al. Comprehensive consensus based guidelines on intrathecal drug delivery systems in the treatment of pain caused by cancer pain. Pain physician 2011; 14(3): E283-312.

14. 药物滥用患者的术前评估及围术期考虑

德布拉·多米诺·普利

关键词

药物滥用•术前评估•酗酒•术前药物测试•可卡因•慢性阿片类药物使用•成瘾性

关键点

- 术前评估应该包括药物滥用的常见问题(嗜酒者、处方药的非治疗性使用和吸毒者)。
- 对于已知和可疑慢性药物滥用者,需要评估其相关疾病及终末器官的损害情况。
- 在美国,药物滥用患者最为常见的物质包括乙醇、大麻以及处方止痛药的非医疗使用。
- 术前进行尿检筛查,可以改变临床医疗管理。
- 对于药物使用混乱患者来说,术后疼痛管理比较困难(特别是使用阿片类药物的患者)。

药物滥用患者

发生率

健康管理专家会遇到一些目前或以前有药物滥用史的患者。每年,美国药物滥用和精神卫生管理中心对12岁及以上人群进行药物使用和健康调查。在2014年,美国有2150万年龄在12岁或以上(占8.1%)的人,被列为药物依赖或滥用,而有10.2%的美国人在过去1个月中有非法用药史[1]。

声明:作者未做任何声明
美国密苏里州圣路易斯市南欧几里大道660号大学8054,邮箱:圣路易斯华盛顿大学医学院麻醉学系,邮编:63110.
邮箱:pulleyd@wustl.edu

由于新药物的滥用和社会经济因素的变化，药物滥用趋势发生了快速变化。国家药物滥用研究所于 2014 年 8 月启动了国家药物预警系统[2]。报道发现出现了新兴药物滥用的趋势和模式的新问题。另外局部和区域条件的改变也会引起药物滥用方式的改变。

影响和相关疾病

药物滥用不仅仅是美国存在的问题，而是世界范围内广泛存在的问题，给社会带来严重的疾病救治方面的负担[3]。慢性药物滥用可能导致其他重大的健康问题[4]。特殊的健康问题取决于是否药物滥用[4]。几种药物同时滥用会使问题复杂化。静脉注射药物滥用者可能会产生感染性并发症，如心内膜炎、脓肿、骨髓炎、肝炎和人类免疫缺陷病毒感染[5]。

有证据显示，在混乱使用特殊的药物和情绪焦虑症之间有相关性[6]。虽然目前其确切机制不是很清楚，但药物滥用的症状和一些精神性疾病极为相似，一些精神性疾病可以导致药物滥用，或者说药物滥用/精神性疾病有着同样的病因学和风险因素（脑部疾病、基因缺陷性疾病或暴露于压力或创伤下）[7]。

围术期考虑

全面的术前评估是必要的。不幸的是，许多药物滥用患者在手术中可能无法进行药物优化。这些患者中的大部分可能无法获得初级医疗护理，即使获得了医疗护理，他们的医疗执行依从性也会很差[8,9]。在医患之间存在的问题和挑战是两者之间的互不信任，以及健康教育专家缺少对患者的理解和同情。另外，大多数药物滥用患者并未对其药物滥用进行治疗。一项 2013 年的调查显示，有 8.6% 的药物或酒精依赖患者需要治疗，但却仅有 0.9% 接受了专业的治疗[10]。

当制订一项麻醉计划时，需要考虑包括以下潜在预后的情况。

- 急性药物滥用可以引发中毒，引起足够重视后能减轻这方面的危险。一般来说，可以考虑减少镇痛和麻醉药量[11]。
- 慢性药物滥用患者会对围术期常用的药物产生耐药性，此类患者需要评估其用药量。一般来说，慢性药物滥用患者需要增加镇痛药和麻醉药的药量。
- 慢性药物滥用患者会引起病理生理学变化，因此需要考虑重要脏器的损害。
- 此类患者疼痛的控制和管理会存在一定困难。
- 要意识到住院患者的戒断症状[11]。
- 药物滥用患者不适合行诊室有创操作[12]。

术前和术后一样，对于术后恢复同样重要，如服药依从性差和自行觅药行为等。药物滥用患者(特别是服用违禁药物)不会主动回应定时回访内容[13]。院内综合治疗措施对于药物滥用患者来说是有利的,已有成功的案例报道,增加院外护理的次数对于此类患者的治疗有效[14]。

药物滥用的筛选

药物滥用患者术前病史及体格检查都需常规进行。应该询问患者是否有乙醇及违禁药物的滥用情况。有些线索提示可能是药物滥用患者,如拒绝提供既往史,不愿接受尿液药物筛选试验(UDS),自诉对推荐的多种药物存在过敏反应,并要求使用制定药物[15]。

术前采用快速免疫检测患者标准 UDS 是否必须仍存在争议。美国麻醉医师协会术前评估小组近期的实践指南并不推荐 UDS[16]。有一项针对可卡因滥用患者,对退伍军人健康管理中心负责人的调查显示极少数才有正规的政策(仅有 11%)[17]。测试依据不同的标准,如患者的病史或图表记载(34%),患者病史或图表和临床可疑毒性(42%),以及单独的临床可疑情况(13%)。另外,还有 11%未被筛选出来。如结果为阳性,2/3 的调查对象则退出测试研究,1/3 则考虑为有临床毒性征象。则与 ASA 术前评估小组的建议相反:"为了指导或优化围手术期管理,在可选择的基础上进行排序、要求或执行试验。"在制定进行 UDS 检测之前,要对阳性的测试结果有相应的应对方案和措施。

当患者要求行 UDS 时,对于其测试结果的局限性要有合理的判读,如假阳性,以及 UDS 是否能检测出所有阿片类药物(可能检测不出美沙酮和芬太尼)[15]。所以,当 UDS 结果为阴性时,患者也有可能在手术间出现急性中毒的情况。甚至在等待外科手术的滥用药物患者在有机会的情况下还会滥用药物(如下楼、到休息室等),在围术期会出现比较复杂的状况。

具体的滥用物质

在接下来的这一部分,我们将对美国临床常见的大部分药物滥用的概率、影响及围术期的考虑进行逐一讨论。

发生率

2014 年,美国乙醇滥用的比率为 17/1 000 000(6.4%)[1]。乙醇是美国物质滥用之首。

乙醇滥用的急性及慢性影响

乙醇是中枢神经系统的镇静剂,会使患者产生镇静和睡眠。但在低浓度时会产生刺激症状,其原因是抑制了抑制系统[18]。在非乙醇依赖者,其血液乙醇水平达 25 mg/dL 时对认知和协调能力造成伤害。在血液浓度超过 100 mg/dL 时可使前庭和小脑功能失调。随着血液乙醇浓度的增加会出现镇静、昏迷、呼吸抑制甚至死亡。另外还有由于缺少食物供能出现严重的低血糖。血液中乙醇含量超过 100 mg/dL 时会出现致命危险[11]。乙醇还会损害记忆力甚或丧失知觉。个人对乙醇的摄取耐受性和敏感性存在变异。慢性依赖患者会产生耐受和生理依赖。会产生对其他镇静剂的交叉耐受。与医疗相关的慢性依赖患者包括以下几点[11,18]：

- 中枢神经系统
  - 精神疾病（抑郁症，反社会行为）
  - 认知功能障碍［严重硫胺素缺乏（Wernicke-Korsakoff 综合征）］
  - 在不饮酒时出现戒断综合征
  - 小脑变性
  - 脑萎缩
- 心血管疾病
  - 高血压
  - 心律失常
  - 心肌病
- 肺部疾病
  - 肝肺分流
  - 肺动脉高压
- 胃肠和肝胆疾病
  - 食管炎
  - 食管静脉曲张
  - 胃炎
  - 胰腺炎
  - 肝硬化
  - 门静脉高压
- 内分泌代谢紊乱
  - 糖异生减少/低血糖
  - 酮症酸中毒
  - 低蛋白血症
  - 低镁血症
  - 营养不良
  - 睾酮减少
- 肾脏疾病
  - 肝肾综合征

- 血液系统疾病
  - 贫血
  - 白细胞减少症
  - 血小板减少症
  - 凝血病

围术期考虑要点

术前对之前饮用乙醇对终末器官的损伤的评估非常重要。麻醉实施需将以上因素考虑进去。对于严重的肝病,在决定进行手术之前,权衡手术的益处和增加发病率和死亡率的风险尤为重要。术后常规饮酒模式的突然中断可使慢性乙醇依赖者出现戒断。慢性乙醇滥用患者经历戒断症状的次数会比较频繁。这些通常不会很严重,但滥用者会重新开始乙醇的摄入以此来自我治疗。框14-1为乙醇戒断症状的汇总。严重或有生命危险的戒断症状和感染、创伤、营养不良或电解质紊乱有关[18]。震颤性谵妄通常发生在停止饮酒后2~4天,症状包括幻觉、好斗、高热、心动过速、心律失常、高血压或低血压、癫痫大发作等。治疗包括镇静类的巴比妥类药物和交感神经抑制剂β受体阻滞剂[11]。

框14-1　乙醇戒断综合征

渴望饮酒
震颤、烦躁
恶心、腹泻
睡眠障碍
心动过缓
高血压
易出汗
知觉障碍
惊厥(最后一次饮酒后6~48 h)
视觉障碍(偶尔听觉或触觉),出现幻觉(最后1次饮酒后12~48 h)
震颤性谵妄(最后一次饮酒后48~96 h;单纯戒断罕见)
精神亢奋
思维混乱
发热,大汗淋漓
瞳孔散大

　　摘自于 O'Brien CP. 药物成瘾. 第24章.表24-4 酒精戒断综合征. 编辑 Brunton LL, Chabner BA, Knollmann BC. 古德曼和吉尔曼治疗学的药理学基础. 第12期. New York: McGraw-Hill; 2011; 已获得转载许可

之前使用环丙甲羟二羟吗啡酮(纳曲酮,Vivitrol),大多数临床实验已经显示此类药物能减少酒精依赖的复发率[19]。此类药物需要在手术前3天由具有处方权的医师停用,以便于术中阿片类药物的使用和管理。虽然不是很常用,戒

酒硫也可疑用来治疗乙醇依赖,麻醉管理中需要考虑戒酒硫的镇静和肝毒性作用。戒酒硫还抑制其他药物的代谢,改变对交感神经药物的反应性。含乙醇的消毒液也应避免在使用戒酒硫患者皮肤上使用[11]。

大麻类药物滥用

发生率

2014年,吸食大麻素类的人群占美国人口的1.6%[1]。目前(2014年)吸食大麻者占美国总人口的8.4%。

急性和慢性大麻吸食者的影响

大麻里含有61种药理活性的大麻素,大多数药理学特性来自Δ-9-四氢大麻醇[18]。急性食用的影响变化很大,最常见的是寻找一种使用后的兴奋和放松感。使用大麻会使认知功能、知觉和反应能力减弱。此外,记忆和学习能力也会受到损害。使用大麻还会产生眩晕和增加饥饿感。另外还会使交感神经系统活动增加,副交感神经系统活动减少,静息心率增加[11]。经常使用大麻会增加患焦虑、抑郁和精神病的风险[19]。吸食大麻会导致肺沉积,肺保护机制受损,肺功能下降[11]。耐药量会快速增加,但停止后会迅速降低[18]。戒断症状通常很轻微,包括易怒、失眠、出汗、恶心、呕吐、腹泻[11]。

有许多关于吸食大麻治疗各种疾病的实用性报告。最近的一次系统回顾和荟萃分析,报道了此类证据的质量[20]。作者总结出有中等质量的证据支持它在治疗慢性疼痛、减少多发性硬化、截瘫患者痉挛中的应用。有低质量的证据证明使用化疗可引起恶心和呕吐,人类免疫缺陷的患者体重增加,睡眠障碍和抽动症伴抽动秽语综合征。使用大麻时最常见的短期不良反应包括迷失方向、头晕、欣快感、困惑、困倦和口渴,与滥用者娱乐性使用出现的症状一致。

围术期注意事项

有限的证据显示,围术期的主要不良后果来自大麻的使用。急性使用的主要后果是镇静和肺泡最低浓度下降,虽然吸入使用的效果持续时间不大于2~3小时[11]。慢性吸烟的患者有类似的呼吸问题[21]。在1996年,有报道指出,急性悬雍垂水肿和术后气道阻塞可能是吸入大麻引起的[22]。具体内容是,在一封写给编辑的信中,例举了关于可能由于使用大麻而出现的负压性肺水肿、出血性肺损伤和凝血障碍的病例[23]。

鸦片类药物和海洛因

发生率

2014年,在美国有190万人依赖或滥用处方止痛药,586 000人吸食海洛因[1]。

急慢性使用的影响

除了用于治疗疼痛外,阿片类药物也被滥用,特别是海洛因和羟考酮[18]。滥用者可以产生幸福感或欣快感。每种阿片类药物的急性作用都不同。海洛因可以使吸食者快速达到一种迅速燃起的热情和强烈的快感。吗啡能引起组胺释放。哌替啶可导致吸食者出现兴奋或思维混乱。氢吗啡酮类似于海洛因。阿片类药物有镇静作用。不良反应包括呼吸抑制、恶心呕吐、便秘。

慢性使用导致耐受。欣快感是早期出现的症状。也会出现呼吸抑制、镇痛、镇静、和催吐作用。瞳孔缩小和便秘的改变不易被发现。一般来说,对其他阿片类药物都有很高程度的交叉耐受性。当停止使用阿片类药物,上述改变则迅速消退。阿片类戒断可发生于禁欲或服用阿片受体拮抗剂,如纳洛酮。表14-1显示阿片类戒断症状持续6个月症状和体征[18]。框14-2显示慢性阿片类药物滥用的相关医学问题[11]。

表 14-1 阿片类戒断症状的特点

症 状	征 象
定期戒断	
渴望使用阿片类药物	瞳孔扩大
坐立不安,烦躁	出汗
对疼痛的敏感性增加	竖毛肌收缩
恶心、痉挛	心动过速
肌肉酸痛	呕吐,腹泻
烦躁不安的情绪	血压增高
失眠	打哈欠
焦虑	发烧
迁延性戒断	
焦虑	体重的周期性变化
失眠	瞳孔的周期性变化
药物渴求	呼吸中枢敏感度的周期性变化

摘自于 O'Brien CP. 药物成瘾. 第24章.表24-4 乙醇戒断综合征. 编辑 Brunton LL, Chabner BA, Knollmann BC. 古德曼和吉尔曼治疗学的药理学基础. 第12期. New York: McGraw-Hill; 2011;已获得转载许可

框 14-2 慢性阿片类药物滥用的医学问题

皮肤浅表脓肿
蜂窝组织炎
感染性血栓性静脉炎

全身脓毒性栓子
心内膜炎
吸入性肺炎
贯穿性脊髓炎
人类免疫缺陷病毒 HIV
破伤风
营养不良
肝炎

摘自于 Hines RL，Marschall KE. 精神性疾病，药物滥用，药物过量. 第 25 章表 25‑12 25. 编辑：Hines RL，Marschall KE. 斯多汀的麻醉与并存疾病. 第 6 期. Philadelphia：Saunders；2012；已获转载许可。

美沙酮和丁丙诺啡已被用于治疗阿片类药物成瘾。这些激动剂可稳定患者目前的状态，减少了成瘾性的剧烈波动，患者能够更好地维持机体的功能性。美沙酮是长效阿片类药物，在接受美沙酮治疗时，交叉耐药性会减少药物的渴求。丁丙诺啡是部分激动剂，有"天花板"效应。纳曲酮是一种拮抗剂，也可用于治疗阿片类药物成瘾[18]。

围术期注意事项

术前应评估相关医疗问题。阿片激动剂拮抗剂应避免使用。长期使用阿片类药物可能导致对中枢神经系统抑制剂的交叉耐受[11]。长期使用阿片类药物患者的术后疼痛可能难以治疗。他们不仅需要经历戒断时需要的阿片类药物的剂量，还需要额外的急性疼痛的阿片类药物。尽可能提倡使用区域阻滞技术和非阿片类镇痛药。医师应尽可能在术前 3 天停止纳曲酮或丁丙诺啡的药物处方[5]。如果不在术前终止阿片类药物，则患者需要额外的止痛药物。如在术后停止阿片类药物使用，此类患者服有术后继续服用阿片类药物的隐患。服用美沙酮患者可能有 QT 间期延长。

可卡因和其他兴奋剂

发生率

2014 年，在美国有 913 000 人依赖或滥用可卡因，目前使用可卡因的患者有 150 万，使用其他兴奋剂的有 160 万患者，如安非他明和甲基安非他明[1]。

急性及慢性使用影响

可卡因的急性作用是增加心率和血压，增加兴奋感，增强自信心和幸福感，以及高剂量的欣快感。有心律失常（QT 间期延长）、心肌缺血、心肌炎、主动脉夹层、脑血管收缩、高热、癫痫发作的风险。β 阻滞剂可加重可卡因诱导的冠状动脉血管痉挛[11]。长期使用有致敏作用，但是由最初的条件决定的。长期使用可形成耐受。可卡因戒断症状一般是轻微的[18]。

安非他明可增加警觉,抑制食欲,减少对睡眠的需要。长期的滥用可导致嗜睡或焦虑[11]。

围术期注意事项

术前急性可卡因使用的影响可能是有害的,不应进行择期手术。如果没有急性可卡因毒性的迹象,是否需要取消手术仍是一个有争议的问题。在2006年,希尔(Hill)和他的同事们[24]发表的一项前瞻性非随机、盲法分析比较40例尿检可卡因阳性但没有急性中毒表现的患者,对照组为没有可卡因滥用史的患者,试验发现两组患者围术期心血管稳定性相同。

急性安非他明的使用可引起高热和增加麻醉药量。长期使用安非他命可以显著降低麻醉药量,需要直接作用的血管升压药来预防和治疗由于儿茶酚胺的耗竭导致的低血压[11]。

幻觉剂和致幻剂

发生率

致幻剂包括麦角酸、苯环利定、亚甲二氧基-甲基苯丙胺或"摇头丸"。2014年,在美国有120万人曾使用致幻剂[1]。

急性及慢性使用影响

致幻剂使用的急性效应是一个感知、情绪和思想的失控。一次"糟糕经历"会引起严重的焦虑[18]。一般不会出现耐受和频繁重复剂量的摄取情况。

围术期注意事项

有关于对围术期恐慌患者调查报道显示,麦角酸二乙胺可延长镇痛和呼吸抑制作用[11]。

术后新发或复发药物滥用的风险

阿片成瘾

有许多关于术后阿片类药物成瘾的报道,但这方面的证据很少有报道。阿片类药物依赖很少使用阿片类药物治疗急性术后疼痛。然而,在不到14天的时间内,每天服用增加剂量的药物可能会上瘾[11]。

同样,以前的滥用者特别是阿片类药物滥用者,有术后易复发的危险。这些患者是脆弱的,重要的是要得到急性疼痛和成瘾专家的早期介入。疼痛控制不当可能导致进一步的药物滥用[5]。

乙醇与食物成瘾转移

减肥手术后患者出现了"成瘾转移",特别是从食物到乙醇的替代[25]。Roux-en-Y 胃旁路术后,乙醇的药代动力学可以导致此类问题的出现[26]。2012 年卡纳森(Canason)和同事[27]发表了减肥手术后物质滥用的前瞻性研究。他们假设,为了补偿食物摄入量的减少,患者在手术后会增加药物的使用量(药物、乙醇或香烟)。实施减肥手术后发现复合物质使用 24 个月的整体增长,特别是行腹腔镜下 Roux-en-Y 胃旁路手术的患者,其乙醇的使用明显增加。他们建议患者手术前,特别是有个人或家族酗酒史的患者进行筛选和随访。2013 年,艾什顿(Ashton)和他的同事[28]发表了一项对有风险的患者的试验计划的初步评估,并取得了可喜的成果。还有一个报道,曾有乙醇滥用肝移植术后的肥胖患者,其乙醇滥用转为食物量增加[25]。

小结

目前或曾有药物滥用史的患者,其围术期全面的护理可能会受到挑战。全面的术前评估是必要的。除了药物滥用筛查外,评价还应包括药物滥用、相关疾病、终末器官损害的影响以及对潜在围术期风险的认识。制订恰当的计划以减少风险,术中的麻醉管理的需要进行适当的修改。术后应注意观察患者有无出现戒断成瘾的迹象,注重患者术后疼痛管理。此类患者在出院后易发生感染,需要密切随访,并尽早根据需要转介到适当的专家处进行治疗。

(纪羽佳　翻译,王玲玲　审校)

参考文献

［1］　Center for Behavioral Health Statistics and Quality. Behavioral health trends in the United States: results from 2014 National Survey on Drug Use and Health(HHS Publication No. SMA 15‑44927 NSDUH Series H‑50). 2015. Available at: http://www.samhas.gov/data/. Accessed October 13, 2015.

［2］　National Institute on Drug Abuse. National drug early warning system(NDEWS). 2015. Available at: http://www.drugabuse.gov/related-topics/trends-statistics/national-drug-early-warning-system-ndews. Accessed October 13, 2015.

［3］　Patel V, Chisolm D, Parikh R, et al. Addressing the burden of mental, neurological, and substance use disorders: key messages from Disease Control Priorities, 3rd Edition. Lancet 2015[Epub ahead of print]. Available at: www.thelancet.com. Accessed October 13, 2015.

［4］　National Institute on Drug Abuse. Medical consequences of drug abuse. 2012. Available at: http://www.drugabuse.gov/related-topics/medical-consequencesdrug-abuse. Accessed

October 13, 2015.

[5] Wijeysundera DM, Sweitzer BJ. Preoperative evaluation. Chapter 38. In: Miller RD, editor. Miller's anesthesia. Philadelphia: Saunders; 2015. p. 1085 - 155.e7.

[6] Conway KP, Compton W, Stinson FS, et al. Lifetime Comorbidity of DSM - IV mood and anxiety disorders and specific drug use disorders: results from the National Epidemiologic Survey on Alcohol and Related Conditions. J Clin Psychiatry 2006; 67: 247 - 257.

[7] Comorbidity: addiction and other mental illnesses NIDA. Available at: http://www.drugabuse.gov/publications/research-reports/comorbidity-addiction-other-mentalillnesses/letter-director. Accessed October 2, 2105.

[8] Sohler NL, Wong MD, Cunningham WE, et al. Type and pattern of illicit drug use and access to health care services for HIV - infected people. AIDS Patient Care STDs 2007; 21: S68 - 76.

[9] Owen RR, Fischer EP, Booth BM, et al. Medication noncompliance and substance abuse among patients with schizophrenia. Psychiatr Serv 1996; 47: 853 - 858.

[10] Substance Abuse and Mental Health Services Administration. Results from the 2013 National Survey on Drug Use and Health: summary of national findings. NSDUH Series H - 48, HHS Publication No. (SMA) 14 - 4863. Rockville (MD): Substance Abuse and Mental Health Services Administration; 2014.

[11] Hines RL, Marschall KE. Psychiatric disease, substance abuse, and drug overdose. Chapter 25. In: Hines RL, Marschall KE, editors. Stoelting's anesthesia and co-existing disease. 6th edition. Philadelphia: Saunders; 2012. p. 533 - 557.

[12] Rosenblatt MA, Hausman LM. Office-based anesthesia. Chapter 31. In: Barash PG, et al, editors. Clinical anesthesia. 7th edition. Philadelphia: Lippincott Williams & Wilkins; 2013.

[13] Zelle BA, Buttacacavboli FA, Schroff JB, et al. Loss of follow-up in orthopedic trauma: who is getting lost to follow-up? J Orthop Trauma 2015; 29(11): 510 - 515.

[14] O'Toole TP, Starin EC, Wand G, et al. Outpatient treatment entry and health care utilization after a combine medical/substance abuse intervention for hospitalized medical patients. J Gen Intern Med 2002; 17(5): 334 - 340.

[15] Standridge JB, Adams SM, Zotos AP. Urine drug screening: a valuable office procedure. Am Fam Physician 2010; 81: 635 - 640.

[16] American Society of Anesthesiology Task Force on Preanesthesia Evaluation. Practice advisory for preanesthesia evaluation: an updated report by the American Society of Task Force on preanesthesia evaluation. Anesthesiology 2012; 116: 1 - 17.

[17] Elkassabany N, Speck RM, Oslin D, et al. Preoperative screening and case cancellation in cocaine-abusing veterans scheduled for elective surgery. Anesthesiol Res Pract 2013; 2013: 7, 149892.

[18] O'Brien CP. Drug addiction. Chapter 24. In: Brunton LL, Chabner BA, Knollmann BC, editors. Goodman & Gilman's the pharmacological basis of therapeutics. 12th edition. New York: McGraw-Hill; 2011.

[19] Pettinati HM, O'Brien CP, Rabinowitz AR, et al. The status of naltrexone in the treatment of alcohol dependence: specific effects of heavy drinking. J Clin Psychopharmacol 2006; 26: 610 - 615.

[20] Whiting PF, Wolff RF, Deshpande S, et al. Cannaboids for medical use a systemic review and meta-analysis. JAMA 2015; 313(24): 2456 - 2476.

[21] Bryson EO, Frost EA. The perioperative implications of tobacco, marijuana, and other inhaled toxins. Int Anesthesiol Clin 2011; 49: 103 - 118.

[22] Mallat A, Roberson J, Brock-Utne JG. Preoperative marijuana inhalation: an airway

concern. Can J Anaesth 1996; 43: 691-693.
[23] Murray AW, Smith JD, Ibinson JW. Diffuse alveolar hemorrhage, anesthesia, and cannabis. Ann Am Thorac Soc 2014; 11: 1338-1339.
[24] Hill GE, Ogunnaike BO, Johnson ER. General anaesthesia for the cocaine abusing patient. Is it safe? Br J Anaesth 2006; 97: 654-657.
[25] Brunalt P, Salame E, Jaafari N, et al. Why do liver transplant patients so often become obese? The addiction transfer hypothesis? Med Hypotheses 2015; 85: 68-75.
[26] Heinberg LJ, Ashton K, Coughlin J. Alcohol and bariatric surgery: review and suggested recommendations for assessment and management. Surg Obes Relat Dis 2012; 8: 357-363
[27] Conason A, Teixeira J, Juse CH, et al. Substance use following bariatric weight loss surgery. JAMA Surg 2013; 148: 145-150.
[28] Ashton K, Heinberg L, Merrel J, et al. Pilot evaluation of a substance abuse prevention group intervention for at-risk bariatric surgery candidates. Surg Obes Relat Dis 2013; 9: 462-469.

15. 妊娠患者的评估及围术期管理

希瑟·麦肯齐 德布拉·多米诺·普利*

关键词

妊娠 • 术前评估 • 围术期管理 • 术前妊娠检查 • 围术期药物对胎儿的影响

关键点

- 有明确手术或有创操作指征的孕妇不应该被拒绝治疗。但是,已知和未知的利益与风险应及时跟患者及其家属沟通,以便做出明智的选择。
- 依据美国妇产科医师协会指南(ACOG),择期手术应该推迟到分娩后进行。如果不行,非紧急手术应该在妊娠中期进行。
- 当孕妇必须接受手术治疗时,整个医疗团队必须让妊娠患者及其胎儿得到最佳的预后而通力协作,并且团队之间的治疗协调方案必须在术前明确提出。
- 对于育龄妇女,在诊断试验和手术前进行尿妊娠试验是合理的。

尽管不常见,妊娠患者必须手术时,全面的术前评估对于保证母体和胎儿的身心健康安全至关重要。为实现这一点,重要的是要记住妊娠会导致生理性改变,并且还需要考虑2个患者——母体和胎儿。本章综述了妊娠期间可能进行的手术类型,妊娠期的生理改变,麻醉和手术对母体及胎儿的影响,以及当前对妊娠患者围术期管理的建议。

妊娠的生理变化

妊娠促使机体多个系统发生变化。这些改变被认为是机体在妊娠状态下的正常生理反应,有别于疾病状态。当对妊娠患者进行评估时,关注重要系统预期的正常生理变化十分重要。这些关注有助于医师判断何时需要加强监护

作者没有特殊情况需要声明
作者单位:美国密苏里州圣路易斯华盛顿大学医学院麻醉学系。
地址:美国密苏里州圣路易斯市南欧几里得大道660号校区8054信箱,邮编:63110;
* 通信作者,邮箱:pulleyd@wustl.edu

和增加医疗服务。现简要回顾妊娠期的生理变化,强调临床医师在术前可能遇到的情况:

- 心血管系统变化(框 15-1)[1]
  - 心率增快
  - 心输出量增加
  - 可闻及第三心音,收缩中期杂音
  - 心电图电轴左偏
  - 仰卧位下腔静脉受压导致低血压并显著减少子宫血流灌注

框 15-1　妊娠患者体格检查的变化

二尖瓣、三尖瓣听诊区可闻及第一心音(S1)亢进和明显的第一心音(S1)分裂
典型的收缩期喷射样杂音
可能闻及第三心音(S3)和第四心音(S4),但无临床意义
ECG 电轴左偏

　　经许可改编自 Gaiser R. Physiologic changes of pregnancy. In: Chestnut DH, editor. Chestnut's obstetric anesthesia: principles and practice. 5th edition. Philadelphia: Saunders; 2014. 15-38.

- 呼吸系统变化(表 15-1)[1]
  - 分钟通气量增加
  - 功能残气量减少
  - 正常高限内的呼吸频率
  - 动脉血气提示呼吸性碱中毒
  - 上呼吸道毛细血管和黏膜充血

表 15-1　典型的血气分析结果

参数	非妊娠	妊娠		
		早期	中期	晚期
$PaCO_2$ mmHg(kPa)	40(5.3)	30(4.0)	30(4.0)	30(4.0)
PaO_2 mmHg(kPa)	100(13.3)	107(14.3)	105(14.0)	103(13.7)
pH	7.40	7.44	7.44	7.44
[HCO_3^-](mmol/L)	24	21	20	20

　　经许可引自 Gaiser R. Physiologic changes of pregnancy. In: Chestnut DH, editor. Chestnut's obstetric anes-thesia: principles and practice. 5th edition. Philadelphia: Saunders; 2014. p. 15-38.

- 血液系统变化[1]
  - 贫血:由于血浆的大量增加导致血液稀释使红细胞压积降低
  - 高凝状态:实验室检查可能显示凝血酶原时间及部分凝血活酶时间缩

短，血小板值正常
- 肾脏改变[1]
  - 肾小球滤过率增加
  - 血尿素氮和血肌酐水平降低
- 胃肠道改变[1]
  - 胃内压升高
  - 食管下括约肌蠕动减弱

麻醉和手术对母体的影响

由于生理性变化，相比较非妊娠患者，对妊娠患者的麻醉考虑会更多（框15-1）。如在麻醉诱导期间，自主呼吸消失后血氧饱和度下降更快，妊娠中晚期更容易发生反流误吸，困难气道风险提高，MAC值（肺泡最小有效浓度）的降低，术中知晓风险增加[2-4]。此外，在妊娠中晚期，子宫压迫主动脉和下腔静脉导致孕妇仰卧位时发生低血压[5]。

2012年，美国国家外科质量改进计划（NSQIP）对孕妇行非产科手术后出现的并发症进行了综述，数据显示，孕妇30天内死亡率非常低，仅为0.25%[6]。死亡率主要与两个因素相关，一是术前出现全身性感染，二是行急诊手术。总的来说，术后并发症的发生率也很低，为5.8%。主要并发症包括需要心肺复苏的心搏骤停，心肌梗死，昏迷，卒中，严重的手术深部感染，伤口裂开，深静脉血栓或者肺栓塞，非计划性再次气管插管，机械通气时间延长超过48小时者，肺炎及脓毒症。并发症的预测因素包括年龄，术前全身性感染，纽约心脏病协会（NYHA）心功能分级的Ⅲ级或Ⅳ级，依赖机械通气，术前功能状态，日常活动不能或部分不能自理，手术时间延长。

2009年发表的一项回顾性研究表明，孕妇行甲状腺或甲状旁腺手术的预后较非妊娠患者差[7]。结果显示，与非妊娠患者比较，孕妇术后内分泌系统及全身并发症发生率更高（分别为15.9% vs 8.1%和11.4% vs 3.6%），住院时间更长（2天 vs 1天）；住院费用也更高（6 873美元 vs 5 963美元）。然而，最近一项来自NSQIP关于普外科手术并发症的回顾性队列研究表示，妊娠和非妊娠患者的术后30天死亡率和总体发病率并没有明显差异[8]。妊娠患者术后30天死亡率（0.4%）及总体发病率（6.6%）并不高。

孕妇可能会并发重度抑郁症，电休克疗法（ECT）被证明对于妊娠患者比较安全有效。此外，妊娠期行经内镜逆行性胰胆道造影术（ERCP）也被证明安全有效[9]。

麻醉和手术对胎儿的影响及妊娠结局

最令人关注的胎儿影响之一是致畸性。美国食品药品监督管理局(FDA)要求每种药品标签上需注明有医学证据的妊娠用药分类(A、B、C、D、X)(框 15-2)[10]。2014 年 12 月,妊娠和哺乳药品标签规则指出此种妊娠用药分类将于 2015 年 6 月失效。主要原因是此分类过于简单[11]。相反,基于妊娠分期和临床证据,总结风险,综合考虑临床数据,医师及患者能更好做出临床决策。此外,还需要在药品标签上提供怀孕登记信息。鼓励使用这些注册表有助于收集和审查数据库,以便为未来妊娠用药提供建议。总的来说,麻醉药物均未列为人类致畸药物[12]。孕妇自身状况,例如严重的低血糖,长时间的低氧血症和高碳酸血症,以及高热都可能导致胎儿畸形[13]。然而,在讨论致畸风险时,总体来说致畸风险很低但证据有限,并且最好的方法是尽量减少药物的使用。

框 15-2　妊娠安全药物分类系统(FDA)

分类 A
　　在设对照组的药物研究中,在妊娠首 3 个月的妇女未见到药物对胎儿产生危害的迹象(并且也没有在其后 6 个月具有危害性的证据),该类药物对胎儿的影响甚微。
分类 B
　　没有证据表明对人类胎儿产生危害。在动物繁殖研究中(并未进行孕妇的对照研究),未见到药物对胎儿的不良影响。或在动物繁殖性研究中发现药物有不良反应,但这些不良反应并未在设对照的、妊娠首 3 个月的妇女中得到证实(也没有在其后 6 个月具有危害性的证据)。
分类 C
　　不能排除风险。动物研究证明药物对胎儿有危害性(致畸或胚胎死亡等),或尚无设对照的妊娠妇女研究,或尚未对妊娠妇女及动物进行研究。本类药物只有在权衡对孕妇的益处大于对胎儿的危害之后,方可使用。
分类 D
　　有明确证据显示,药物对人类胎儿有危害性,但尽管如此,孕妇用药后绝对有益(例如用该药物来挽救孕妇的生命,或治疗用其他较安全的药物无效的严重疾病)。
分类 X
　　对动物和人类的药物研究或人类用药的经验表明,药物对胎儿有危害,而且孕妇应用这类药物无益,因此禁用于妊娠或可能怀孕的患者。

其他需要关注的是胎儿死亡和早产。一项系统评价指出从 1966~2002 年涉及孕妇非产科手术的文献,发现由手术引起的早产率是 3.5%,胎儿死亡率是 2.5%[14]。特别值得注意的是接受阑尾切除术的孕妇风险更大,手术引起的早产率为 4.6%,胎儿死亡率为 2.6%,高于其他类型的手术。研究者建议改进孕妇阑

尾炎诊断和治疗策略,原因是一旦腹膜炎出现,胎儿死亡率会激增到10.9%。有很多研究表明手术导致早产发生率增高,尤其是涉及子宫的手术[3]。詹金斯(Jenkins)及其同事证实[15],手术导致早产率最低的是在妊娠中期进行的手术。

胎儿的健康状况主要取决于孕妇的健康状况。任何影响子宫胎盘灌注的因素和传染性病原体,以及毒素、可穿过胎盘屏障的药物,都可能会影响胎儿。

母亲抑郁会对胎儿产生负面影响,生下低体重儿和(或)早产儿[16]。几乎没有证据表明ECT对胎儿有害。对抗抑郁药物没有效果或者可能危及生命的重度抑郁症妊娠患者,ECT可能是一种安全有效治疗方法[17]。

对妊娠患者进行麻醉时,保证充分氧供、通气及维持子宫胎盘灌注对保障胎儿安全尤为重要。此外,尽量减少不必要的药物使用,严密监护对处理早产和分娩也很重要。条件允许时区域阻滞麻醉是合理选择[2]。

围术期常用处方药物的风险

镇静催眠药

有证据表明,丙泊酚和氯胺酮可能会对动物神经发育产生影响,但对人类胎儿的神经系统发育影响尚不清楚[18]。有一篇文章报道了地西泮引起腭裂;然而,这在随后的研究中提出了异议[19]。如果在临近分娩时使用镇静或催眠药,新生儿可能会出现呼吸抑制,还可能需要进行复苏。

吸入麻醉药

用氧化亚氮麻醉,在废气清除系统不完善时,曾有妊娠患者出现自发性流产增加的情况[20]。有新证据显示吸入麻醉剂可能影响动物的神经发育,但对人类胎儿的发育影响还不清楚。

肌松药

肌松药不能通过胎盘屏障。

阿片类药物

国家出生缺陷预防研究回顾了从1997~2005年孕妇使用阿片类药物镇痛治疗和出生缺陷的风险。研究表明在妊娠早期使用阿片类药物与出生缺陷以及先天性心脏病存在关联[21]。已知使用阿片类药物原因中,41%是由于外科手术需要镇痛。如果临近分娩使用阿片类药物可能出现新生儿呼吸抑制,并可能需要新生儿复苏。长期使用阿片类药物的孕妇也会导致新生儿戒断综合征[22]。

非甾体类抗炎药(NSAIDs)

2013年1篇关于妊娠期使用NSAIDs情况的综述总结了当前的文献[23]。在妊娠首3个月,有几项研究表明使用NSAIDs导致自发性流产的风险增加。在妊娠中期使用通常是安全的,但是有报道说可能引发胎儿先天性隐睾。在妊娠晚期,应避免使用 NSAIDs,NSAIDs 会导致胎儿出现如肾损伤和动脉导管狭窄等危险。

局部麻醉药

大多数局部麻醉药是安全的,除了可卡因,这是一种致畸剂[12]。在妊娠晚期使用可卡因被认定是导致胎盘早剥的危险因素[24]。

血管活性药

传统的,麻黄碱一直是首选药物。但多项临床研究证实了去氧肾上腺素治疗孕妇低血压的安全性和有效性[2]。

电离辐射

美国妇产科医师学会(ACOG)发布专家共识——妊娠期间影像学诊断指南[25]。研究发现电离辐射有致畸性。幸运的是,暴露于 5 拉德(rad)或更小剂量电离辐射下的胎儿与胎儿畸形或胎儿死亡无关。但据报道,高剂量辐射会造成智力迟钝,特别是在妊娠 8～15 周。尽管不是很明确,胎儿在子宫内暴露于电离辐射下可能增加儿童期患白血病风险。在妊娠期间碘放射性同位素治疗甲状腺功能亢进症是禁忌的。与任何治疗一样,出于医学诊断需要,要使用高剂量的电离辐射时,应当权衡利弊以及潜在风险。

妊娠期间非产科手术麻醉

已有发表的述评表明,妊娠期非产科手术中大多数为阑尾炎手术或胆囊切除术(分别为 44% 和 22%)[6,26]。比较少的是癌症、神经外科、心脏或创伤手术。非外科手术包括内窥镜检查(包括 ERCP)和 ECT。

在进行任何手术之前,应和患者充分的沟通,患者应该了解立即手术的风险及分娩后手术的风险。在 2011 年 ACOG 关于妊娠期间非产科手术的专家共识中提到,依据科学证据提出具体建议是十分有限的。然而共识中亦做了总结协助做出决定。这包括:有明确手术指征的孕妇不应该被拒绝。建议择期手术应推迟到分娩后,非紧急手术也应在妊娠中期进行[27]。

术前评估建议

协作管理和保证胎儿安全

对孕妇进行术前评估时应该明确其初级产科保健医师。ACOG 要求在任何手术之前,需要通知孕妇的初级产科保健医师。如果计划在另外一家医疗机构进行手术,由于执业范围的限制,她的初级产科保健医师应当及时更换[27]。

确定胎儿的胎龄,有助于指导临床治疗。一般来说,24周或以上的胎儿存活率较高。随着新生儿监护技术提高,胎儿生存率正在上升。更重要的是,必须为每位患者制订个体化治疗方案。为了监护胎儿的健康状况,ACOG建议让产科、麻醉科和外科医师共同参与。这一切应提前准备,而不是手术当天才进行。对于此类患者协作管理是有困难的,特别是门诊患者,可能需要花大量的时间才能完成。许多医疗机构制定了对妊娠患者进行评估的程序,涉及多学科专家参与,从而给予妊娠患者一致且最恰当的治疗与护理。ACOG建议手术前胎儿应行多普勒超声心率测定。如果胎儿是存活正常,手术前即刻也应进行胎儿心率电子监测和宫缩监测[27]。

NPO指南和吸入性肺炎

孕妇反流误吸风险增加,主要有以下原因:

1. 由于妊娠子宫导致的胃内压增加。
2. 由于黄体酮对平滑肌的舒张作用以及腹内压增加导致的食管下括约肌松弛。
3. 紧急情况下,孕妇插管困难或失败的可能性增加以及困难气道可能性也进一步增加。

1946年门德尔松(Mendelson)首次报道了妊娠患者接受麻醉的误吸情况[28]。孕妇的误吸发生率还没有被明确,因为只有极有限的研究观察了误吸发生情况。奥尔森(Olsson)及其同事[29]研究显示,产科患者行气管插管剖宫产手术的误吸发生率为0.15%。近期,易兹瑞(Ezri)及其同事[30]研究建议,评估误吸风险时应该考虑手术时间和手术的类型。与以往研究一致,产科患者分娩时或分娩后立即行非气管插管全麻时,误吸风险不会增加。大多数研究主要关注降低误吸风险的因素上,包括研究抑酸剂在提高胃pH和降低胃容积对降低误吸的疗效[31]。在承认存在误吸的可能性以及吸入性肺炎会威胁患者生命安全的前提下,作者建议临床医师们应继续努力以确保患者的安全。

根据ASA和ACOG的指南[32,33],不建议患者在自然分娩期间食用固体食物。对于择期手术,根据患者进食脂肪食物的含量,术前患者应该禁食6～8小时。若脂肪含量大,倾向于禁食8小时。同时,患者可以在术前2小时口服清亮液体。

妊娠期间,患者频繁新发作的胃酸反流或已有症状逐渐加重。这些症状的出现和严重程度应该要通过全面了解病史来诊断。术前准备时,医师可采取预防措施来降低误吸以及吸入性肺炎的可能性及严重程度。例如使用以下药物:

1. 组胺H_2受体拮抗剂:如法莫替丁和雷尼替丁,通过阻断胃壁细胞组胺H_2受体来增加胃pH。

2. 促胃肠动力药：如甲氧氯普胺，促进胃肠蠕动和增加食道括约肌张力。

3. 非颗粒抗酸药物：如枸橼酸钠，增加胃内 pH 超过 2.5（与颗粒抗酸药物比较，可降低已发生的吸入性肺炎的严重程度）。

术中管理建议

如前所述，在手术之前，胎儿应行多普勒超声心率测定。如果胎儿是存活正常，手术前即刻也应进行胎儿心率电子监测和宫缩监测[27]。他们还指出当具备以下情况时，术中胎儿监护是适宜的：
- 存活的胎儿
- 身体情况允许监测
- 有具备产科手术资质的医师待命，如果手术过程中胎儿出现情况孕妇及其家属有需要采取干预措施的意愿
- 患者同意紧急情况下行剖宫产
- 拟行的手术可以中断进行急诊剖宫产

ACOG 强调，如果进行任何胎儿监护，应有适当的医护人员时刻准备着对胎心情况进行解读。一旦有指征，应立即行剖宫产，同时新生儿生命支持治疗也应落实。

麻醉药的选择需要根据具体情况确定。麻醉管理应避免由于母体低氧血症，低血压或任何其他原因导致子宫胎盘灌注减少所出现的胎儿窘迫[2]。应避免刺激子宫平滑肌层[3]。预备困难气道相关设备，患者可左侧卧位或侧卧位以减少子宫对腹主动脉-腔静脉的压迫[13]。

术后管理建议

ACOG 委员会建议，手术后也应使用多普勒超声监测胎儿心率。如果胎儿存活，应同步电子胎心率和宫缩应该即刻监测。再次强调，妊娠患者术后也应该有适当的医护人员时刻准备着对胎心情况进行解读，一旦有指征，产科治疗及新生儿生命支持治疗应立即介入[27]。

术前妊娠试验

孕妇的身体会发生一系列的变化。当一名患者怀孕时，其治疗策略可能会发生改变。什么时候进行妊娠检测合理呢？正确答案还存在疑问。在最近一次 ASA 亚专科小组关于麻醉前评估的共识中指出，由于没有足够的证据来充分告

知患者妊娠早期麻醉或手术风险,如果建议妊娠试验结果可能改变治疗策略,那么建议行妊娠试验[34]。文献综述指出行术前妊娠试验的患者尿中Hcg阳性结果的发生率为0.3%～1.3%,更重要的阳性结果的病例中,所有患者临床治疗策略会有相应改变[35-38]。许多医疗机构制定了自己的政策,对任何育龄期妇女进行强制检测。末次月经超过1个月,但不到1年的患者也需要进行检测。最好了解每个医疗机构此项政策和基本检测的项目[39]。

小结

妊娠患者在进行任何检查和手术前都需要被特殊评估。了解妊娠正常生理变化,熟知目前麻醉和手术对孕妇和胎儿的影响的已有或缺乏的证据,以及熟知协会或专家提出的围术期相关的指南与共识,对妊娠患者围术期管理及帮助患者做出明智决定,并改善预后至关重要[39]。

(张淑娟 李俊 翻译,李娜 审校)

参考文献

[1] Gaiser R. Physiologic changes of pregnancy. In: Chestnut DH, editor. Chestnut's obstetric anesthesia: principles and practice. 5th edition. Philadelphia: Saunders; 2004. p.15 - 38.

[2] Reitman E, Flood P. Anaesthetic considerations for non-obstetric surgery during pregnancy. Br J Anaesth 2011; 107(S1): i72 - 78.

[3] Van de Velde M. Nonobstetric surgery during pregnancy. In: Chestnut DH, editor. Chestnut's obstetric anesthesia: principles and practice. 5th edition. Philadelphia: Saunders; 2014. p.358 - 437.

[4] Anderson EL, Reti IM. ECT in pregnancy: a review of the literature from 1941 to 2007. Psychosom Med 2009; 71: 235 - 242.

[5] Lanni SM, Tillinghast J, Silver HM. Hemodynamic changes and baroreflex gain in the supine hypotensive syndrome. Am J Obstet Gynecol 2002; 187: 1636 - 1641.

[6] Erekson EA, Brousseau EC, Dick-Biascoechea MA, et al. Maternal postoperative complications after nonobstetric antanal surgery. J Matern Fetal Neonatal Med 2012; 25(12): 2639 - 2644.

[7] Kuy S, Roman SA, Desai R, et al. Outcomes following thyroid and parathyroid surgery in pregnancy. Arch Surg 2009; 144(5): 399 - 406.

[8] Moore HB, Juarez-Colunga E, Bronsert M, et al. Effect of pregnancy on adverse outcomes after general surgery. JAMA Surg 2015; 150(7): 637 - 643.

[9] Fine S, Beirne J, Delgi-Esposti S, et al. Continued evidence for safety of endoscopic retrograde cholangiopancreatography. World J Gastrointest Endosc 2014; 6: 352 - 358.

[10] Gin T, Yankowitz J. Pharmacology and nonanesthetic drugs during pregnancy and lactation. In: Chestnut DH, editor. Chestnut's obstetric anesthesia: principles and practice. 5th edition. Philadelphia: Saunders; 2014. p. 303 - 325.

[11] FDA News Release. FDA issues final rule on changes to pregnancy and lactation labeling information for prescription drug and biological products. Silver Spring (MD): U. S. Food and Drug Adminstration; 2014.

[12] Shepard TH, Lemire RJ. Catalog of teratogenic agents. Baltimore (MD): Johns Hopkins University Press; 2010.

[13] Walston NKDW, Melachuri VK. Anaesthesia for non-obstetric surgery during pregnancy. Contin Educ Anaesth Crit Care Pain 2006; 6: 83-85.

[14] Cohen-Kerem R, RAilton C, Oren D, et al. Pregnancy outcome following non-obstetric surgical intervention. Am J Surg 2005; 190: 467-473.

[15] Jenkins TM, Macley SF, Benzoni EM, et al. Non-obstetric surgery during gestation: risk factors for lower birthweight. Aust NZJ Obstet Gynaecol 2003; 43: 27-31.

[16] Diego MA, Field T, Hernandez-Reif M, et al. Prenatal depression restricts fetal growth. Early Hum Dev 2009; 85: 65-70.

[17] Yonkers KA, Wisner KL, Stewart DE, et al. The management of depression during pregnancy: a report from the American Psychiatric Association and the American College of Obstetricians and Gynecologists. Gen Hosp Psychiatry 2009; 31: 403-413.

[18] Palanisamy A. Maternal anesthesia and fetal neurodevelopment. Int J Obstet Anesth 2012; 21: 152-162.

[19] Rosenberg L, Mitchell AA, Parsellis JL, et al. Lack of relation of oral clefts to diazepam use during pregnancy. N Engl J Med 1983; 309: 1282-1285.

[20] Rowland AS, Baird DD, Shore DL, et al. Nitrous oxide and spontaneous abortion in female dental assistants. Am J Epidemiol 1995; 141: 531-538.

[21] Broussard CS, Rasmussen SA, Reefhuis J, et al. Maternal treatment with opioid analgesics and risk for birth defects. Am J Obstet Gynecol 2011; 204: 314.e1-11.

[22] Patrick SW, Schumacher RE, Benneyworth BD, et al. Neonatal abstinence syndrome and associated health care expenditures: United States, 2000-2009. JAMA 2012; 307(18): 1934-1940.

[23] Bloor M, Paech M. Nonsteroidal anti-inflammatory drugs during pregnancy and the initiation of lactation. Anesth Analg 2013; 116: 1065-1073.

[24] Hulse GK, Milne E, English DR, et al. Assessing the relationship between maternal cocaine use and abruptio placentae. Addiction 1997; 92: 1547.

[25] Guidelines for diagnostic imaging during pregnancy. ACOG Committee Opinion No. 299. American College of Obstetricians and Gynecologists. Obstet Gynecol 2004; 104: 647-651.

[26] Gilo NB, Amini D, Landy HJ. Appendicitis and cholecystitis in pregnancy. Clin Obstet Gynecol 2009; 52: 586-596.

[27] ACOG. Nonobstetric surgery during pregnancy. Committee opinion No. 474. American College of Obstetricians and Gynecologists. Obstet Gynecol 2011; 11: 420-1.

[28] Mendelson CL. The aspiration of stomach contents into the lungs during obstetric anesthesia. Am J Obstet Gynecol 1946; 52: 191-205.

[29] Olsson GEL, Hallen B, Hambraeus-Jonzon K. Aspiration during anaesthesia: a computer aided study of 185,358 anaesthetics. Acta Anaesthesiol Scand 1986; 30: 84-92.

[30] Ezri T, Szmuk P, Stein A, et al. Peripartum general anaesthesia without tracheal intubation: incidence of aspiration pneumonia. Anaesthesia 2000; 55: 421-426.

[31] Pisegna JR, Martindale RG. Acid suppression in the perioperative period. J Clin Gastroenterol 2005; 39: 10-16.

[32] American Society of Anesthesiologists Task Force on Obstetric Anesthesia. Practice guidelines for obstetric anesthesia: an updated report by the American Society of

Anesthesiologists Task Force on Obstetric Anesthesia. Anesthesiology 2007; 106: 843 – 63.
[33] Committee on Obstetric Practice, American College of Obstetricians and Gynecologists. ACOG Committee Opinion No. 441: oral intake during labor. Obstet Gynecol 2009; 114: 714.
[34] American Society of Anesthesiology Task Force on Preanesthesia Evaluation. Practice advisory for preanesthesia evaluation: an updated report by the American Society of Task Force on Preanesthesia Evaluation. Anesthesiology 2012; 116: 1 – 17.
[35] Azzam FJ, Padda GS, DeBoard JW, et al. Preoperative pregnancy testing in adolescents. Anesth Analg 1996; 82: 4 – 7.
[36] Manley S, de Kelaita G, Joseph NJ, et al. Preoperative pregnancy testing in ambulatory surgery: incidence and impact of positive results. Anesthesiology 1995; 83: 690 – 693.
[37] Pierre N, Moy LK, Redd S, et al. Evaluation of a pregnancy-testing protocol in adolescents undergoing surgery. J Pediatr Adolesc Gynecol 1998; 11: 139 – 141.
[38] Wheeler M, Coté CJ. Preoperative pregnancy testing in a tertiary care children's hospital: a medico-legal conundrum. J Clin Anesth 1999; 11: 56 – 63.
[39] Maher JL, Mahabir RC. Preoperative pregnancy testing. Can J Plast Surg 2012; 20: e32 – 34.

16. 手术室外麻醉：患者评估和准备原则

贝弗莉·张[a]　理查德·D. 乌尔曼[b,*]

关键词

手术室外 • 麻醉 • 术前 • 评价 • 评估 • 操作时镇静

关键点

- 手术室外麻醉日益增多，相比对于手术室内患者的管理，麻醉科医师将面临更大的挑战。
- 术前评估需要医院多学科密切协调。
- 手术室外诊疗的不同阶段，对麻醉科医师的挑战不同。
- 手术室外领域也是麻醉科医师体现价值和优化效率的重要途径。

引言

在过去的十年中，原来需要在医院手术室内进行的手术已逐渐转移到医院外诊室。尤其是随着并发症较多的老龄患者的增加，手术室外诊室应用风险更低，在无创技术诊疗方面有明显优势。同时，对于不适合传统手术的患者，越来越多复杂的医疗操作也在手术室外场所进行。急诊和病情不稳定患者的手术量也逐渐增加。

手术室外诊疗的挑战

手术室外诊疗将给麻醉科医师带来一系列挑战。根据患者病情的严重程

作者声明无利益冲突

a 美国加利福尼亚州斯坦福市巴斯德街道 300 号 H3580 斯坦福大学医院围术期医学，麻醉与疼痛医学科，邮编：94305
b 美国马萨诸塞州波士顿市弗兰西斯街 75 号布列根和妇女医院围术期医学，麻醉与疼痛医学科，邮编：02115
* 通信作者.
邮箱：RURMAN@partners.org

度,选择手术室外操作可避免在手术室经历较大手术。与手术室内患者相比,这些患者可能会有更多的姑息性医疗措施。对医师而言,熟悉的手术室环境和医疗资源发生改变。手术室外诊室常被安排在医院的各个角落,首次就诊患者往往需要指示牌引导才能找到,而手术室外诊室的空间、医疗监护、麻醉设备和药物不足或不易找到。这些诊室原来仅用于不需要麻醉的患者诊疗,而其他的医务人员也可能相距较远,这些都是每位麻醉科医师在手术室外诊室实施麻醉时,可能面临的挑战[1,2]。

随着医学介入技术的不断发展,各专科手术室外诊疗也越来越复杂。每个医院手术室外完成的手术量飞速增长。经常遇到病情复杂的患者,急诊手术也很常见。麻醉科医师为手术室内患者提供麻醉,并没有足够人员或设备来应对这些患者。很多是手术当天首次就诊或急诊手术,在患者医疗信息有限的情况下,快速进行术前评估的压力很大。麻醉科医师在忙碌、没有专门监测设备及固定人员的恢复室中,让患者从全麻中苏醒。另外,原本并没有要求麻醉科医师提供麻醉,但在紧急情况下,麻醉科医师是抢救患者最有力的支持。许多患者从他们的门诊医师直接转诊到手术医师,直到手术当天都没有进行术前评估,没有进行合适的麻醉前准备和优化身体状况。

实际上,大多数介入操作并不需要麻醉,只需由非麻醉科医师提供的药物镇静。但无论实施地点或管理人员,都必须严格遵守诊疗操作时标准的镇静规范。根据 ASA 操作镇静指南,麻醉科医师应制定该标准,并确保非麻醉科医师在实施镇静管理时遵守[3,4]。州政府和联邦监管机构也积极参与。通过监测手术事件和结果,这些机构将继续审查管理在手术室外诊室进行的镇静或麻醉。手术室外诊室工作的麻醉科医师和非麻醉科医师应确保对患者的优化医疗及遵守的医疗常规与在手术室内是一致的。同样,如医疗机构认证联合委员会、医疗保健和医疗服务中心所颁布的那样,无论其医疗管理地点如何,均要求麻醉监护保持相同的标准[5]。

随着越来越多手术室外诊疗的开展,大量患者需要在手术前进行评估。多数医院有术前门诊或类似的术前流程评估拟行手术的患者,但很难应对额外增加的患者。麻醉科医师在开展和维持术前门诊中发挥重要作用。然而,这些门诊的资金投入和人员配置由谁来负责,医院、麻醉科、外科、还是管理部门?手术室外诊疗的咨询给麻醉科带来很大负担,因为"路边"咨询通常不收费。官方麻醉咨询可计费,但不产生实质价值,同时消耗大量时间。许多手术室外麻醉评估是在手术当天进行,增加了因手术取消或推迟所带来的医疗开支[6]。另外,联合各相关专业和医院管理者建立明确的术前评估流程,确保手术室外诊疗更高效、患者更加安全,满意度会将大大提高。

建立规范的分诊流程,专人进行术前评估,如医师和护士,需要对每个手术和镇静的患者进行适当分诊和宣教[7,8]。手术室外诊室均需制定标准,自动触发对有操作镇静失败风险的患者进行麻醉咨询。为非麻醉科医师提供严格的教育培训,术前评估的关键点和适当的镇静选择。没有经过适当术前评估的患者,常在手术时发生紧急情况。需要应急流程来分诊这些患者,并在紧急情况下提供适当的麻醉和手术。其中最重要的是,建立适当的医疗流程为术前评估、麻醉与手术团队之前的沟通交流提供便利,避免不必要的并发症。

质量控制

手术室外病例在进行患者选择和评估方面,需要对术前流程进行持续的质量评估[9]。量化每天麻醉术前的咨询次数,如病例延迟和取消的数量和原因。注意流程紧迫性和过程中需求协商的数量。这些措施应定期回顾是否依据学会指南、适当的手术操作及麻醉科的建议。组建多学科委员会,审查与镇静和麻醉并发症相关的事件报道。这些举措应由熟悉患者并发症和镇静技术的麻醉科医师执行。

麻醉科医师的附加价值

麻醉科医师是各种镇静患者的保护者,在术前分诊和围术期管理等方面进行过专业的培训,无论在手术室内还是手术室外,麻醉科医师能确保围术期患者和手术的顺利进行。研究表明,麻醉科医师进行术前评估和检查,可节省患者成本,提高医疗效率[10,11]。医院一直致力于提高手术室效率,设立术前门诊,疼痛管理团队和麻醉后恢复室,优化医疗水平,使医院收入最大化。现在针对手术室外领域需要付出同样的努力。术前评估系统可明显降低手术室外诊疗的取消和延迟所带来的成本,提高日手术量。许多研究也证实,建立有组织的术前评估系统的经济合理性[12,13]。通过减少不能报销的术前实验检查,及不必要的专科门诊术前咨询来实现降低医疗成本。通过医疗文书标准化、遵守医保支付绩效措施及术前评估的补偿,使医疗报销最大化。术前医疗管理可减少潜在的并发症、住院费用和住院时间。因此,一个更流畅、安全简洁的术前评估流程有助于提高患者满意度[6]。

麻醉与操作时的镇静

传统上,大多数手术室外诊疗是在没有麻醉科医师的情况下进行,由非麻醉专业医师进行镇静管理。然而,随着手术室外操作越来越复杂,伴随疾病越来越严重,手术室外诊疗操作需要更多的麻醉科医师参与。随着新技术的出现,患者或手术操作者是否需要麻醉科医师才是术前评估的关键问题。许多研究报道手术室外镇静和麻醉的并发症[1,14,15],最近有综述报道了一家三级医疗中心,约63 000例手术室外病例中各种镇静和麻醉相关的不良事件,倡导建立质量保证体系来跟踪和报告类似事件[16]。

例如,梅茨纳(Metzner)及同事根据ASA结案分析显示,最常见的手术室外麻醉(NORA)索赔与导致死亡和永久性脑损伤的严重呼吸事件有关,其发生率为手术室内的两倍。与手术室内相比,NORA与更大程度的损伤相关,而患者死亡率几乎是手术室内死亡索赔的两倍(NORA为54%,OR为29%)。麻醉药过量引起的呼吸抑制占所有监测麻醉索赔的30%。在大多数病例中,麻醉管理不合规定,通过提高麻醉监测是可以预防,如,遵守基本的ASA监测标准等。此外,15%的案例没有使用脉搏血氧饱和度监测,54% NORA的监护不合格,32%案例中的损伤是可预防。大多数手术室内索赔发生在胃肠外科,心脏科或急诊科,涉及高龄和病情复杂的患者[17,18]。麻醉质量学会(AQI)国家麻醉临床转归登记处大型数据库分析显示,与手术室内患者相比,心脏病和胃肠道疾病患者年龄较大,病情更为复杂。尽管手术室内并发症总体发生率较高,但亚组分析发现,手术室外麻醉下主要及次要并发症及心脏手术和放疗患者的死亡率均有所升高[19]。卡拉莫诺夫(Karamnov)及同事指出[20],超过5%病例发生不良事件与术前病史采集不全有关。超过10%不良事件是由于实施麻醉人员没有中度静脉镇静资质。来自AQI的结案和数据库分析表明,提高警惕性和遵守与手术室相同麻醉监护标准,可预防许多手术室外麻醉并发症。

麻醉科医师通常会满足手术医生的需求,许多机构为特定并发症或操作制定了相关指南,明确是否需要术前麻醉咨询[21]。手术预计时间较长或病情不稳定的患者术前至少应有一次麻醉评估[22]。在处理镇静高风险病例时,即使最初流程没有要求麻醉科医师必须在场,但必须确保紧急情况下能得到麻醉科医师及时支持。仔细评估和选择患者接受术前麻醉会诊,最大限度提高麻醉科与医院的资源利用率。如果病例或术前咨询没有妥善安排,提供手术室外麻醉将无法通过财政支持[23]。最终,患者术中镇静是由麻醉科医生还是非麻醉科医师实施是由个人决定。特定手术要求麻醉科医师提供全身麻醉和区域阻滞,其他手术,如内窥镜和结肠镜检查,通常由非麻醉科医师实施镇静。然而,特殊患者可能需要麻醉科医师在场,遵循常规流程。框16-1概述术前需要麻醉会诊的患者。最近一份报道指出,尽管有许多关于手术室外镇静的研究,但是缺乏高质量研究,尤其是不同手术医生和专家间的差别[24]。

> **框 16-1　需要麻醉会诊的患者**
>
> ASA Ⅲ、Ⅳ级
> 预计的困难气道(畸形的面部特征,口腔异常,颈部异常,下颌异常)
> 严重肺部疾患
> 阻塞性呼吸睡眠暂停
> 肥胖(体重指数＞35)
> 冠状动脉疾病,心肌梗死病史,心绞痛,瓣膜疾病
> 充血性心力衰竭
> 安装起搏器/除颤器
> 高龄
> 怀孕
> 药物滥用
> 操作时的镇静失败
> 无法确定手术部位
> 长期使用阿片药物
> 患者要求麻醉科医生会诊
> 个人或家族中曾有严重的麻醉问题(如,恶性高热)
>
> *Adapted from* Bader AM, Pothier MM. Out-of-operating room procedures: preprocedure assessment. Anesthesiol Clin 2009；27(1)：121-126.

麻醉科医师具有紧急情况下采取应急计划的能力,对于预防和减少患者并发症至关重要。详细了解患者病史及并发症的术前评估,制订个体化方案,可预防不良事件的发生。个体化方案在手术室外诊疗也同样重要。手术室外诊疗操作的术前计划应关注以下几点[23]：

1. 熟悉麻醉间的位置和医疗资源。

2. 了解手术操作方案和手术目的,如患者体位,手术时间,必要的镇静深度。

3. 为患者进行医疗筛查,优化术前健康状况。

4. 确定是否需要麻醉科医师进行镇静处理。

手术室外区域提供麻醉的相关指南。如,ASA 对手术室外麻醉指南的要求,最少应满足以下条件[25]：

1. 满足长时间手术的氧气及备用氧气,最好是医院中心供氧气,备用氧气至少是一个满罐的 E 气缸。

2. 可靠的吸引装置。

3. 麻醉废气排放系统。

4. 正压通气时,自充且提供至少 90% 吸入氧浓度的呼吸囊。

5. 实施麻醉所需麻醉药物、器械和设备。

6. 符合 ASA 基本麻醉监测标准的监测设备,适用于全身麻醉、区域麻醉和

麻醉监测的要求[26]。

a. 所有麻醉均需有资质的麻醉科医生全程在场

b. 所有麻醉患者,均需监测氧合、通气、循环和温度(定期和频繁):

i. 氧气:氧气分析仪,脉搏血氧饱和度监测

ii. 通气:胸部活动、呼吸音、呼末二氧化碳监测、二氧化碳浓度监测仪

iii. 循环:心电图、动脉血压和心率监测、脉搏、心音听诊、有创动脉监测、脉搏血氧饱和度监测

iv. 温度探头:监测术中患者体温

7. 使用吸入麻醉药的诊室,麻醉机应与手术室内相同,并依手术室标准执行。

8. 符合麻醉医疗设备标准的电源插座。

9. 满足手术和监测设备的照明。

10. 足够的空间,便于麻醉科医师必要时迅速靠近患者和麻醉机。

11. 实施心肺复苏所需装有除颤仪、急救药物和复苏设备的急救车,可立刻提供有效地心肺复苏术。

12. 每个手术室外地点都应有足够的麻醉支援人员。

13. 提供麻醉后恢复管理,配备监测设备和经过训练的医务人员。

评估手术室外诊室环境

由于麻醉资源充足或稀缺不同,提供手术室外麻醉要求更灵活。框16-2列出手术室外麻醉实施点。手术室外诊室环境可能与常规手术室内不同,麻醉科医师应熟悉这些环境,物品和工作流程,麻醉操作空间有限,其他设备过多。许多诊室包含带有控制室的操作间,用于监控有辐射手术的患者。还可能有庞大的MRI和CT,可能会影响麻醉科医师监护患者。另外,透视机移动臂可能会干扰监测设备,使IV、药物管线、二氧化碳管道和呼吸回路均需加长装置。MRI套件对金属设备有特殊要求,限制进入操作间。这些影像设备持续进行,对监护麻醉患者带来额外的挑战。

框 16-2　手术室外麻醉地点

放射科
- 介入操作室
- MRI 室
- CT 室
- 超声检查室

- 放射肿瘤学
  消化内科操作室
  心脏干预操作
- 电生理
- 导管
- 心脏介入
- 经食管超声心动图
  碎石诊疗中心
  电惊厥治疗室
  急诊室
  ICU
  产科分娩间
  医院各科室病房
  日间手术室
  门诊部

手术室设备通常是固定的,例如净化系统,氧气/空气输送系统或负压系统可能不需要提前准备或已安装于房间隐蔽区域,但对于手术室外诊疗室,麻醉科医师常需要携带便携式设备,因此,麻醉科医师在术前应调试监护仪,保证术中不在患者身边时,能够持续看到。另外,困难气道、恶性高热和紧急心肺复苏车的位置等都要关注。手术开始前仔细了解每个不熟悉的场所,确定后援的位置及联系方式,设立快速检查麻醉药物和设备的流程。例如,手术室内药物自动分配系统便于麻醉科医师和相关人员使用。患者的麻醉计划与监测应遵循与手术室内一样的标准执行。

手术地点的勘查还需包括以下考虑[27,28]:
1. 患者应在哪里诱导:手术床,担架或其他区域?
2. 麻醉和氧气设备是否靠近患者?
3. 放疗患者的麻醉,是否可以远距离监测患者?
4. 是否需要额外的便携式监测设备?
5. 是否手术室人员都知道如何紧急呼叫和使用急救车?
6. 所有人是否了解麻醉紧急情况的内容?

手术室外区域进行麻醉时,需要密切沟通和团队合作。如果医务人员不熟悉麻醉的要求,会影响抢救的实施,引发意外伤害。应强化团队领导,培养合作的环境,特别是在监护病情复杂的患者时。当创伤性更大的手术没有被批准或需要冒更高风险时,这些患者常采取介入手术为治疗的最后手段。因此,术者和麻醉科医师在手术中面对意外情况,需快速反应,团队协助。

放射诊疗的安全防护是手术室外诊室要关注的,这些区域工作人员比大多数医务人员暴露于较高的辐射剂量。绝大多数职业暴露是透视。如果对放射线敏感细胞(快速生长,未分化细胞)未被保护,引起长期的并发症可能涉及甲状腺疾病、皮肤病、白内障、骨髓抑制和恶性肿瘤;这就需要保护生殖器官、眼睛和甲状腺。透视比单次暴露的辐射量高出 20 倍。靠近患者和辐射束工作的麻醉科医师必须保护自己,即使穿着含铅防护服,高达 18% 的活性骨髓仍然会受到辐射的影响,应尽可能减少暴露的体表面积[29]。患者与医务人员间放置至少含 0.25 mm 铅当量的保护板。法律规定,18 岁以下人员不得在暴露期间进入,应佩戴至少含 0.5 m 铅皮圈和甲状腺防护罩,并应每年检查是否有损坏。辐射束衰减基于平方反比定律($1/d^2$);因此,减少辐射暴露安全的方法是与辐射束和患者之间保持安全距离[30]。辐射剂量计应穿在防护服的外面。

术前患者的评估

健康状况评估应从患者并发症的详细病史开始。ASA 制定麻醉前评估实践参考,这个循证指南概述患者术前评估和检查的各个方面[31]。了解患者疾病状况、严重程度、恶化因素等。医师的工作状况也应在评估之内。患者药物史,非处方药和中草药等,社会史,包括成瘾、吸烟、喝酒及个人和(或)家人是否有麻醉意外病史。体格检查包括基本生命体征、心肺听诊、腹部、四肢及神经系统检查。最后,完善患者的气道评估(框 16-3)。

框 16-3　患者评估基本要素

年龄
身高
体重
过敏:对过敏原的反应
目前用药,包括非处方药和中草药
吸烟史:频次、时长及最后一次吸烟时间
成瘾史:频次、时长及最后一次使用时间
饮酒史:频次、时长及最后一次使用时间
家族史
既往住院史
既往手术史
怀孕状态
目前医疗状况
日常生活功能状况
体格检查
气道评估
- 张口度
- Mallampati 评分

- 甲颏距离
- 牙齿状况
- 颈部活动度
- 既往麻醉史

心血管系统

术中最可怕的并发症是心肺事件,因此,应进行仔细评估。虽然大多数手术室外诊疗创伤较小,不需要在全身麻醉下进行,但任何麻醉都可能转为全身麻醉,任何诊疗操作都可能需要紧急复苏,并转送到手术室内进行外科手术。

根据最近 ACC 和 AHA 非心脏手术心血管评估指南,应了解患者病史和目前疾病情况、危险因素、手术类型及手术紧急程度[32]。活动性心脏病包括急性心肌缺血(发病 7 天内),不稳定或严重心绞痛,失代偿性心力衰竭,严重瓣膜疾病或重度心律失常。

心血管评估

2011 年的数据显示,在美国每 34 秒就有 1 人发生心脏冠状动脉事件,而每 7 例死亡患者中,有 1 例是死于冠心病[33]。症状从无明显不适到不稳定、频发心绞痛到心衰。心脏检查记录应采用先前超声心动图,心电图和负荷运动实验。记录基础血压和心率,麻醉时保持在基础值 10% 范围内波动。有症状或有危险因素患者没有近期评估,应复查心电图及进一步检查,再考虑手术。术前是否行冠状动脉搭桥术是有争议的,其风险应与手术风险权衡而定。

心脏支架通常是裸金属或药物洗脱支架,需要抗血小板治疗,如需手术,则术中出血风险增加。指南建议,尽管治疗的最佳时期尚不清楚,但搭建裸金属支架 1 个月内和药物洗脱支架 6 个月内不推荐手术[34]。许多患者使用这些药物的维持时间比官方建议的更长,在对患者危险因素进行评估之前,需考虑术中出血风险。对于期望手术患者,心脏病小组应讨论患者对裸金属支架的药物替代。择期手术应推迟,直至治疗期达到防止心脏支架并发症的发生。患者围术期间应继续服用阿司匹林,除外密闭空腔手术,如神经外科/神经介入手术。侵入和非侵入性手术都可能增加患者支架血栓的形成,与高死亡率相关。

充血性心力衰竭的患者术前应根据症状和体检结果评估心脏功能,通过之前的超声心动图,了解心脏是否存在解剖功能异常。心力衰竭通常是收缩期心脏功能障碍,但超过一半心力衰竭是由舒张功能障碍引起。这些患者应低盐饮食,β受体阻滞剂和血管紧张素转换酶药物,术前调控血压的稳定。

严重瓣膜功能障碍表现为心力衰竭,术前评估患者心脏功能和症状至关重要。严重瓣膜病,心率或血压的变化可能导致突发心脏功能障碍。针对特殊瓣膜病患者,维持正常心脏收缩,循环容量,心率和血压很重要。最后,特殊患者在术中应预防心内膜炎。

现在手术室外诊室有越来越多心脏起搏器和植入式心律转复除颤患者,麻醉科医师应熟悉起搏器的设置、心脏情况及患者对起搏器的依赖程度。了解除颤频率,如有疑虑,应查询起搏器。每个设备对磁铁的放置反应不同,一些设备在磁体放置后不能恢复原始设置,了解这些功能非常重要的。不是所有操作都需要放置磁铁,这是个人偏好,并取决于患者对起搏器的依赖程度和手术室外诊室的位置。起搏器依赖性患者,建议在手术当天由心脏科医师将该装置改为非感测模式。磁铁只能用作紧急情况下最后的救助手段。具有起搏器和除颤功能的设备,放置磁体可能导致起搏器功能变化。因此,防止磁体不被推荐应用,只有在起搏器失效,经心脏内科医师建议下方可使用。患者离开术后恢复室前,应用磁体激活起搏器,检查完善后重新启用[35]。

肺功能评估

尽管围术期心脏并发症倍受重视,但术后肺部并发症是增加围术期患者发病率和死亡率的常见原因。主要是患者缺氧与氧合不足。高危因素包括高龄,慢性阻塞性肺疾病(COPD),吸烟史(现在或以前吸烟),心力衰竭,ASA 高分级,感觉异常,残疾或阻塞性呼吸睡眠暂停综合征患者[36]。手术危险因素,包括上腹部和任何腹部手术,手术时间,全身麻醉和急诊手术。呼吸道疾病患者的择期手术应推迟 6 周再行手术,以降低肺部并发症。合并有哮喘或 COPD 患者,术前应评估用药和呼吸功能。尽管肺功能检查,胸片和动脉血气可提供患者术前呼吸功能情况,但在术前评估中,这些检查已被证明获益甚微。危重症患者麻醉选择,首选局部麻醉或神经区域阻滞麻醉,避免全身麻醉人工气道及围术期支气管扩张治疗。应告知呼吸睡眠暂停症患者,手术当天携带家用持续气道正压通气装置来就诊。

胃肠道评估

评估患者是否有胃肠道蠕动减慢或饱胃等情况。严重的胃食管反流患者应明确,并在手术当天服用胃酸抑制剂。胃排空延迟的患者,如肠梗阻,胃轻瘫,创伤,出血手术,饱胃或使用阿片类药物,应评估是否能进行快速序贯诱导和诱导后胃肠减压。例如,尽管许多诊断性胃肠内窥镜检查(胃镜检查、结肠镜检查)在操作时保留自主呼吸,但这些患者中有一些可能会有较高的误吸风险。

肾脏评估

许多手术室外诊疗应用透视和静脉染料,均会增加肾损伤的风险。造影剂肾病(CIN)与所有医院获得性急性肾功衰竭相关性高达 11%。CIN 的定义是在没有其他原因导致肾损伤的情况下,原肌酐<1.9 mg/dL 的患者在造影剂使用 48~72 个小时内,肌酐升高>0.5 mg/dL[37]。没有肾病史患者 CIN 风险很低,不需要常规监测或预防[38,39]。CIN 最重要的危险因素是慢性肾脏疾病(血清肌酐>132.6 μmol/L),与肾功能正常患者相比,其风险高于 20 倍。其他危险因素包括糖尿病,男性,造影剂剂量和肾损伤[40]。与 CIN 相关最常见的诊疗包括冠状动脉造影,血管成形术和计算机断层扫描。表 16-1 列出 CIN 预防策略。

表 16-1 预防造影剂肾病指南

肾小球滤过率(GFR)>60 mL/min,肾功能正常或接近正常	CIN 低风险,无须随访或预防
GFR<45~59 mL/min	无危险因素的低风险 CIN,无特殊预防或随访所需 如果给予动脉内造影,建议采取预防措施
GFR<45 mL/min	中度风险 CIN,推荐采取预防措施
CIN 预防策略[41]	静脉注射 ● 住院患者,操作前 12 h 和术后 12 h,输入 0.9%生理盐水 1 mL/(kg·h) ● 门诊患者,操作前 1 h 和术后 6 h 等渗盐水或碳酸氢钠注射液,3 mL/(kg·h) N-乙酰半胱氨酸:不确定的结果,因成本低和无明显不良反应而使用 给予造影剂 8 h 前停用肾毒性药物 避免脱水 避免高张性造影剂 透析患者造影前不需要液体水化

Adapted from Nicola R, Shaqdan KW, Aran K, et al. Contrast-induced nephropathy: identifying the risks, choosing the right agent, and reviewing effective prevention and management methods.CurrProblDiagnRadiol 2015; 44(6): 503.

透析患者应在手术前一天进行透析,为防止电解质异常和循环容量衰竭,手术当天避免透析。

产科评估

怀孕患者应评估其身体状态、并发症及是否需要其他干预措施。由于潜在的并发症可能与胎儿相关,择期手术应推迟至分娩后或妊娠中期。妊娠早期是胎儿器官发育重要时期,如经历手术或药物治疗,可能会影响胎儿发育;妊娠晚期侵入性手术和腹部手术均可增加早产风险[42]。

育龄妇女术前应评估是否有受孕可能。尤其是高辐射暴露手术,如月经周期不确定,评估时应常规纳入孕检测试。

手术操作评估

许多手术室外诊疗操作应用创新性技术和方法,以期达到手术难以解决的解剖部位操作,手术团队应仔细讨论手术操作步骤,相关因素,患者体位,持续时间及操作定位等。术前确定是否需要静脉造影,药物及有创血压监测,为患者提供安全手术环境。

诊断检查

手术或诊疗操作前,应根据患者情况和手术风险进行个性化诊断检查。没有基本实验室检查的患者可能有出血和肾损伤风险,基本实验室检查评估凝血状态、血红蛋白、肾功能和血型。透析患者应在最后一次透析后行电解质检查。糖尿病患者应在手术当天检测术前血糖水平,并在术中监测血糖水平。心脏病患者应该有心电图,并根据情况决定是否需要进一步检查。术前常规检查基本不影响患者管理及愈后[31]。其意义在于发现患者未知的身体异常情况,一旦常规检查有明显异常,则需进行更进一步专科检查[11]。

术前药物管理

仔细了解患者目前用药情况,药品剂量,并遵循医师的处方(包括手术操作者)。哪些药物应在手术当天继续服用,哪些应在术前停用,如表16-2所示。停药风险应与围术期继续用药带来的风险相权衡;尤其是抗凝药和抗血小板药物的应用[43]。

表 16-2　围术期药物管理

药　　物	围术期管理指导
阿司匹林	继续,除非操作禁忌(神经系统,眼科手术)或手术操作者禁止
β受体阻滞剂	————————
血管紧张素转换酶抑制剂 血管紧张素受体阻断剂	手术前 12~24 h 停止,防止血管痉挛
其他抗高血压药	持续应用到手术当天
利尿剂	手术当天停止
肺吸入药	持续应用到手术当天,并携带至术前评估中心,由其管理
胃肠道反应药物	持续应用到手术当天
神经病学治疗(痴呆,帕金森病,癫痫发作预防)	持续应用到手术当天
抗焦虑药	持续应用到手术当天
单胺氧化酶抑制剂	持续应用到手术当天,除非 5-羟色胺综合征风险很高,且患者停药反弹风险很低。完全清除需要 3 周
自身免疫和免疫抑制剂	持续应用到手术当天
类固醇	持续应用到手术当天 泼尼松≤5 mg/d,≤3 周,肾上腺抑制风险较低 泼尼松≥5~20 mg/d,≥3 周,可能引起肾上腺抑制 ≥20 mg/d,≥3 周,将导致肾上腺抑制,停药后,抑制作用可持续 1 年
胰岛素	根据给药频率,术前晚或早上给予 1/3 至 1/2 剂量,使用短效胰岛素。 如果胰岛素泵,继续最低的夜间基础量、时间频率 手术早晨测量血糖,患者应安排在早上第一台手术
阿片类和止痛药	术前服用正常的早晨剂量 术前 48 小时停非甾体类抗炎药
口服降血糖药物	手术当天停用 手术当天停用二甲双胍,肾脏或肝衰竭患者中乳酸酸中毒的风险较高
草药和补品	术前停止 7~14 d

未来发展方向

随着手术室外诊疗操作的增多及复杂性的增加,需要科学的术前评估方法对患者进行分类,来满足手术室外诊疗镇静的需求,并确立明确标准哪些患者需要麻醉科医生执行镇静麻醉，这样有助于医师为每位患者提供最佳医疗服务。理想情况下，根据患者、诊疗操作、麻醉及相关因素的风险分层策略，结合手术室外麻醉国家标准开发患者术前评估系统。评估系统的标准化由手术操作者、麻醉科医师、护士和医院管理人员共同努力开发并执行。最后，对于手术室外麻醉评估过程的价值需要财务模型来证明，为标准化术前评估的设立及执行提供支持，也对提高患者围术期效率和预后产生积极的影响。

小结

作为围术期患者安全的守护者，麻醉科医师应努力在所有麻醉区域保持相同的监护标准。随着手术室外麻醉需求的不断增加，麻醉科医师提供与手术室预期相同的监护标准变得比以往任何时候都更重要。在手术室外麻醉环境中，手术操作者和助手可能对患者病史及麻醉知识了解有限。因此，麻醉科团队迫切需要越来越重视患者适当分类和术前评估。随着外科手术和操作技术的迅速发展，术前评估需要与时俱进，就意味着每个手术操作要针对不同患者量身定制新颖独特的医疗管理计划。由于外科操作技术和患者并发症的复杂程度越来越多，将带来很多未知，就需要与手术室外区域的医务人员间保持良好的沟通和团队协助。在这个医学进步的新时代，麻醉科医师走在促进和改善患者医疗安全的前沿，与所有专业的医学专家合作，与此同时，也提高麻醉科医师的自身价值。

（邓城旗　翻译，李萌萌　审校）

参考文献

[1] Eichhorn V, Henzler D, Murphy MF. Standardizing care and monitoring for anesthesia or procedural sedation delivered outside the operating room. Curr Opin Anaesthesiol 2010; 23(4): 494-499.

[2] Evron S, Ezri T. Organizational prerequisites for anesthesia outside the operating room. Curr Opin Anaesthesiology 2009; 22(4): 514-518.

[3] American Society of Anesthesiologists. Statement on Granting Privileges for Administration of Moderate Sedation to Practitioners Who Are Not Anesthesia Professionals. 2011. Available at: http://www.asahq.org/quality-and-practicemanagement/standards-and-guidelines#. Accessed August 5, 2015.

[4] American Society of Anesthesiologists. Statement on Granting Privileges to Nonanesthesiologist Physicians for Personally Administering or Supervising Deep Sedation. 2012. Available at: http://www.asahq.org/quality-and-practice-management/standards-and-guidelines#. Accessed August 5, 2015.

[5] Cutter TW. Chapter 19: preoperative assessment for specific procedures or locations. In: Sweitzer B, editor. Preoperative assessment and management. 2nd edition. Philadelphia:

Lippincott, Williams and Wilkins; 2008. p. 433 – 448.
[6] Bader AM, Correll DJ. Chapter 18: organizational structure of preoperative evaluation center. In: Sweitzer B, editor. Preoperative assessment and management. 2nd edition. Philadelphia: Lippincott, Williams and Wilkins; 2008. p. 420 – 432.
[7] Antonelli MT, Seaver D, Urman RD. Procedural sedation and implications for quality and risk management. J Healthc Risk Manag 2013; 33(2): 3 – 10.
[8] Caperelli-White L, Urman RD. Developing a moderate sedation policy: essential elements and evidence-based considerations. AORN J 2014; 99(3): 416 – 430.
[9] Lemay A, Shyn PB, Foley R, et al. A procedural sedation quality improvement audit form tool for interventional radiology. J Med Pract Manage 2015; 30(6 Spec No): 44 – 47.
[10] Starsnic MA, Guarnieri DM, Norris MC. Efficacy and financial benefit of an anesthesiologist-directed university preadmission evaluation center. J Clin Anesth 1997; 9(4): 299 – 305.
[11] Allison JG, Bromley HR. Unnecessary preoperative investigations: evaluation and cost analysis. Am Surg 1996; 62(8): 686 – 689.
[12] Cima RR, Brown MJ, Hebl JR, et al. Use of lean and six sigma methodology to improve operating room efficiency in a high-volume tertiary-care academic medical center. J Am Coll Surg 2011; 213(1): 83 – 92 [discussion: 93 – 94].
[13] Harnett MJ, Correll DJ, Hurwitz S, et al. Improving efficiency and patient satisfaction in a tertiary teaching hospital preoperative clinic. Anesthesiology 2010; 112(1): 66 – 72.
[14] Biber JL, Allareddy V, Gallagher SM, et al. Prevalence and predictors of adverse events during procedural sedation anesthesia-outside the operating room for esophagogastroduodenoscopy and colonoscopy in children: age is an independent predictor of outcomes. Pediatr Crit Care Med 2015; 16(8): e251 – 259.
[15] Cravero JP, Beach ML, Blike GT, et al. The incidence and nature of adverse events during pediatric sedation/anesthesia with propofol for procedures outside the operating room: a report from the Pediatric Sedation Research Consortium. AnesthAnalg 2009; 108(3): 795 – 804.
[16] Pino RM. The nature of anesthesia and procedural sedation outside of the operating room. Curr Opin Anaesthesiology 2007; 20(4): 347 – 351.
[17] Metzner J, Posner KL, Domino KB. The risk and safety of anesthesia at remote locations: the US closed claims analysis. Curr Opin Anaesthesiology 2009; 22(4): 502 – 508.
[18] Metzner J, Posner KL, Lam MS, et al. Closed claims' analysis. Best Pract Res ClinAnaesthesiol 2011; 25(2): 263 – 276.
[19] Chang B, Kaye AD, Diaz JH, et al. Complications of non-operating room procedures: outcomes from the national anesthesia clinical outcomes registry. J Patient Saf 2015. [Epub ahead of print].
[20] Karamnov S, Sarkisian N, Grammer R, et al. Analysis of adverse events associated with adult moderate procedural sedation outside the operating room. J Patient Saf 2014. [Epub ahead of print].
[21] Gross WL, Faillace RT, Shook DC, et al. Chapter 19: new challenges for anesthesiologists outside of the operating room: the cardiac catheterization and electrophysiology laboratories. In: Urman RD, Gross WL, Philip BK, editors. Anesthesia outside of the operating room. 1st edition. New York: Oxford University Press; 2011. p. 179 – 197.
[22] Shook DC, Gross W. Offsite anesthesiology in the cardiac catheterization lab. Curr Opin Anaesthesiology 2007; 20(4): 352 – 358.
[23] Bader AM, Pothier MM. Out-of-operating room procedures: preprocedure assessment.

Anesthesiol Clin 2009; 27(1): 121-126.

[24] Metzner J, Domino KB. Risks of anesthesia or sedation outside the operating room: the role of the anesthesia care provider. Curr Opin Anaesthesiology 2010; 23(4): 523-531.

[25] American Society of Anesthesiologists. Statement on nonoperating room anesthetizing locations. 2013. Available at: http://www.asahq.org/quality-and-practicemanagement/standards-and-guidelines#. Accessed August 5, 2015.

[26] American Society of Anesthesiologists. Standards for basic anesthetic monitoring. 2011. Available at: http://www.asahq.org/quality-and-practice-management/standards-and-guidelines#. Accessed August 5, 2015.

[27] Gross WL, Urman RD. Chapter 1: challenges of anesthesia outside the operating room. In: Urman RD, Gross WL, Philip BK, editors. Anesthesia outside of the operating room. 1st edition. New York: Oxford University Press; 2011. p. 1-7.

[28] Russell GB. Alternate-site anesthesia. 1st edition. Oxford (England): Butterworth-Heinemann; 1997.

[29] Katz JD. Radiation exposure to anesthesia personnel: the impact of an electrophysiology laboratory. Anesth Analgesia 2005; 101(6): 1725-1726.

[30] Bashore TM, Bates ER, Berger PB, et al. American College of Cardiology/Society for Cardiac Angiography and Interventions Clinical Expert Consensus Document on cardiac catheterization laboratory standards. A report of the American College of Cardiology Task Force on Clinical Expert Consensus Documents. J Am CollCardiol 2001; 37(8): 2170-2214.

[31] Apfelbaum JL, Connis RT, Nickinovich DG, etal. Practice advisory for preanesthesia evaluation: an updated report by the American Society of Anesthesiologists Task Force on Preanesthesia Evaluation. Anesthesiology 2012; 116(3): 522-538.

[32] Fleisher LA, Fleischmann KE, Auerbach AD, et al. 2014 ACC/AHA guideline on perioperative cardiovascular evaluation and management of patients undergoing noncardiac surgery: executive summary: a report of the American College of Cardiology/American Heart Association Task Force on practice guidelines. Developed in collaboration with the American College of Surgeons, American Society of Anesthesiologists, American Society of Echocardiography, American Society of Nuclear Cardiology, Heart Rhythm Society, Society for Cardiovascular Angiography and Interventions, Society of Cardiovascular Anesthesiologists, and Society of Vascular Medicine Endorsed by the Society of Hospital Medicine. J Nucl Cardiol 2015; 22(1): 162-215.

[33] Mozaffarian D, Benjamin EJ, Go AS, et al. American Heart Association Statistics Committee and Stroke Statistics Subcommittee. Heart disease and stroke statis-tics - 2015 update: a report from the American Heart Association. Circulation 2015; 131(4): e29-322, 434-441.

[34] Grines CL, Bonow RO, Casey DE Jr, et al. Prevention of premature discontinuation of dual antiplatelet therapy in patients with coronary artery stents: a science advisory from the American Heart Association, American College of Cardiology, Society for Cardiovascular Angiography and Interventions, American College of Surgeons, and American Dental Association, with representation from the American College of Physicians. Circulation 2007; 115(6): 813-818.

[35] Sweitzer BJ. Chapter 2: preoperative patient evaluation for anesthesia care outside of the operating room. In: Urman RD, Gross WL, Philip BK, editors. Anesthesia outside of the operating room. 1st edition. New York: Oxford University Press; 2011. p. 8-19.

[36] Smetana GW, Lawrence VA, Cornell JE. Preoperative pulmonary risk stratification for noncardiothoracic surgery: systematic review for the American College of Physicians. Ann

Intern Med 2006; 144(8): 581-595.
[37] Nash K, Hafeez A, Hou S. Hospital-acquired renal insufficiency. Am J Kidney Dis 2002; 39(5): 930-936.
[38] Thomsen HS, Bush WH Jr. Adverse effects of contrast media: incidence, prevention and management. Drug Saf 1998; 19(4): 313-324.
[39] Nicola R, Shaqdan KW, Aran K, et al. Contrast-induced nephropathy: identifying the risks, choosing the right agent, and reviewing effective prevention and management methods. Curr Probl Diagn Radiol 2015; 44(6): 501-504.
[40] Rudnick MR, Goldfarb S, Wexler L, et al. Nephrotoxicity of ionic and nonionic contrast media in 1196 patients: a randomized trial. The Iohexol Cooperative Study. Kidney Int 1995; 47(1): 254-261.
[41] Owen RJ, Hiremath S, Myers A, et al. Canadian Association of Radiologists consensus guidelines for the prevention of contrast-induced nephropathy: update 2012. Can Assoc Radiol J 2014; 65(2): 96-105.
[42] Canadian Agency for Drugs and Technologies in Health. Anaesthetic agents in pregnant women undergoing non-obstetric surgical or endoscopic procedures: a review of the safety and guidelines. Ottawa (Canada): 2015. Available at: http://www.ncbi.nlm.nih.gov/pubmedhealth/PMH0078411/. Accessed November 8, 2015.
[43] Narouze S, Benzon HT, Provenzano DA, et al. Interventional spine and pain procedures in patients on antiplatelet and anticoagulant medications: guidelines from the American Society of Regional Anesthesia and Pain Medicine, the European Society of Regional Anaesthesia and Pain Therapy, the American Academy of Pain Medicine, the International Neuromodulation Society, the North American Neuromodulation Society, and the World Institute of Pain. Reg Anesth Pain Med 2015; 40(3): 182-212.